不懂睡眠就失眠

睡太多或睡太少，你都正在謀殺自己

林慶旺 著

Foreword

前言

睡眠是我們為那筆在死亡時才收回的資本付出的利息：利息越高，支付越按時，償清的日期就推得越遲。

——叔本華（Arthur Schopenhauer，1788～1860年，德國著名哲學家，人類歷史上最偉大的夢想破壞者）

筆者從大學時代開始接觸國外醫學書籍，30多年來審譯過的英文、日文醫學書籍超過1,000本，其中有關睡眠的，少說也有100本，書中論述的睡眠理論，內容大同小異，缺乏新穎獨到的科學見解，無法引人入勝，看多了總是覺得枯燥乏味。1995年在美國《新聞周刊》（Newsweek）上看到有關褪黑激素的專題報導，強調褪黑激素是一種天然的安眠物質，可以幫助睡眠。霎那間眼睛為之一亮，隨即引進當年《紐約時報》暢銷書排行榜第三名的《褪黑激素的奇蹟》（The Melatonin Miracle）一書，將它翻譯成中文，並擔任國際中文版監修，這是台灣出版界第一本詳細解說褪黑激素的書籍。

讀者從本書的書名以及目錄，即可清楚分辨出本書與其他睡眠書籍的不同點。睡眠上課了！不懂睡眠才會失眠，睡眠是最好的創意春藥。白天不充分曝曬太陽光、夜晚不減少人造光、不懂90分鐘的睡眠週期、不配合晝夜節律作息、不知道降低體溫和室溫，導致褪黑激素分泌不足，這些因素加在一起，不失眠才怪。閱讀本書，你就像上了**一堂永不失眠，活得最久，死亡風險最低的睡眠課。**

自遠古時代開始，人類就遵行自然節律來決定早上何時起床，晚上何時睡覺。事實上，這是體內的松果體配合自然節律運作所導致。今天，松果體依然持續同一個模式運作。也就是說，不論古今，只要夕陽西下，天一黑，人類就會因為體內褪黑激素的分泌，配合自然節律來作息。

2017年諾貝爾醫學獎3位得主美國科學家傑弗里．霍爾（Jeffrey H Hall）、麥可．羅斯巴希（Michael Rosbash）、麥可．楊格（Micheal W Young）的研究證實，大腦松果體分泌褪黑激素，讓人感覺睡意。褪黑激素分泌不足，會改變人體睡眠的節律，也會嚴重影響睡眠的品質。全世界最權威的學術期刊之一《科學》（Science）報導，人體大腦中的松果體只有在日夜接觸的光照度，有足夠大的落差時，才會分泌褪黑激素。所以，白天必須充分曝曬陽光，吸收更多的陽光，夜晚盡量減少光照度，大腦的松果體才能夠正常順利的分泌褪黑激素，讓人體獲得深層睡眠。

人體大部分功能都是由晝夜性節律週期所控制，包括睡眠、體溫、飲食、活動等等，而控制這些晝夜性節律的最大主宰角色就是陽光。也就是說，陽光能夠重新設立控制褪黑激素分泌的生理時鐘，而且曝曬陽光的時間長短，會影響褪黑激素分泌的濃度。陽光會促進體內晝夜節律的運行，維持正常的睡眠週期，降低體核（核心）體溫，有助於睡眠。美國西北大學范博格醫學院（Northwestern University Feinberg School of Medicine）神經學教授菲莉絲・錢（Phyllis C. Zee）博士的一項研究發現，每天早晨曬20～30分鐘的太陽，可以調節身體內在的生理時鐘和晝夜節律同步，如果一個人在每天的適當時間沒有曝曬足夠的陽光，可能會使體內的生理時鐘失去同步，影響到夜晚的睡眠。英國薩里大學（University of Surrey）睡眠與生理學教授德克・詹・迪克（Derk Jan Dijk）和納揚塔拉・桑蒂（Nayantara Santhi）的睡眠實驗顯示：在白天，最大限度地接觸太陽光，天黑之後，降低人造光的亮度，將使得人們夜晚睡覺時，擁有高質量和充足的睡眠。加拿大多倫多大學（University of Toronto）的人類學家大衛・薩姆森（David Samson）說：「白天接受陽光刺激的人，在晚上入睡花的時間更少，睡眠時間也更久。早晨的陽光似乎特別有影響力。早上8～12點之間接受陽光刺激的人，夜晚平均花18分鐘就能睡著。」

許多中、老年人晚上總是睡不好，每天半夜醒來好幾次，大部分原因是尿急，有的是身體的疾病或是失眠。如果你有這一方面的困擾，白天就應該盡量到戶外走走，曝曬陽光，尤其是紫外線B（UVB，280～320 nm），讓紫外線B透過眼睛和皮膚，刺激（激活）腦部下視丘（Hypothalamus）的視上核（supraoptic nucleus）和視丘的室旁核（paraventricular nucleus）。約莫曝曬半個小時到一個小時的陽光，下視丘的視上核和視丘的室旁核，就會分泌足夠的抗利尿激素（抗利尿荷爾蒙，Antidiuretic Hormone，簡稱ADH），使半夜的尿量減少，讓你一夜好眠。

人人都需要適量的睡眠，然而所需要的睡眠時間，則是因人而異，有些人的身體內可能擁有短眠基因，例如愛迪生、莫札特、拿破崙、英國前首相邱吉爾和柴契爾夫人、美國前總統柯林頓和川普、臉書（Facebook，已改名為Meta）創辦人祖克柏，每晚只睡4～5個小時，尤其是《蒙娜麗莎》的畫像作者達文西，每天只睡90～120分鐘，依然體力充沛、生龍活虎。

2021年9月3日，日本國家癌症中心（National Cancer Center）一項進行14年，參與人數超過32萬人，針對東北亞國家所做的大型睡眠追蹤調查，首次在《美國醫學會雜誌》（The Journal of the American Medical Association, JAMA）上發表。這項調查發現，每天睡7小時是最佳睡眠時間，死亡率最低，其他的睡眠時間會增加死亡的風險。值得注意的是，長期以來原本被灌輸的8小時睡眠，已經傷害了許多人。

2021年11月8日，歐洲心臟學會（European Society of

Cardiology, ESC）發表在《歐洲心臟期刊》（European Heart Journal）上的一項研究發現，預防心血管疾病的最佳入睡時間為晚上10～11點，太早或太晚睡，都會增加罹患心血管疾病的風險，尤其是睡眠時間在午夜或更晚的人，發病率最高。該研究花了5.7年的時間，追蹤英國生物銀行（UK Biobank）招募的88,026人的健康與睡眠習慣。平均年齡為61歲（43至79歲），其中58%為女性。研究人員使用類似手錶一樣的腕部監測儀，連續一周收集志願者睡眠和清醒時間的數據。在平均5.7年的隨訪期間，3,172名參與者（3.6%）罹患了心血管疾病。睡眠時間在午夜或更晚的人發病率最高，而在晚上10～10時59分入睡的人發病率最低。該研究發現，比起晚間10～10時59分入睡的受試者，那些在晚間10時之前入睡的人，罹患心血管疾病風險增加了24%，那些在晚間11～11時59分就寢的人，罹患心血管疾病的風險增加了12%，那些在午夜12時之後入睡的人，罹患心血管疾病的風險提高了25%。

影響睡眠是否良好的主要原因，則是睡眠的模式，希望失眠者能夠充分領悟陽光、溫度、晝夜節律、褪黑激素、光照度、90分鐘睡眠週期這些因素，才是讓你夜夜擁有優質睡眠的天然「安眠藥」。

成功靠創意，創意靠睡眠，台積電創辦人張忠謀每晚睡足7個小時。張忠謀指出，沒有創意的創業不會成功，有創意就算沒有創業，在公司裡也會成功。張忠謀最棒的創意就是一手為台積電打造的晶圓代工（Foundry）商業模式，使台積電從沒沒無聞，蛻變成全世界市值最大的半導體公司。

睡眠是最好的創意春藥，許多你我所熟知的創意天才貝多芬、柴可夫斯基、達爾文、康德、狄更斯、雨果、福樓拜、佛洛伊德、海明威、畢卡索、村上春樹等等，也都熟知其中的奧妙，每天至少都曝曬陽光1小時以上，為了就是一夜好眠。微軟創辦人比爾．蓋茲、電商龍頭亞馬遜創辦人傑夫．貝佐斯，每晚睡前都要幫忙做家事，洗洗碗、陪家人聊天，放鬆身心，為了也是一夜好眠。

最近100年以來，放眼天下，只有一個人稱得上是全球睡眠研究的祖師爺，他就是已故（享年104歲）的美國芝加哥大學（The University of Chicago）生理學系名譽教授、當代睡眠研究之父，也是眼球快速運動（REM）睡眠的發現者納瑟尼爾．克萊特曼（Nathaniel Kleitman）博士。作為世界上第一位完全專注於睡眠研究的學者，克萊特曼博士被公認為睡眠研究之父。在他之前，很少有科學家系統地研究睡眠的複雜性，尤其是克萊特曼博士發現了人體入睡和清醒有自己的週期（basic rest-activity cycle）。

活了104歲的納瑟尼爾．克萊特曼博士，對睡眠醫學的研究程度，簡直到了瘋狂的地步，更把近代臨床醫學之父威廉．奧斯勒（Sir William Osler）爵士的名言：「醫學是一門有科學根據的藝術」，發揮得淋漓盡致，令世人嘆為觀止！1953

年，克萊特曼博士為了研究睡眠剝奪（sleep deprivation，又稱作睡眠不足）對自身的影響，他讓自己保持180個小時不睡覺的實驗，克萊特曼博士表示：「連續180個小時不睡覺對當事人來講，這已經到了會承認任何事情，只為了被允許睡覺的地步」。長時間不睡覺是一種折磨，事實也證明了這一點。美國中央情報局（Central Intelligence Agency，簡稱：CIA）採信了克萊特曼博士的睡眠剝奪實驗結果，並將其傳遞給其他國家的情治單位，用來對付一些作姦犯科的危險人物。

1938年克萊特曼博士深入美國肯塔基州西南部一個名為猛獁洞（Mammoth Cave）的國家公園地下140英尺，暗無天日，常年沒有陽光的地方，在那裡住了32天，研究由黑暗引起的正常睡眠／覺醒週期的變化，這是現在蓬勃發展的晝夜節律領域的開創性研究。而他研究所發現的90分鐘完美睡眠週期，更值得世人細細體會。切記！睡眠的品質取決於一開始入眠的90分鐘，只要「一開始的90分鐘」能夠徹底熟睡，便可享受夜夜好眠、健康長壽的快意玫瑰人生。

目錄 | contents

Chapter 3 為什麼我們不能不睡覺

「睡眠像是清涼的浪花，會把你頭腦中的一切商濁蕩滌乾淨。」

——屠格涅夫（Ivan Turgenev，1818 ～ 1883 年）

Chapter 4 你正在謀殺自己：睡太少或睡太多

「一切有生之物，都少不了睡眠的調劑。」

——莎士比亞（William Shakespeare，1564 ～ 1616 年）

Chapter

①

睡眠是最好的創意春藥

「我除了睡眠和休息，從沒有其他的腦力鍛鍊。」

——馬克吐溫（Mark Twain，1835～1910年）

創意天才的睡眠

「天才，就是1分的靈感加上99分的努力」，相信大家小時候上學時，都聽過這句愛迪生的名言。

美國作家梅森・柯瑞（Mason Currey）寫了《Daily Rituals：How Artists Work》這本書，記錄了四百年來，一百多位創意天才：貝多芬、莫札特、達爾文、富蘭克林、卡夫卡、畢卡索、康德、柴可夫斯基、彌爾頓、狄更斯、巴爾札克、佛洛伊德、湯瑪斯・曼（1929年諾貝爾文學獎得主）、村上春樹……一天24小時的生活作息。

筆者從一百多位創意天才中篩選了18位，其中包括國內讀者相當熟悉、喜愛的日本作家村上春樹，簡單扼要地敘述這些被小學老師稱之為「偉人」、「天才」的人，讓他們瞬間生動鮮活起來。對這些旨在創作偉大作品的「偉人」、「天才」來說，規律的日常生活極其重要。迄今為止還能在歷史的洪流中，屹立不搖、名留青史的傑出人物，便是實踐這樣的自我規範。他們嚴格自律，在生活與創作中找到平衡點，這讓他們變得偉大，最終成為人類歷史上的閃耀巨星。究竟這些如雷貫耳的「天才」、「偉人」是怎樣醞釀靈感的呢？是否跟我們聽說的、想像的一樣，披星戴月、嘔心瀝血、廢寢忘食，每天只睡3～4個小時？答案馬上揭曉……

要想知道這些創意天才**幾點睡？睡多久？**看了以下這些

日常作息圖，便一目了然。讀者請特別注意這些天才是否有**每天曬太陽的生活習慣，戶外曬太陽會讓創意、靈感源源不斷，更重要的是，國際醫學界早已證實，曬太陽會讓你一夜好眠。**

貝多芬（Ludwig van Beethoven，1770～1827年）

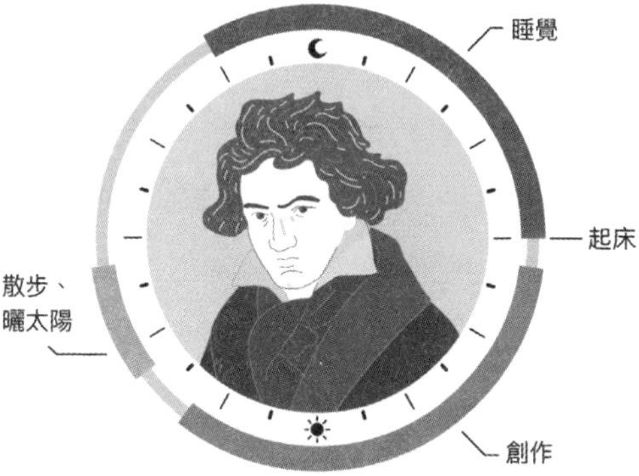

德國音樂大師，世界音樂史上最偉大的作曲家之一，被稱為「樂聖」、「交響樂之王」，一生較為坎坷，飽受耳聾的折磨。貝多芬出生於德國，但他被公認為維也納最偉大的音樂家之一，與同時代的莫札特、海頓、舒伯特齊名，非常不簡單。知名作品：《降E大調第三號交響曲〈英雄〉》，《C小調第五號交響曲〈命運〉》；奏鳴曲《升C小調第十四鋼琴奏鳴曲〈月光〉》，《F大調第五小提琴奏鳴曲〈春天〉》等。貝多芬每天**晚上10點準時睡覺**，一睡8小時。**凌晨6點起床**，他不吃午飯，一直從凌晨6點半創作到下午2點半；每天下午3點半到5點半，帶著樂譜和鉛筆，散步、**曬太陽2個小時**，尋找創作靈感。當他的聽覺完全喪失後，這個習慣仍然保持，直到他不算長的一生結束。

莫札特（Wolfgang Amadeus Mozart，1756～1791年）

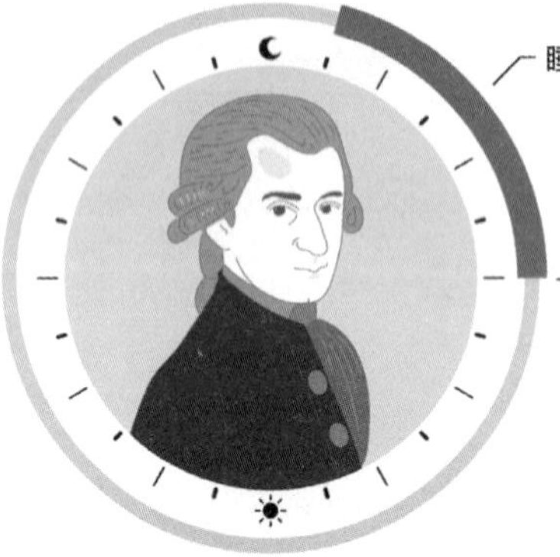

在奧地利出生，古典時期的作曲家及鋼琴家，是一個天才音樂家。父親也是一個音樂家。莫札特自幼接受父親的音樂訓練，他的音樂才華在極為年幼時已表露無遺。莫札特3歲時便已展現出他非凡的音樂才能，他不僅具備絕對音準，更有超出常人的記憶力。4歲時學習鋼琴，6歲時學小提琴，8歲開始寫作交響曲，時間長達24年，總數至少超過40首，可說是「貝多芬前一代的音樂天才」。莫札特短短的一生只有35年，由於家境貧困，死後只被草草埋葬在貧民墓區中。但他留下的作品卻超過六百件，包括約四十多首交響樂、5首小提琴協奏曲、27首鋼琴協奏曲、其他樂器的協奏曲（如：長笛、法國號、巴松管等）。莫札特**凌晨1點睡，6點起床**，睡眠時間只有短短的5個小時。每天除了作曲以外，還花很多時間在打扮、社交和追求女朋友。

柴可夫斯基（Peter Ilyich Tchaikovsky，1840年～1893年）

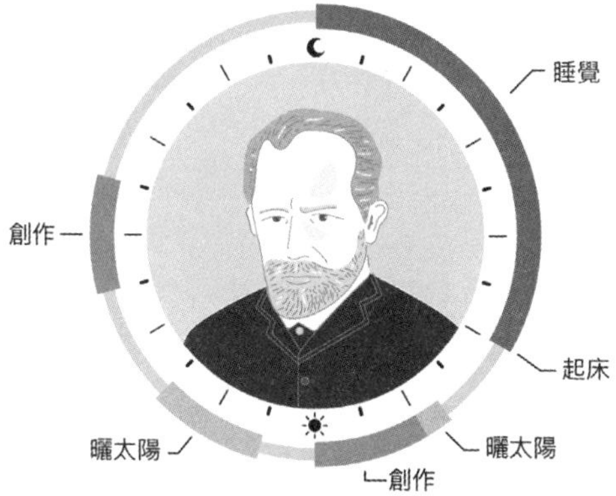

19世紀偉大的「俄羅斯音樂大師」和「旋律大師」，**午夜12點睡覺，早上8點起床**，每天保持8小時的睡眠時間。創作時間只有4個小時，被分割為10～12點、5～7點兩個時間段。每天早上9點半，外出**曬太陽半個小時**，下午1點鐘，再度準時出門散步、**曬太陽2個小時**。然而，這樣堪比退休生活的作息，卻讓他創作出11部歌劇與8首交響曲，包括我們熟悉的：管弦樂序曲《羅密歐與茱麗葉幻想序曲》、《b小調第六交響曲〈悲愴〉》、《天鵝湖》、《黑桃皇后》、《睡美人》、《胡桃夾子》。柴可夫斯基唯一的婚姻對象是一位熱烈追求他的女學生，以大量情書攻勢瘋狂倒追他，揚言非他不嫁，甚至以死要脅，可以算是恐怖情人。兩人結婚後，蜜月都還沒結束，柴可夫斯基就後悔了，更被逼得瀕臨崩潰，還曾經試圖跳莫斯科河自殺。柴可夫斯基從生活中深深感受到俄國政治的黑暗與腐敗，促使他對祖國的前途、未來的出路、人生的意義進行深刻的思考，並把這種生活感受融化到他的創作中。他的創作反映了沙皇專制統治下，俄國廣大知識階層的苦悶心理和對幸福美滿生活的深切渴望，被譽為「俄羅斯之魂」。

富蘭克林（Benjamin Franklin，1706～1790年）

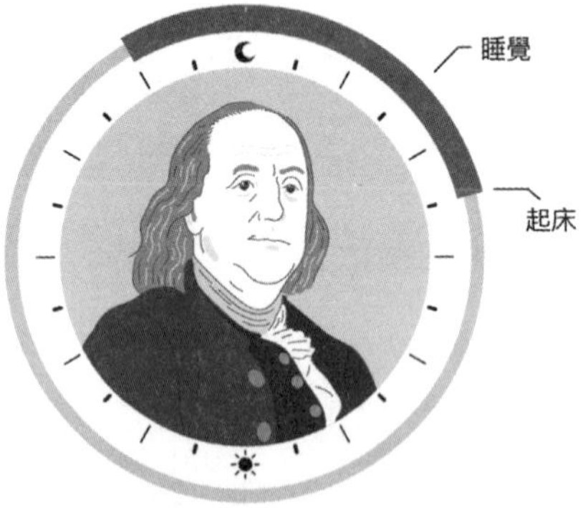

美國開國元勛、政治家、物理學家、作家、慈善家、外交家、發明家……，班傑明．富蘭克林被譽為「第一個真正的美國人」、舉世公認的現代文明之父、美國人的象徵。在1791年出版的自傳中，富蘭克林附上自己平時嚴格遵循的日程表。每天**晚上10點上床睡覺，早上5點準時起床**。有7小時的充足睡眠，睡前、起床都會思考三大哲學問題：「我是誰？」「我在哪？」「我在做什麼？」可見睡眠真的能提升思考能力。一個人的人格魅力不在臉蛋，而在於歲月沉澱下來的睿智與淡定，富蘭克林就是具有頂級人格魅力的人。他的成功除了勤奮之外，從自傳中還了解到另一個祕訣：「自省」，這樣的人想不成功都很難。現代避雷針是富蘭克林於1752年7月的一個雷雨天所發明的，當時他是用一個捕捉雷電的風箏作實驗，此風箏實驗證實了他的推測理論，因而發明了避雷針。

達爾文（Charles Robert Darwin，1809～1882年）

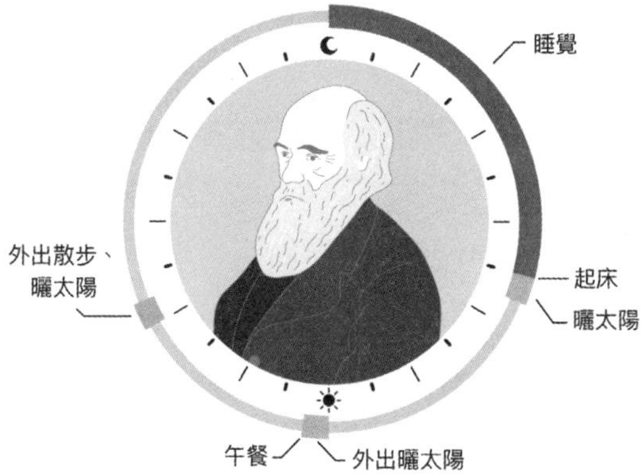

英國博物學家、地質學家和生物學家，其最著名的研究成果是天擇演化，進化論創始人。1859年出版了劃時代的巨著《物種起源》，提出了生物進化論學說，從而摧毀了各種唯心的神造論以及物種不變論。除了生物學外，他的理論對人類學、心理學、哲學的發展都有不容忽視的影響。德國哲學家，馬克思主義的創始人之一恩格斯（Friedrich Engels），將「進化論」列為19世紀自然科學的三大發現之一（其他兩個是「細胞學說」、「能量守恆轉化定律」）。達爾文的生活多采多姿，睡得比較晚，**午夜12點睡，7點起床**，有7小時的充足睡眠。起床之後，隨即外出散步、**曬太陽30分鐘**。中午12點外出遛狗、**曬太陽30分鐘之後**，才吃午餐。下午4點再度外出散步、**曬太陽30分鐘**，比許多上班族幸福。

康德（Immanuel Kant，1724～1804年）

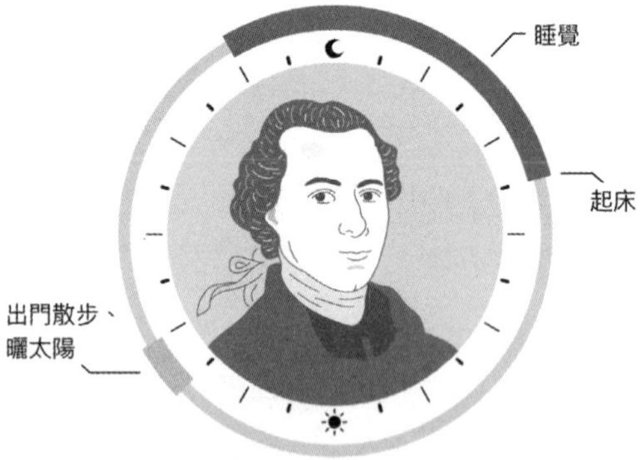

啟蒙時代著名德意志哲學家，德國古典哲學創始人，歐洲最具影響力的思想家之一、啟蒙運動最後一位主要哲學家。康德調和了勒內·笛卡兒的理性主義與法蘭西斯·培根的經驗主義，被認為是繼蘇格拉底、柏拉圖和亞里斯多德後，西方最具影響力的思想家之一。康德的生活從表面上看平靜無波，並且一成不變。這與康德生來身體羸弱有關，他個子矮小，體弱多病，身材有點畸形，為了能夠保持身體的健康，他持之以恆地恪守自己制定的生活規則，給自己設定了明確的人生目標。康德嚴格地過著極其有規律的生活，每天下午3點鐘，康德會結束哲學思考，準時出門散步、**曬太陽1個小時**。他總是**晚上10點準時上床睡覺，凌晨5點起床**，有7小時的充足睡眠，睡眠時間跟生活一樣規律。

狄更斯（Charles John Huffam Dickens，1812～1870年）

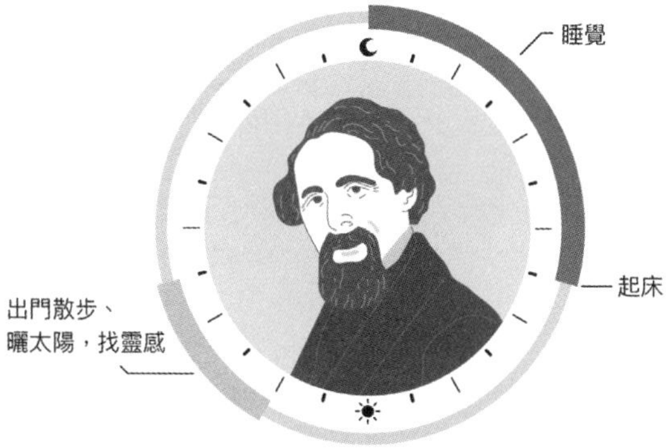

英國19世紀中期（維多利亞時代）批判現實主義作家、評論家。大文豪狄更斯在19世紀小說家中無人能比。他的名聲早已超出了英倫三島和大西洋彼岸的新大陸，深受他影響的作家不可勝數，如杜斯妥也夫斯基、卡夫卡，以及2001年的諾貝爾文學獎得主奈波爾（V.S. Naipaul）等。狄更斯體現了英國人的核心精神，一種發自內心的快樂和滿足。他為弱勢群體代言，追求社會正義，探尋能使人類和諧相處的核心價值，用15部長篇小說和大量的散文作品道出了許多人的心聲和夢想。狄更斯的經典之作：《孤雛淚》、《雙城記》、《小氣財神》、《塊肉餘生記》等都經過歷史的洗禮，暢銷全球，並且多次獲得影視改編，轟動一時。**午夜12點睡，7點起床**，有7小時的充足睡眠。下午2點到5點出門散步、**曬太陽3個小時**，找尋靈感。

雨果（Victor Marie Hugo，1802～1885年）

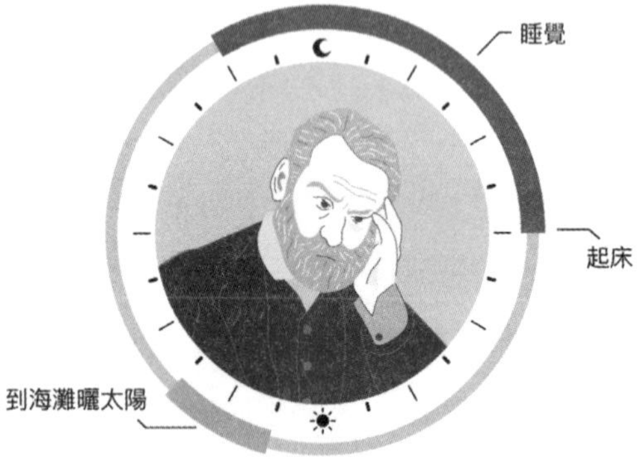

法國浪漫主義文學的代表人物和19世紀前期積極浪漫主義文學運動的領袖，法國文學史上卓越的作家。雨果幾乎經歷了19世紀法國的所有重大事變。雨果的創作歷程超過60年，一生創作了眾多詩歌、小說、劇本、各種散文和文藝評論及政論文章。寫下傳世鉅作《鐘樓怪人》、《九三年》、《悲慘世界》又名《孤星淚》等。被世人稱為「法國的莎士比亞」，在法國及世界有著廣泛的影響力。雨果是一個感情十分豐富的人，人類的生與死、善與惡，世間的美與醜、真與假，無不在他心中留下深深的刻痕。雨果每天**晚上10點上床睡覺，早上6點起床**，吃兩個雞蛋，喝一杯咖啡。午餐之後，下午1點外出到海**灘曬太陽2個小時**。這位法國大文豪認為，保持健康的祕密就是——適當的節制食物、充足的睡眠、曬太陽和良好的愛情。

巴爾札克（Honoré de Balzac，1799年～1850年）

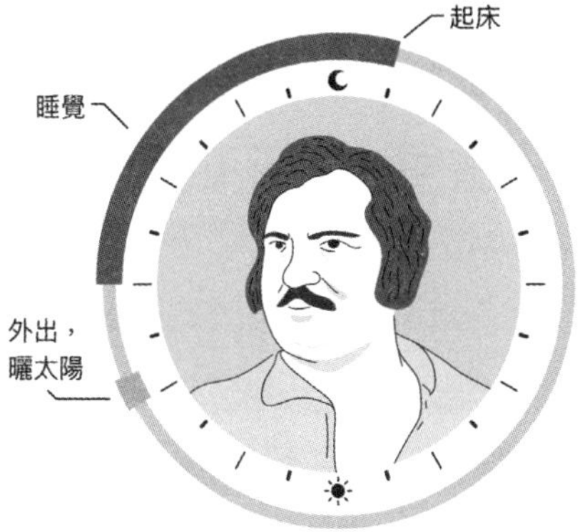

法國19世紀著名作家，法國現實主義文學成就最高者。一生創作甚豐，寫出了91部小說，塑造了2,472個栩栩如生的人物形象，合稱《人間喜劇》，是人類文學史上罕見的文學里程碑，被譽為「資本主義社會的百科全書」、「現代法國小說之父」。**傍晚6點睡，凌晨1點起床**，每天寫作超過13小時，創作效率高得驚人，難怪長篇小說《高老頭》能在3天內完成，這就是巴爾札克特殊的生理時鐘。只利用下午4點外出，**曬太陽半個小時**。巴爾札克誇下豪語，要成為「文壇的拿破崙」，拿破崙揮劍未能完成爭霸歐洲大陸的偉業，他要用筆來完成。為了達成使命，巴爾札克除了需要足夠的精力，他還必須依靠興奮劑來提神，幫助他對抗重複冗長的寫作。因此，一天喝了50杯黑咖啡，超過世界大文豪伏爾泰每天飲用40杯咖啡的紀錄，這真是文壇的一頁咖啡傳奇。

福樓拜（Gustave Flaubert，1821年～1880年）

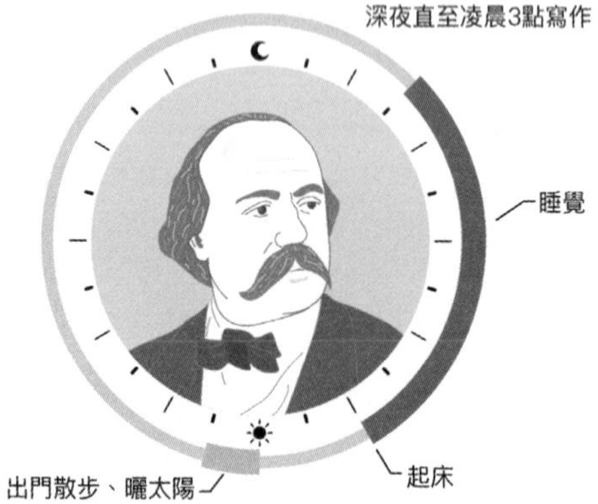

法國文學家，19世紀批判現實主義文學大師，現代文學鼻祖，最出名的作品係長篇小說《包法利夫人》，福樓拜用了整整6年的時間來創作這部傳世名作，寫作時間都集中在深夜，直至凌晨3點。福樓拜眼中的文學和同時期其他作家巴爾札克、雨果、莫泊桑有著很大的區別，對福樓拜而言，文學是一門科學。福樓拜以科學的態度去從事文學創作，其根本原因還是在於自己對社會的觀察。福樓拜看待社會的眼光十分犀利。之所以要以科學的態度介入文學，就是要維護文學中的「真」，福樓拜要用自己的一支筆，寫下這時代最為真實的一面。福樓拜更是一位很好的文學老師，被人稱為「短篇小說之王」的莫泊桑，就是福樓拜的學生，福樓拜對莫泊桑的指導總是生動而活潑，給這位後來享譽世界的文學大師，鋪就了創作的道路。**凌晨3點睡，10點起床**。午餐之後，中午12點出門散步、**曬太陽1個小時**，找尋靈感。

約翰・彌爾頓（John Milton，1608～1674年）

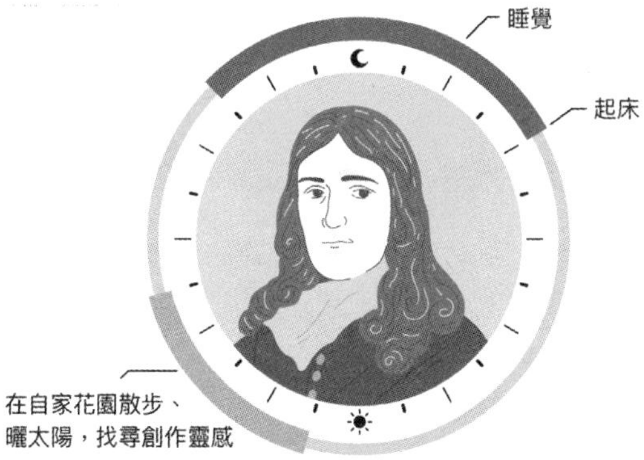

英國思想家，偉大的盲眼詩人。很多文學批評家認為，英國詩人之中除了莎士比亞之外，首推彌爾頓。彌爾頓精通多國語言，以《失樂園》（Paradise Lost）而聞名。這部史詩記載了撒旦對亞當和夏娃的誘惑以及將其驅逐出伊甸園的經歷，是世界文學中最偉大的史詩之一，與荷馬的《荷馬史詩》、阿利蓋利・但丁的《神曲》，並稱為西方三大詩歌。每天晚上**9點睡**，**凌晨4點起床**，睡眠時間為7個小時的彌爾頓，每天從凌晨4點起，就開始孤獨地沉思。午餐之後，中午1點開始，在自家花園散步、**曬太陽4個小時**，找尋創作靈感。彌爾頓人生的最後20年徹底失明，但他仍然在此期間創作了萬行長詩《失樂園》，從1658到1664，長達6年。

湯瑪斯．曼（Paul Thomas Mann，1875～1955年）

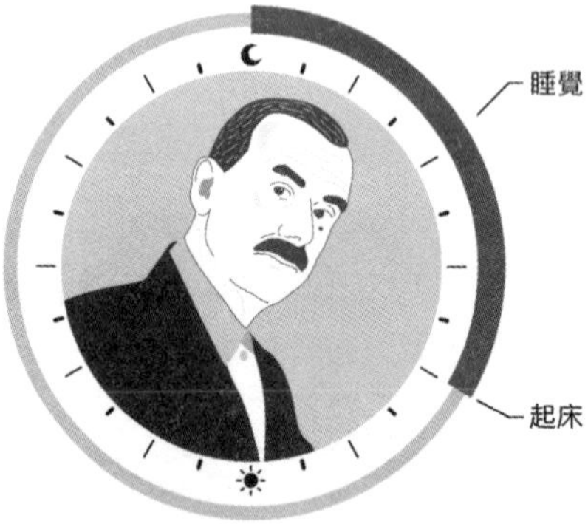

德國20世紀最著名的現實主義作家和人道主義者，受叔本華、尼采哲學思想的影響。早在幼年時便確立以作家為終生職志。高中時輟學開始寫作，俄國作家托爾斯泰的巨著《安娜．卡列尼娜》和《戰爭與和平》是他偏愛的兩部作品。26歲時出版第一部長篇小說《布頓柏魯克世家》，這是一部描寫資產階級家庭從繁榮走向沒落過程的史詩般作品，是德國社會從1830至1890年代發展的縮影，獲評為德國版《紅樓夢》，他以此書獲得1929年諾貝爾文學獎。1937年，湯瑪斯．曼因為對法西斯主義及希特勒政權大加撻伐，而被開除國籍，被迫流亡美國，但他不以為意，仍極力宣揚民主政治，他的一句：「我在哪裡，德國就在哪裡」，更被後世人奉為經典。湯瑪斯．曼每天醒來的時間不算特別早，**早上8點鐘起床**。吃完早餐之後，便把自己關在書房，不見訪客、不接電話也不見家人。對他而言，雖然只有3個小時，卻是他的黃金寫作時間。寫作時，離不開雪茄跟香菸。**深夜12點上床睡覺**之前，喜歡聽一點音樂。

W. H. 奧登（W. H. Auden，1907～1973年）

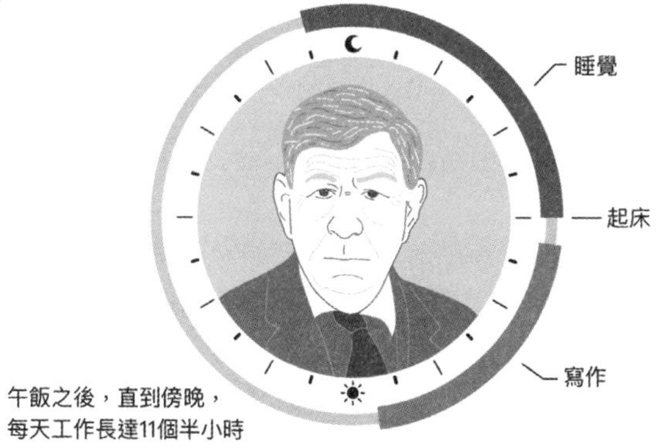

奧登是20世紀英語詩歌的巨人，英國詩人、劇作家。代表作有《西班牙》、《給拜倫的信》、《憂慮的時代》等。奧登講究準時，幾乎到了強迫的地步，終其一生都以精準的分秒過活。他總是習慣性的頻頻看著手錶，正如現代人總忍不住把玩手機一樣。不論是吃、喝、寫作、購物、玩填字遊戲，甚至等郵差按鈴，都分秒不差。奧登**每天早上6點就起床**，為了使自己精力充沛並且維持專注力，每天早上6點半到11點半，5個小時的寫作時間，會服用安非他命——苯丙胺（Benzedrine），就像許多人每天吃維他命一樣，習以為常。奧登通常在午飯之後又重新伏案工作，直到傍晚，每天工作長達11個半小時。晚上他則服用速可眠（Secona）或其他鎮靜劑助眠。這樣的習慣，維持了20年，直到最後藥力失靈為止，這就是奧登的「化學人生」。從不會超過**晚上11點上床**，年紀大了之後，更提前到9點半。對大多數習慣熬夜的夜貓子來說，奧登的名言值得借鏡：「只有希特勒才在深夜工作，難怪他無法成為偉大的藝術家」。希特勒在其自傳《我的奮鬥》中坦言，曾經希望成為一名偉大的藝術家。

佛洛伊德（Sigmund Freud，1856～1939年）

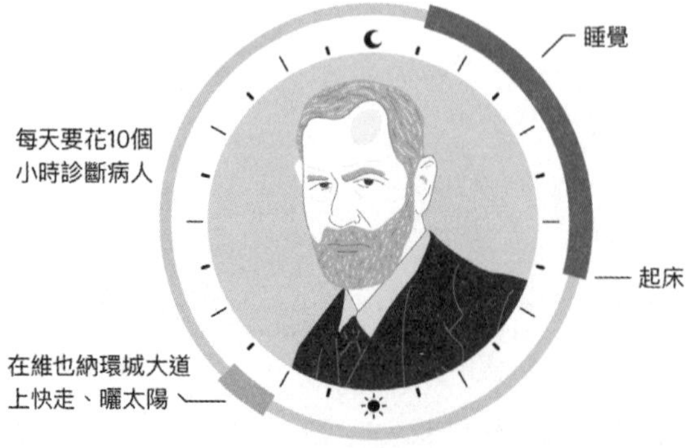

奧地利心理學家、精神分析學家、哲學家、精神分析學

的創始人。工作狂，**凌晨1點睡，早上7點起床**。午後2點在維也納環城大道上快走、**曬太陽1小時**，每天要花10個小時診斷病人。著有《夢的解析》、《性學三論》、《圖騰與禁忌》等書，提出了「潛意識」、「自我」、「本我」、「超我」等概念，被世人譽為「精神分析之父」。很多成功男人背後都有一個能幹的女人，和那位被妻子折磨得輾轉逃亡、幾乎跳河自盡的柴可夫斯基相較，佛洛伊德實在是個幸運兒。由於工作繁忙，妻子每天都會幫他擠好牙膏，並為他準備好外出的衣服，幫他節省時間。由於每天都忙著看診和進行精神分析學方面的研究，佛洛伊德後來求助於尼古丁，每天都要抽大約20根雪茄。佛洛伊德在《夢的解析》這本書的扉頁題詞：「即使不能震懾上蒼，我也要撼動地獄」。並且告訴我們，在睡眠中，我們都是詩人，是與自己有關的虛構故事之創造者。

馬克・吐溫（Mark Twain，1835～1910年）

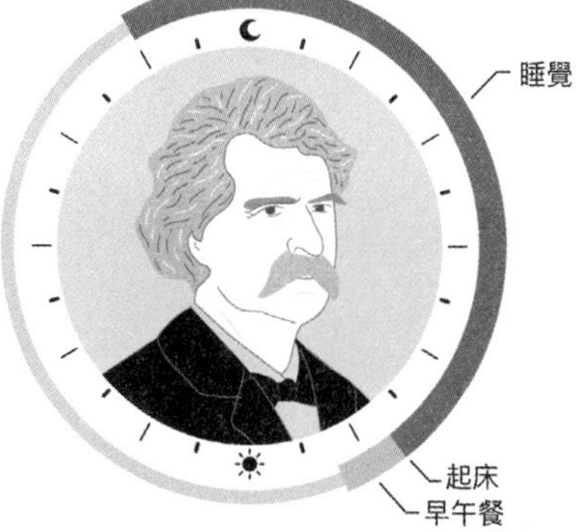

美國的幽默大師、小說家、作家。原名塞姆爾·朗赫恩·克萊門斯（Samuel Langhorne Clemens），而非大名鼎鼎的「馬克·吐溫」，「馬克·吐溫」是他的筆名。馬克·吐溫作品風格以幽默和諷刺為主，既富於獨特的個人機智與妙語，又不乏深刻的社會洞察與剖析。他為人風趣幽默，有關他的幽默故事和他的小說一樣廣為流傳！這位睿智的學者總是在嬉笑怒罵、談笑風生間，將自己獨特的思維方式展現給世人。

馬克·吐溫有一次因為看不慣美國國會議員的表現，因此在報紙上刊登了一則廣告：「國會議員有一半是混蛋」。美國國會議員可不認為自己是混蛋，抗議電話隨之而來，紛紛要求馬克·吐溫更正。馬克·吐溫於是又刊登了一則廣告，更正為：「我錯了，國會議員有一半不是混蛋」。

馬克·吐溫的《給青年人的忠告》，是他應邀寫給美國青年的一篇小短文，主要是關於生活中一些具教育性的建議，從中我們也可以管窺到他的人生觀。馬克·吐溫說：「不要相信昏頭的富蘭克林所宣稱的『早睡早起使人健康，幸福和聰明』。富蘭克林的早睡早起，理論上沒有錯，應該隨著雲雀日出就起床，它會給你一個好名聲，讓每個人都知道你與雲雀同時起床。然而，如果你選對了雲雀的種類，好好地調教，你可以很容易將牠訓練成9點半起床，每次都這樣，這可不是騙人的」。他的文風美國味很足，男女老少都喜歡。主要的代表作品：《頑童歷險記》、《湯姆歷險記》、《乞丐王子》，被譽為「美國文學之父」。

早在成為作家以前，馬克·吐溫就以發明家的身分為人所知。他最重大的發明是一種用於服裝的搭扣，這種搭扣不僅可以調節鬆緊，而且扣上和解開都十分方便。後來，這個設計被應用在女性胸罩上。馬克·吐溫**每晚10點上床睡覺，早上9點半起床**，不吃午餐，10點左右的早餐就是他的早午餐（brunch）。

海明威（Ernest Miller Hemingway，1899～1961年）

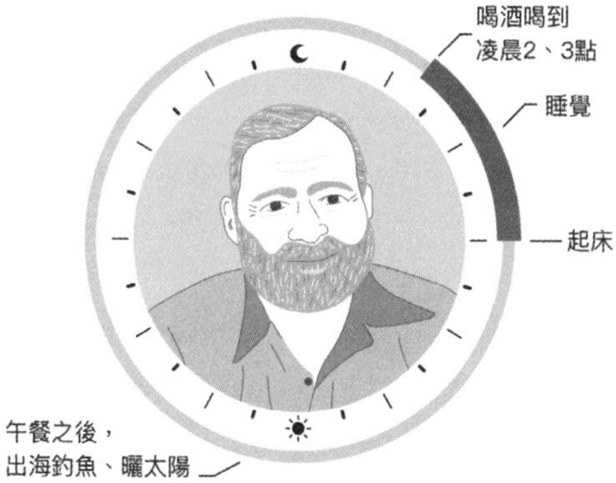

美國作家，被認為是20世紀最著名的小說家之一。海明威年輕時，天天都很早起，通常**早上6點起床**就待在書房寫作，一直到中午。午餐之後，每天出海釣魚、**曬太陽**。他一生熱愛戶外運動，在非洲大草原頂著烈日打獵，在古巴的深海中捕魚，居住在巴黎的時候，喜歡上騎自行車。

1933年，當時的海明威參加了第一次世界大戰，身體受到了重創，最直接的後遺症就是失眠。長達5年時間，他和妻子住在巴黎，黑夜裡整夜睡不著覺。即使是被稱為「文學硬漢」的海明威，也無法忍受長期的失眠折磨。失眠的開始可以說就是伴隨著人生痛苦的開始。他對失眠所帶來的痛苦，用了極其犀利和深刻的文字去描述它。由於長期失眠，海明威**晚上上床之後，究竟幾點才睡著，並不清楚**，只知道他經常喝酒喝到凌晨2、3點。

1939年至1960年間，海明威在古巴定居，在這段期間海明威以8週的時間創作出聞名於世的代表作《老人與海》（The Old Man and the Sea）。海明威說：優質的睡眠，給了他充分的創意與靈感。1953年，海明威以《老人與海》一書獲得普立茲小說獎（Pulitzer Prize for Fiction），1954年，《老人與海》又為海明威奪得諾貝爾文學獎。

海明威一生中的感情錯綜複雜，先後結過四次婚，是美國「迷惘的一代」（Lost Generation）的代表人物，作品中對人生、社會、世界都表現出了迷茫和徬徨。海明威的《老人與海》是一部融合信念、意志、頑強、勇氣和力量於一體的書，它讓人徹底懂得打不垮、堅不可摧的精神力量，究竟是什麼樣？《紐約時報》評論說：「海明威本人及其筆下的人物影響了幾代美國人，人們爭相仿效他和他作品中的人物，他就是美國精神的化身」。

村上春樹（Haruki Murakami，1949年生）

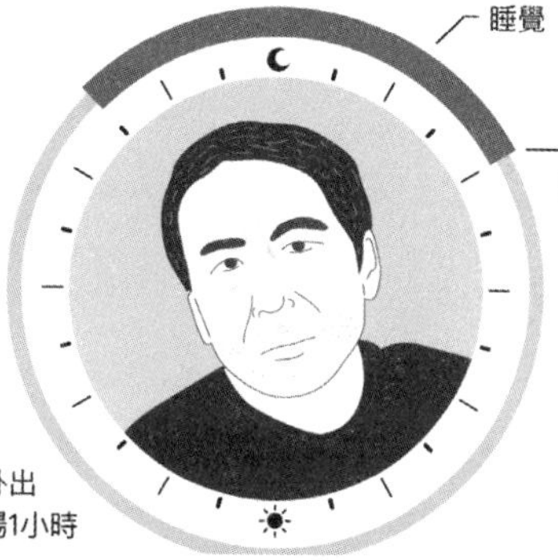

日本小說家、美國文學翻譯家。村上春樹1987年的長篇小說《挪威的森林》在日本暢銷近450萬冊，在日本近代文學史上銷售量排名第一，廣泛引起「村上現象」。村上春樹是個極其誠懇的人，他筆下的文字也顯得分外真誠。村上春樹總是**凌晨4點起床**，連續工作5、6個小時。這段時間他的精力最容易集中，完成最重要的工作。每天下午裸露上半身，穿著短褲，外出慢跑、**曬太陽1小時**，每年參加一次馬拉松比賽。**晚上9點上床睡覺**。他說體力下降，思考能力會隨之出現微妙的衰退，思維的敏捷和精神上的靈活都會逐漸喪失。他每周跑6天，每天跑10公里，堅持了39年，現在仍然沒有停下來。中年時代體力逐漸衰退，肌肉退化，多餘的贅肉卻越來越多。所以，村上春樹有句名言：「作家要是長出贅肉的話，那就算完蛋了。」

「體力與藝術敏感同等重要，我保持這樣的作息，天天如此，從不改變。」幾年前村上春樹接受法國媒體訪問時說：「這樣的重複本身就很重要；它是一種催眠。我為自己催眠，以求達到一種更深層次的精神境界。」

巴勃羅．畢卡索（Pablo Picasso，1881～1973年）

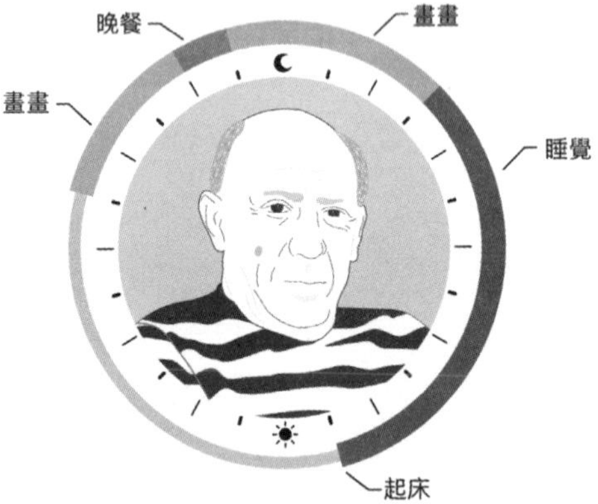

世界知名的畫家，20世紀現代藝術的創始人。畢卡索是20世紀影響力最大的畫家之一，也是第一個在活著的時候，作品就被收進羅浮宮的畫家。他的代表作有《鬥牛士》、《和平鴿》、《亞維農少女》等，他的作品《夢》甚至拍賣到了讓人瞠目結舌的1.55億美元高價。畢卡索是少數能在生前「名利雙收」的畫家之一。

畢卡索經常去鄉村和山野間寫生繪畫，夏天喜歡去海邊游泳，而到了年老的時候，選擇散步、日光浴。這種喜愛親近大自然，常曬太陽的生活方式，不但使他創意無限，更使他保持了良好的健康，為他的長壽打下了堅實的基礎。許多藝術家都很長壽，如齊白石活了97歲，米開朗基羅活了89歲等，這並不是偶然的現象，事實上是有一定的必然性的。藝術家常常深入自然之中，曝曬陽光，連生活都很規律。偉大藝術家畢卡索的故鄉馬拉加（Malaga），南臨地中海，常年日照充足，畢卡索曾說：「沒有體會過馬拉加陽光的人，就無法創造出立體主義的藝術」。

畢卡索是夜貓型人格，雖然每天睡8個小時，但他**凌晨3點才會睡覺，早上11點起床**，一天平均花7個小時畫畫，時間集中在傍晚到凌晨。畢卡索曾經說，藝術洗去靈魂在日常生活中玷污的灰塵，難怪世界上許多人都透過藝術來處理自己的壓力、創傷與低落情緒，或者是透過藝術找到生命中更大的平靜與更高的意義。

世界知名企業CEO、創辦人的睡眠時間

世界知名企業的CEO、創辦人睡眠時間又如何呢？以下列舉8位「菁英中的A咖」的睡眠習慣，也許能夠讓你有所領悟。

傑夫・貝佐斯（Jeff Bezos，1964年出生）

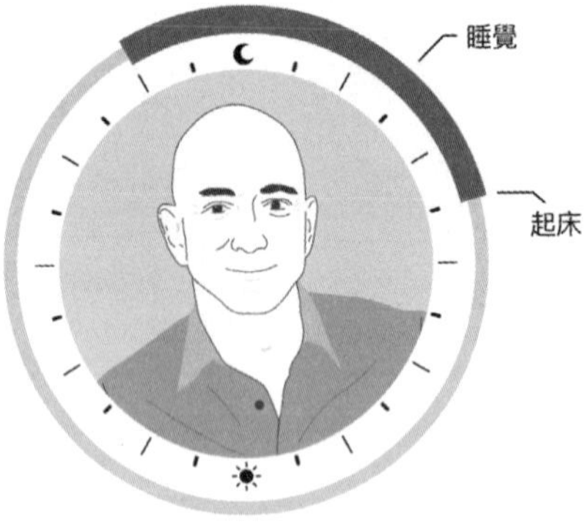

美國網際網路巨頭亞馬遜（Amazon）公司創始人兼CEO，全球首富，身價高達2,000億美元。2021年7月20日，這位億萬富翁花錢把自己送上太空。貝佐斯搭乘其太空探索公司「藍色起源」（Blue Origin）火箭，成功進入太空並安全返回。降落到地面後不久，貝佐斯出席了新聞發布會，他說：「我要感謝每一位亞馬遜員工和每一位亞馬遜客戶，因為這一切都是你們付費的，真的。」他一手將網路書店亞馬遜，創建成全球最具規模的網上銷售平台。貝佐斯亦是少數支持睡到自然醒的億萬富豪，他強調，每天晚上都會負責洗碗。洗碗使人更有活力、心情愉快，甚至激發出新的靈感。除此之外，貝佐斯表示，自己每天的主要工作就是下重要決策，睡滿7小時才能有敏捷的思路，更容易產生創意，為了做決策而犧牲睡眠是不可取的，注意力、敏捷度和警惕性都會受到影響。因此，貝佐斯**晚上**

10點睡，凌晨5點起床，標準的早睡早起。

許多人以為網上購物是貝佐斯發明的，事實上，網上購物是英國發明家邁克爾・奧爾德里奇（Michael Aldrich）1979年發明的，實現消費者和企業之間的在線交易，這種技術後來被稱為電子商務。貝佐斯的亞馬遜公司於1994年以書店起家，並迅速擴展到百萬種商品，迫使全球最大的零售商沃爾瑪公司（Walmart）重新思考其商業模式，最終改變了人們的購物方式。英國廣播公司（BBC）曾經這樣推崇貝佐斯：「如果網際網路是新的搖滾樂，傑夫・貝佐斯就是它的貓王，他是網際網路的終極倖存者。」

伊隆・馬斯克（Elon Musk，1971年出生）

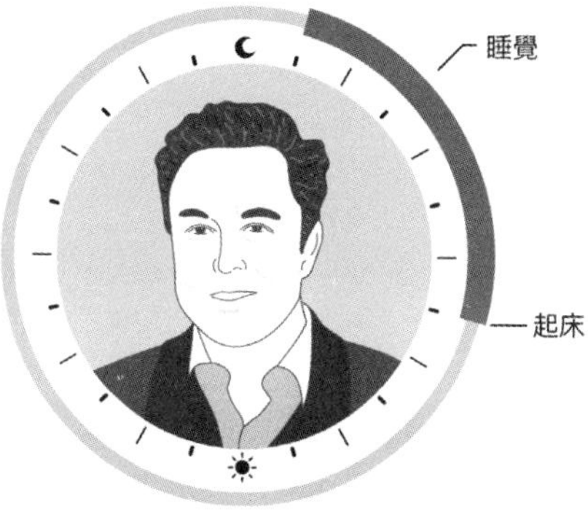

身價高達1,510億美元，特斯拉（Tesla）汽車執行長。2020年取代亞馬遜創辦人貝佐斯，成為世界首富的電動汽車公司特

斯拉的創始人伊隆・馬斯克，在接受英國廣播公司（BBC）記者採訪時表示，每天早上讓他起牀的動力是，對解決技術問題的渴望。而他衡量自己進步的標準正是這種渴望，而非銀行裡的美元。

馬斯克透露，他的工作量很大，「通常我會一直忙到**凌晨1點才睡，早上7點起床**。」在擁有這麼多公司要管理的情況下，馬斯克還能夠確保每天6個小時的睡眠時間，這讓人感到驚訝。

馬斯克透露，他曾試過減少睡眠時間，但卻發現如此一來，思緒混沌、腦袋一片空白，更別說是創意，整體工作效率隨之下降。

去年（2021）一年間，特斯拉的股價不斷飆升，市值超過7,000億美元。用這些錢你可以買下福特（Ford）、通用汽車（General Motors）、寶馬（BMW）、福斯汽車（Volkswagen）以及飛雅特克萊斯勒（Fiat Chrysler），剩下的錢還足夠你買下法拉利（Ferrari）。

但今年50歲的馬斯克並不打算以有錢人的身分告別這一生。他稱自己大部分的財富都將用於在火星上建造一個基地，如果這個項目會耗費他終身積累的財富，他都不會感到意外。事實上，像比爾・蓋茲（Bill Gates）一樣，他或許會認為，臨終前還有數百億存款會是一種失敗，因為這意味著他並沒有將這筆錢用在對的地方。

比爾・蓋茲（Bill Gates，1955年出生）

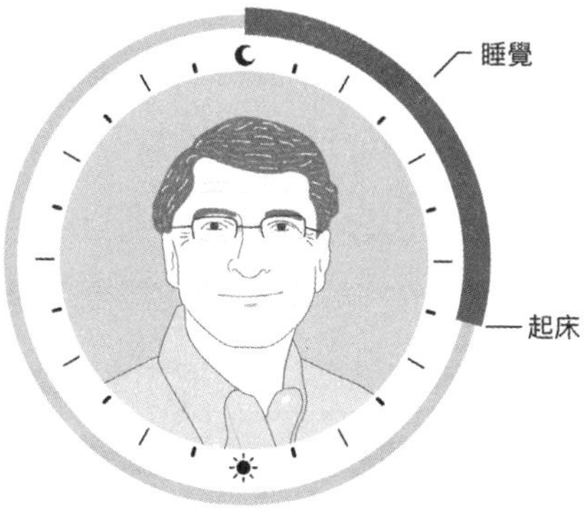

微軟公司創辦人，資產達1,110億美元，是全球家喻戶曉的世界頂尖富豪之一。微軟（Microsoft）的視窗系統曾獨占個人電腦98%的市場，改變了40億人的科技文明，創始人比爾・蓋茲曾蟬聯13次世界首富，作息相當規律，睡眠時間跟一般人差不多，標準的7小時，會在**晚上12點前上床睡覺，早上7點準時起床**。

比爾・蓋茲曾經說：「即使熬夜很有趣，也許坐紅眼航班（Red-eye flight），但如果我必須有創造力，我需要7個小時睡眠。我可以在沒有太多睡眠的情況下發表演講，我可以那樣做我的部分工作，但在創造性思考方面，如果沒有7個小時睡眠，創造力就不會很好。」比爾・蓋茲喜歡曬太陽做日光浴、打橋牌，晚上還會做家事、閱讀跟陪伴家人。比爾・蓋茲親口表示，許多朋友知道他喜歡下廚做菜、洗碗，都覺得相當驚訝，不過他卻樂在其中！做菜、洗碗和曬太陽做日光浴一樣，除了可以讓自己放鬆，晚上比較容易入睡，一夜好眠之外，還能夠激發靈感，使掙扎許久的煩惱茅塞頓開。

儘管許多成功人士很難在家庭與工作之間取得平衡，但他們總珍惜能夠陪伴父母、妻子和孩子的每一分每一秒，億萬富豪的生活比想像中還簡單。經常失眠有睡眠障礙的人，多麼希望能夠夜夜好眠，不妨學學比爾·蓋茲，白天曬曬太陽，夜晚睡前試著放下手機，關掉電視，洗洗碗，陪家人聊聊天吧！

馬克·祖克柏（Mark Zuckerberg，1984年出生）

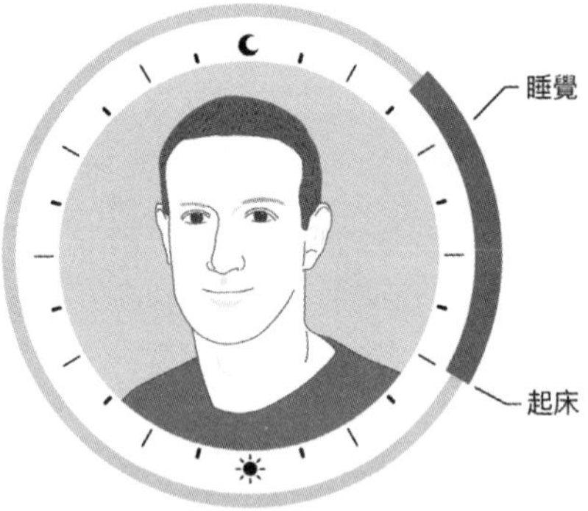

資產達到1,024億美元，臉書（Facebook，已改名為Meta）創始人、董事長兼CEO。祖克柏是標準的夜貓子，每天平均只睡5小時，在吃完晚餐後會陪家人，接著又開始工作，一直到**凌晨3點才上床睡覺，早上8點就起床。**

為人父母的都知道孩子喜歡玩電腦遊戲，而祖克柏卻創造電腦遊戲。祖克柏高中時代，很喜歡程式設計，特別是溝通工具與遊戲類。比爾．蓋茲的微軟當時就想要訓練祖克柏，更是不惜給出100萬美元的年薪，試圖招攬這位賢才，不過祖克柏仍選擇於2002年9月進入哈佛大學。

哈佛時代，祖克柏被稱譽為「程式人」（a programming person），於2004年2月24日大學二年級時，創辦了改變全球網路通訊的社群網站臉書（Facebook），被譽為Facebook教主。不過，和比爾．蓋茲當年一樣（1975 年，大三那年，比爾．蓋茲便輟學，離開了哈佛，創立了微軟公司。2007年哈佛大學頒給他榮譽法學博士學位），二年級時祖克柏便輟學了，但哈佛大學在2017年頒給他榮譽法學博士學位。祖克柏的太太普莉希拉．陳（Priscilla Chan）是華人，祖克柏這位華人女婿從2010年開始學中文，祖克柏坦承中文非常難學，但他喜歡挑戰，現在已經可以用中文演講。

華倫．巴菲特（Warren Buffett，1930年出生）

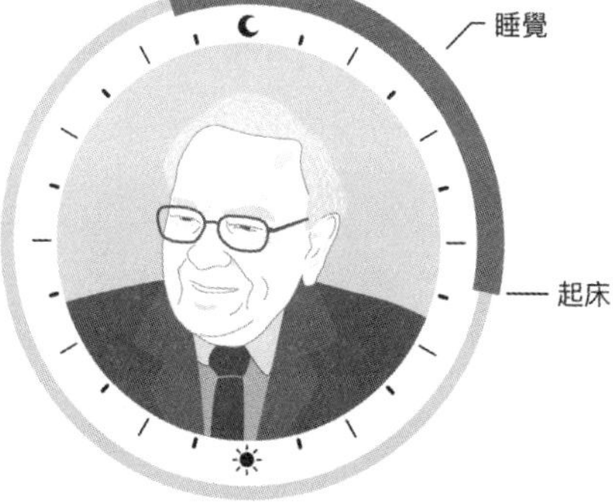

91歲，股神，世界上最成功的投資者。身價1,004億美元。巴菲特是世界上最頂尖的資產管理者，也是公認最成功的健康管理者。對他來說，健康長壽比財富更讓他珍惜。

高齡91歲的股神巴菲特是標準的「早睡早起」，約莫在**晚上10點45分就寢，早上6點45分起床**。巴菲特平時會抓緊時間打盹，他喜歡睡覺，他需要充分的睡眠，所以通常每晚會睡8小時。

巴菲特說過：「我一點都不想在早上4點起床工作。」而喜歡閱讀的他，也會分別在晚餐及睡前花時間閱讀數小時。他跟比爾．蓋茲一樣，喜歡在工作結束之後玩橋牌來放鬆自己。巴菲特說：「橋牌是最好的腦力運動，你每10分鐘就會看到新局面，在股市同樣是運用理性來作決定，橋牌就是一種權衡盈虧比率的遊戲。」

有一次到比爾．蓋茲家打橋牌，一連打了7個多小時。他玩橋牌的時候非常專注，巴菲特曾告訴哥倫比亞廣播公司（CBS），「我玩橋牌的時候，即使有美女全身赤裸地走過，我看都不看。」巴菲特有一句名言：股票市場的牛市就像做愛，最爽的時候，就是崩盤的時候。他也是著名的慈善家，並承諾捐出百分之九十九的財富要交由比爾及梅琳達．蓋茲基金會來運用。巴菲特此一大手筆的慈善捐贈，創下了美國有史以來的紀錄。

史蒂夫·賈伯斯（Steve Jobs，1955年2月24日～2011年10月5日）

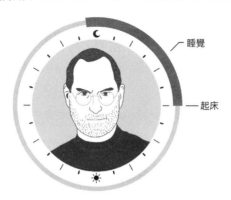

蘋果電腦創辦人。賈伯斯是一位典型早睡早起的人。每天都必定是穿著他的黑色樽領上衣，以及招牌牛仔褲。1999年10月10日，史蒂夫·賈伯斯接受美國《時代雜誌》記者邁克爾·克蘭茨（Michael Krantz）的訪談，講述了自己對有限時間的嚴格管理，這篇訪談的標題是：「44歲的史蒂夫·賈伯斯」（Steve Jobs at 44）。

「我是一個習慣早起的人（I'm a good morning person），我在**6點鐘起床**，9點鐘去公司，而在此前，我已經在家裡工作1～2小時了。」賈伯斯通常**晚上11～12時睡覺**，每晚的睡眠時間大約6～7個小時。不僅賈伯斯，很多天才的時間管理都和常人不一樣，他們嚴格地對待自己有限的生命，而不是依賴天賦和靈感。

偉大人物往往嚴格地對待自己有限的生命，而不是寄希望於可遇不可求的天賦與靈感。以《一個陌生女子的來信》（Letter from an Unknown Woman）這本書風靡全球，暢銷接近100年的奧地利作家史蒂芬·褚威格(stefan zweig),在他創作的歷史傳記文集《人類的群星閃耀時》(Stellar Moments of Humankind)中,說出了一些真相:沒有一個藝術家平日一天24小時始終是藝術家,藝術家創造的重要的一切,恆久的一切,總是只在罕有的充滿靈感的時刻完成。天才想要在靈感迸發的一刻抓住它,最可靠的方法,就是規範時間。

對那些旨在創作偉大作品的傑出心靈來說,規律的日常生活極其重要。《美國新聞與世界報導》(US News & World Report)以「設計、夢想」(A Design, A Dream)標記賈伯斯。賈伯斯無疑是21世紀最具影響力的人,七次登上《時代雜誌》的封面。一個由挫敗淬煉而成的天才,他與生俱來的敏銳與才華,令人讚佩。他用短暫卻精采的人生,改變了全世界,帶給世人無限的懷念!賈伯斯強調:創意不會無中生有,而是來自經驗。他的創意和創新,從來不是平白無故跑出來,而是源自對使用者的尊敬。他總是會想,消費者要什麼?我們應該要準備什麼樣的產品給消費者?賈伯斯不是聖人,若以尋常的標準來看,他的待人處事和個性,有點讓人不敢恭維。然而,他卻成了新科技人的偶像人物(icon)。賈伯斯思考事情的眼界,絕不是「數大就是美」、「量大就是成功」。1996年接受《連線》(Wired)雜誌訪問時,賈伯斯對設計有如下看法:設計指的不是「它有多酷」(how it looks),而是「它有多順」(how it works)。真正好的設計,必須達到「心領神會」的境地。賈伯斯從小愛幻想,他的志願就是改變世界。事實上，賈伯斯已經四度改變世界：

第一次，他藉著個人電腦，讓專家獨享的強大運算能力普及於眾。

第二次，他藉由皮克斯（PIXAR），證明了電腦動畫也能述說感人、有想像力的故事。

第三次，他透過iPod和iTunes，撼動了音樂產業。

第四次，他透過iPhone，將世界帶入另一個紀元。

難怪當代管理大師吉姆·柯林斯（Jim Collins）稱賈伯斯為「商界的貝多芬」。

提姆·庫克（Tim Cook，1960年出生）

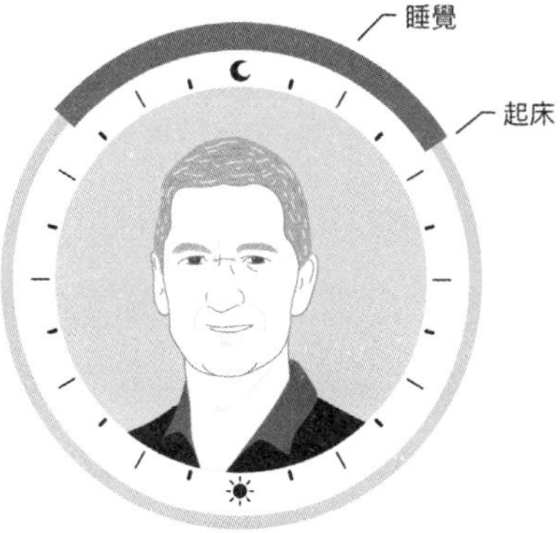

蘋果公司執行長，蘋果教父賈伯斯欽點的接班人。蘋果現任行政總裁庫克接受《時代雜誌》訪問時表示，他有一個固定的睡眠習慣，就是要有7個小時的睡眠。自己每日**凌晨3時45分起床**，會首先花1小時閱覽700～800封電郵，然後才上班。

庫克是個工作狂，永遠是早上第一個進公司的人，也是晚上最後一個離開公司的人。

庫克並非少睡精英，而是典型的早睡早起，**晚上大概8時45分就會睡覺**，每日睡眠時間約7小時。2009年，庫克曾想捐獻肝臟給需要肝臟移植的賈伯斯，無奈遭到賈伯斯的拒絕。庫克喜歡爬山以及自行車運動，享受陽光，但個性怕生、木訥、溫和、靦腆、低調，算是標準的「乖男孩」。雖然，庫克與賈伯斯愛幻想的個性迥然不同，但賈伯斯逝世之前一個多月，仍選擇將蘋果公司交給這位個性溫和、靦腆的「乖男孩」。賈伯斯2011年10月5日離開人世時，全球幾乎所有的財經專家都悲觀的認為，「蘋果這下子完蛋了」。然而，庫克或許不像賈伯斯，擁有從無到有建立蘋果這家全球最大科技公司的能耐，但10年過去，儘管當初外界有再多的懷疑，事實仍然勝於雄辯，蘋果在庫克的帶領下，成為全美市值最高的企業—— 2兆美元！

張忠謀（1931年出生）

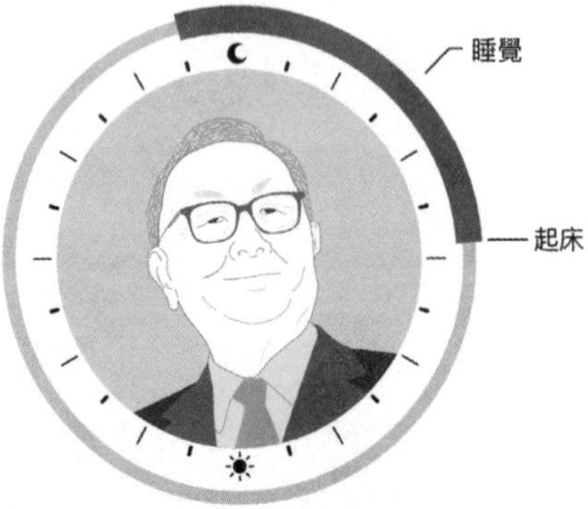

台灣「半導體教父」、台積電創辦人。今年(2022)已經92歲高齡的張忠謀曾經親口表示:「我的母親活了102歲、我的父親活到86歲,他們是20世紀初的人,那個時代平均壽命才60多歲,可見我的『基因』很好,有長壽基因。」不過,張忠謀強調:「但我的健康,倚賴的並非基因,而是長久以來建立的良好生活習慣。」

在多次針對大學生的演講裡,張忠謀給的忠告永遠是:「從年輕時就養成終生的、健康的生活習慣。」他正是如此嚴格控管著自己的日常作息。**每天早上5點半到6點之間起床**;8點半進公司,傍晚6點半回到家;**晚上10點準備上床,11點入睡**。當他正值20歲的青春少年時,便遵循自然界的晝夜節律生活作息,一直至今。

張忠謀曾經和華倫·巴菲特、比爾·蓋茲一起玩橋牌,橋牌是他們三人的共同嗜好,也都認為,橋牌是訓練腦力最好的娛樂。張忠謀指出,沒有創意的創業不會成功,有創意就算沒有創業,在公司裡也會成功。

台積電最棒的創新就是創辦人張忠謀一手打造的晶圓代工(Foundry)商業模式。台積電本來沒沒無聞,不被看好,創辦初期遭遇很多困難,尤其是募資困難。台積電創立時(1987年2月21日成立),資本額不到14億元,創新的晶圓代工商業模式,在做了10多年後,才成為對世界最大的創新貢獻,如今資本額達2,593億元,為創立時的188倍,全世界市值最大的半導體廠。張忠謀強調，如果一開始就投資台積電，到現在投資報酬率已達1,000倍。的確，誠如這位全球晶圓代工龍頭台積電的靈魂人物所說，成功靠創意，但這位睿智的長者沒說的是，創意靠睡眠，睡眠是最好的創意春藥。張忠謀、比爾·蓋茲、華倫·巴菲特這三個酷愛打橋牌，世界知名企業的創辦人，每晚至少睡7個小時。

成功靠創意，創意靠睡眠

愛因斯坦說：創意就是把不同的東西結合在一起。無論是藝術家、發明家或其他成功人士，經常會有做白日夢的習慣。很多創意都是我們做白日夢時出現的，大腦放鬆的時候就有機會作白日夢，一些平常想都沒想過的創意，往往會在這個時刻出現。這聽起來可能有點不切實際，但透過天馬行空的想法，除了可以讓自己放鬆，或許還能夠激發靈感，使掙扎許久的煩惱茅塞頓開。

美國哈佛大學（Harvard University）睡眠醫學系教授羅伯特·斯蒂克戈爾德（Robert Stickgold）博士認為：「睡眠期間，大腦沒有收到來自外界的資訊輸入，也沒有途徑可以像清醒狀態下，幫我們組織記憶系統，大腦被迫尋找更有創意的方式，把來自新經驗的原始資料跟既有的記憶聯結在一起。」睡眠可以把學習到的知識記憶下來，並且重新組織與分類。如此一來，知識與知識之間會產生新的神經聯結，藉此就有機會迸出新的靈感。除此之外，睡夢中負責理性的前額葉（Frontal lobe）被短暫關閉，大腦因此不受束縛的活躍了起來，一些平常因不切實際而被過濾掉的內容也聯絡到了一塊。彷彿上帝把知識的靈感，透過睡眠傳遞出來。

通常，在我們進入深度睡眠的過程中，總有5～20分鐘處在半睡半醒、迷迷糊糊的狀態。人腦處於半夢半醒之間，所受的約束力較少，更願自由地表達，不太擔心出錯，會從中受到啟發和得到靈感、創意。英語的說法是「sleeping on it」，意思是指，先別急於做決定，晚上睡覺時再好好想想。

英國劍橋大學（University of Cambridge）神經科學專家，將這種清醒與睡眠之間的領域稱之為「意識迷霧」（Fog of Consciousness），因為在這段時間，人的意識開始走神，走向迷茫，並認為這段時間是人類個體創造力最旺盛的時候。因為抑制創造力的所有阻礙，例如理性、常識等都不再存在，而要順利進入「意識迷霧」，停留在那個空間，並不是一件簡單的事。愛迪生、愛因斯坦、門得列夫（創建了化學元素週期表）和凱庫勒（化學結構理論的創始人）都深深迷戀著「意識迷霧」，並聲稱他們創造力的突然大爆發，就是因為睡夢中處於朦朧的狀態。

因此，如果想要擁有絕佳創意，好好睡一覺吧！你會有很高的機會在夢裡激盪出創意！

比爾・蓋茲的科技馬桶

1997年1月9日，《紐約時報》報導，第三世界每一年有三百萬以上的兒童，由於飲水不潔（帶有瘧疾〔malaria〕和傷寒〔typhoid〕的病菌）而死亡，因為那裡的糞便造成水源嚴重污染。比爾・蓋茲看了這篇報導之後，親自到非洲目睹了那邊的貧窮落後，沒有廁所、沒有污水處理系統，世界上竟然有將近30億人沒有廁所、抽水馬桶可用，必須以最原始的糞坑處理糞便問題，不禁感嘆文明世界的電腦科技，竟然跟非洲人扯不上關係，於是改變第三世界的糞便問題，就成為他改變40億人的電腦科技文明之後的當務之急。比爾・蓋茲想到了一個創意，如果馬桶不需用水沖，就不需下水道，以及後續的污水處理了，馬桶既沒有水的進出，那糞便就要在馬桶內自行消化處理，甚至處理過後可以再次利用，這對窮困以及缺水的國家，無疑是一大福音。

比爾・蓋茲是在作白日夢嗎？他投入了40億美元的研究經費，要阻止這個在第三世界發生的悲劇。歷經了多年研發之後，2018年11月6日，比爾・蓋茲舉辦了一場史無前例的新世代馬桶展，其中最引人注目、最富創意的馬桶，就是蚯蚓馬桶（Worm Toilet、Vermifilter Toilet）、奈米薄膜馬桶（Nano Membrance Toilet），以及全能污水處理器（Omni Processor）。

蚯蚓馬桶：這種馬桶裡面裝的是一種熱愛人類糞便的「虎蚯蚓」（tiger worm，學名：Eisenia andrei，赤子愛勝蚓，台灣稱「太平二號」)。牠們不像一般的蚯蚓生活在土壤中，而是生存在牛糞中。牠們憑著天職，忠實而努力地扮演了大自然為牠們安排的平衡角色，可以把動物排泄物轉換成水和二氧化碳。當然蚯蚓本身也會產生微量可以作為堆肥的排泄物。轉換過程中產生的水雖然不能飲用，但是可以用來灌溉農作物。這種馬桶只會產生微量的臭味，而且不招蚊蠅。關在裡面的蚯蚓對於自己的生活狀態，似乎也非常滿意，只要食物來源不斷，牠們永遠不會想要離開那個自給自足的小天地。蓋茲基金會已經在印度安裝了上萬個這種馬桶，每一個平均造價只要美金350元。

奈米薄膜馬桶：英國的克蘭菲爾德大學(Cranfield University)在比爾·蓋茲的資助下，推出了自行設計的奈米薄膜馬桶(Nano Membrance Toilet)，設計精巧最引人注目，可供一家約10人使用，同時處理尿液與糞便，除臭消毒後再利用，且不需外界能源與供水。使用完蓋上相當「沖水」的馬桶蓋，就立刻啟動了機械，便盆打開，排泄物掉到下層，一個刮刀進來清理便盆殘留，然後關閉便盆恢復原狀，這樣阻隔了臭味與令人噁心的觀瞻。掉到下層的排泄物，就依固態與液態分別儲存。機械啟動後透過齒輪連續動作，用「阿基米德」管狀螺絲，將固態物轉換成丸狀輸送至高處，掉入乾燥室，再掉入燃燒室轉換成近似粉末狀，一週之後取出可以作為肥料。液態物大部分是尿液，進入一個低溫玻璃轉換(Low Glass Transition

Temperature）薄膜管，管壁的奈米結構讓液態物中的水以蒸氣方式釋出，轉換成水後儲存到馬桶下的水槽，可以取出清潔家用與澆灑花草。至於液態物過濾後的剩餘物，則以固態物方式處理，完全把廢物利用到極致，可說是一箭四鵰。這款馬桶已經在南非開始使用，2018年11月世界最大的製造商日本驪住集團（Lixil）開始量產。現在位於西雅圖的蓋茲基金會的廁所，安裝的就是這種馬桶。

全能污水處理器：比爾．蓋茲還投資研發社區全能污水處理器。這種占地只有一個籃球場的處理器工廠可以在5分鐘內，透過分離和蒸餾技術，從排泄物汲取可飲用的淨水，並且利用蒸氣發電回饋給村民，最後唯一的殘留物就是炭灰。2016年原型機剛剛落成的時候，比爾．蓋茲本人還親自在宣傳片中品嚐了一杯由糞便蒸餾出的清水。這個污水處理廠同時解決了糞便與飲用水兩個重大的問題，甚至能提供電力。比爾．蓋茲透露，新世代污水處理器（Janicki Omniprocessor）每天能夠生產8.6萬噸飲用水，滿足10萬人的需要，而且還有250千瓦的電力。這款機器現在已經安裝在印度及非洲一些村落。非洲國家塞內加爾首都達喀爾（Dakar）也安裝運行，已經處理了達喀爾三分之一的排泄物。比爾．蓋茲說：超過30億人的排泄物沒有經過合適的處理，它們污染了大量飲用水的水源，造成每年約300萬兒童死亡。如果人們能安全、廉價地解決這一問題，那麼許多人的健康將得到保障。據世界衛生組織（WHO）

統計，全球有21億人家裡缺少安全可用的水源，45億人缺少妥善管理的衛生環境。

拉里．佩奇搜索引擎發想

1996年，23歲的拉里．佩奇（Larry Page，谷歌公司創始人、CEO）正在美國加州史丹佛大學電腦科學碩士班當研究生。當時，網際網路（Internet）和全球資訊網（World Wide Web）才剛剛形成，成為電信領域的主流。拉里想設計一種方法來確定有多少其他網頁鏈接到任何特定頁面。某一天半夜，拉里從睡夢中驚醒，在夢境裡他想到了一個創意，可以把整個網際網路都下載下來，查看不同頁面上的鏈接，並以一種全新的方式獲悉全球網路資訊。他記住了這個夢，日後成為BackRub（搜索引擎，此引擎的精確度勝於當時的基本搜尋技術）的演算法基礎，並且將這種演算法叫做PageRank（網頁排名系統），這就是谷歌（Google，1997年註冊）的肇始。今天，谷歌生產數百種產品，全球數十億人使用，99%的收入來自廣告。從YouTube、Android到Gmail，當然還有谷歌搜索。谷歌是網際網路上訪問量最大的網站，在全球使用超過100萬台伺服器，每天處理超過35億次搜索請求。截至2021年，拉里．佩奇的個人財富已超過1,206億美元。他是世界上最富有的六人之一。

保羅．麥卡尼《Let It Be》

被全球廣泛承認為史上最偉大、最有影響力、搖滾樂史上不朽的傳奇，用音樂改變世界，更在1960年代掀起一陣旋風的英國搖滾樂團披頭四（The Beatles），名曲《Let It Be》富人生智慧及正面訊息，作曲人兼前披頭四成員保羅．麥卡尼（Paul McCartney），2018年6月在美國哥倫比亞廣播公司（CBS）風靡全球、最有人氣的艾美獎獲獎電視節目《詹姆斯．柯登深夜秀》（The Late Late Show with James Corden）當中，最受觀眾歡迎的單元「車上卡拉OK」（Carpool Karaoke）道出《Let It Be》創作靈感來自亡母的託夢。

《Let It Be》（順其自然，又稱為隨它去）在1970年5月8日推出，是英國搖滾樂團披頭四發布的第十二張專輯，亦是最後一張專輯，這張專輯在許多國家（包括美國和英國）的唱片排行榜上名列前茅。並且獲得了1970年奧斯卡最佳原創音樂獎，1971年格萊美最佳電影原創配樂獎，其充滿正面訊息的歌詞膾炙人口。

保羅．麥卡尼在1968年面臨披頭四拆夥，曾做了個夢，夢見已過世的母親在夢中出現，給他留下智慧之言：「It's going to be OK, just let it be」（沒事的，順其自然便可以了），保羅．麥卡尼的心頓時安定下來。亡母給他如此正面的訊息，所以寫了這首充滿正能量的歌，成為全世界無人不識的披頭四經典之作。

奧托．洛維的神經衝動化學傳遞

奧地利生物學家奧托・洛維（Otto Loewi，1873～1961年）博士，被譽為「神經科學之父」，他提出一個理論，認為神經衝動有可能是一種化學傳遞，但又不知道如何才能證明這一點。

1920年，他連續兩個晚上作了兩個夢，夢中他設計了一個生物實驗來證明自己的理論。他隨即將其付諸實施，實驗結果證明，神經並不直接作用於肌肉，而是通過釋放化學物質來起作用。這一發現開啟了新的研究領域，洛維博士因此於1936年贏得了諾貝爾醫學獎。

門得列夫化學元素周期表

俄羅斯聖彼得堡國立大學（Saint Petersburg State University）化學教授德米特里・門得列夫（Dmitry Mendeleyev，1834～1907年）想以某種方式將65種已知的元素組織起來，他知道一定有某種模式可使這些元素排列有序，而且這種規律應和原子的質量（原子量）有關。不過，他仍然不得要領。西元1869年2月17日，門得列夫在疲倦中進入了夢鄉。他在夢裡看到一張表格，各種化學元素紛紛落在合適的格子裡。門得列夫從夢中驚醒，趕緊拿出紙筆，趁記憶猶新將它如實畫下。他越寫內心越激動難耐，填完最後一個元素後，他睜大眼睛仔細檢查了幾遍，這就是了！他苦思二十多年卻始終無法參悟的元素週期表就在他眼前！1869年3月1日，門得列夫依照原子量，製作出世界上第一張元素周期表。

凱庫勒苯分子環狀結構

19世紀的德國化學家凱庫勒（Kekulé）在比利時的根特大學（Ghent University）任教時，一天晚上坐馬車回家，在車上昏昏欲睡。在半夢半醒之間，他看到原子鏈似乎活了起來，變成了一條蛇，在他眼前不斷翻騰，突然咬住了自己的尾巴，形成了一個環……凱庫勒猛然驚醒，受到夢的啟發，明白了苯分子原來是一個六角形環狀結構。關於凱庫勒悟出苯分子的環狀結構的經過，一直是化學史上的一個趣聞。

凱庫勒是在1890年，首次提到了這個夢。凱庫勒說：「我們應該會作夢！……那麼我們就可以發現真理，……但不要在清醒的理智檢驗之前，就宣布我們的夢。」凱庫勒能夠從夢中得到啟發，成功地提出重要的結構學說，並不是偶然的。這是由於他善於獨立思考，平時總是冥思苦想有關原子、分子以及結構等問題，才會夢其所思；更重要的是，他懂得化合價的真正意義，善於捕捉直覺現象；加之以事實為依據，以嚴肅的科學態度進行多方面的分析和探討，這一切都為他取得成功奠定了基礎。

我們應該學習他敢於實踐，大膽創新的科學精神。任何一種科學發現都有其必然性，多思索和實踐，才能在科學的道路上勇攀高峰。彷彿上帝把知識的靈感，透過睡眠傳遞出來。

愛因斯坦回到未來

「愛因斯坦說，他的整個生涯都是對少年時代一個夢的不斷冥思。」美國心理治療師約翰・W・普萊斯（John W. Price）在美國著名的廣播節目「聰明才智的動力」（Engines of Our Ingenuity）中，複述了愛因斯坦這個鮮為人知的夢：「他夢見自己踩著雪橇滑下山坡，當他在夢中接近光速時，所有的顏色都融為一體。受到這個夢的啟發，在科學生涯的大部分時間裡，他都在思考到達光速時會發生什麼事情。」

實際上，愛因斯坦對相對論的最早思考，起始於14歲那年，他問老師一個十分簡單的問題：「如果我以光速飛行，我的臉在鏡子裡是不是就看不見了？」26歲那年（1905年），愛因斯坦提出著名的狹義相對論，突破了經典力學的絕對時空觀，證明觀察者運動速度的變化，使時間具備伸縮性，所謂「現在」的概念並沒有絕對性。10年後（1915年），愛因斯坦又完成了他的廣義相對論，確立了時空與物質不可分離的觀點，將物質的屬性和時空的彎曲聯繫在一起。從理論上說，人們可以走向過去，也可以回到未來。

拉馬努金公式

斯里尼瓦瑟・拉馬努金（Srinivasa Ramanujan，1887～

1920年）是印度千年難得一遇的數學天才，可以與李昂哈德·保羅·歐拉（Leonhard Paul Euler，1707～1783年）、約翰·卡爾·弗里德里希·高斯（Johann Carl Friedrich Gauss，1777～1855年），這種等級的天才相比擬，數學系和物理系的朋友可能很熟悉。拉馬努金與「聖雄」甘地、詩人泰戈爾齊名，被譽為「印度之子」。拉馬努金14歲時夢到一位女神，跟著女神學到了3,900個數學公式。拉馬努金在描述他的夢境時說：「當我睡著的時候，我有著不同尋常的經歷……一隻手開始用橢圓積分寫出了很多數學公式，它們一直清晰的縈繞在我的腦海裡。我一醒來就將它們寫了下來……」比如：

拉馬努金公式：

$$\frac{1}{\pi}=\frac{2\sqrt{2}}{9801}\sum_{n=0}^{\infty}\frac{(4n)!(1130+26390n)}{(n!)^4\times 396^{4n}}$$

拉馬努金的夢不是一般的夢，而是清醒夢（lucid dream）。在清醒夢中不但有自主意識，還有清晰的記憶，結合潛意識強大的創造力之後，更是靈感大爆炸，思維清晰、判斷準確。歷史上不少科學發明的靈感都來自清醒夢。有人問世界最頂尖的數學家湯瑪士·哈代（Thomas Hardy，1840～1928年）這輩子最大的成就是什麼，哈代答道：「發現拉馬努金，他一個人就征服了整個歐洲數學界。」1920年4月26日，33歲的拉馬努金臨終前，又在清醒夢中夢到了一個數學公式，讓同時代所有的數學大師都相當疑惑不解，它描述了一種神祕的函數：

$$\left(1+2\sum_{k=1}^{\infty}\frac{\cos k\theta}{\cosh k\pi}\right)^{-2}+\left(1+2\sum_{k=1}^{\infty}\frac{\cosh k\theta}{\cosh k\pi}\right)^{-2}=\frac{2\Gamma^4(3/4)}{\pi}$$

2012年，這個神祕的公式終於被破解了，科學家們說這個公式對黑洞行為的研究有幫助，但在100年前，黑洞是什麼，人類根本不知道。事實上，他的數學公式引領人類科學進步了100年。2015年，英國電影片商曾經將他的傳奇故事拍成電影《知無涯者》(The Man Who Knew Infinity)。

關於夢境對天才的啟發，總是以帶有神祕色彩的故事來加以述說，其實原理無非就是人類在脫離現實的束縛後，無意識地在睡夢中激發出潛能，迸出靈感罷了。但這種事只是偶然，可遇不可求。可惜的是，人類對於夢的內容總是很健忘。或許是因為對這種夢中創意的消失、遺忘感到惋惜，麻省理工學院(MIT)下屬的夢境實驗室(Dream Lab)，開發出一套可以控制夢境的系統，假以時日，人類將得以大肆利用夢境的創造力。

別老得太早，聰明得太晚

兩個多世紀前，富蘭克林說：「人生的悲劇是，我們老得太早，聰明得太晚(Life's tragedy is that we get old too soon and wise too late)。」這位美國開國元勛表示，如果可以選擇的話，會重新過一次自己的生活。試想，如果每天夜晚享受不到優質、甜美的睡眠，反而是在睡眠障礙、失眠的折磨中，多存活了2、30年，對普天下所有的睡眠障礙、失眠者來說，這樣的人生又有什麼意義？1982年諾貝爾文學獎得主，《百年孤寂》(One Hundred Years of Solitude)的作者加布列·賈西亞·馬奎斯(Gabriel García Márquez)，用了這樣一段話來敘述失眠症：「失眠症最可怕之處不在於讓人毫無倦意不能入睡，而是會不可逆轉地惡化到更嚴重的境地——遺忘。也就是說，患者慢慢習慣了失眠的狀態，就開始淡忘童年的記憶，繼之以事物的名稱和概念，最後是個人的身分，以致失去自我，淪為沒有過往的白痴。」

睡眠不足，容易變笨

現代的人習慣熬夜晚睡，再加上生活壓力，睡眠障礙、失眠就成為很普遍的現象了！不要以為睡眠障礙、失眠，就只是導致第二天的精神狀態不佳而已，如果長期睡眠不佳，就會降低體內睪丸激素(Testosterone)的分泌，導致性慾減退，影響體內的新陳代謝功能，增加罹患糖尿病的風險。如果連續一星期每天睡眠不足6小時，會有超過700種基因的活動出現異常。除此之外，內分泌失調，會引起脫髮，加速皮膚的衰老，整個人看起來老態龍鍾。更值得注意的是，免疫力會降低，若在這個時候注射疫苗，效果也會大打折扣。尤其是女人，睡眠不好老得更快，眼睛浮腫、黑眼圈、皮膚沒有光澤、眼神呆滯。

美國馬里蘭大學（University of Maryland）醫學院副教授艾默生・維克維爾（Emerson Wickwire）博士指出：晚上睡眠不足、睡不好，容易變笨。大腦神經元之間的連結越細密，學習能力越強、越聰明。睡眠時，大腦會自動進行篩選，將不重要的連結捨棄，強化真正重要的連結，並清出新的空間，接受新資訊。很多人常常熬夜到半夜2、3點，由於過於疲累，只能匆匆上床睡覺，缺少睡前放輕鬆的緩衝時間，反而扼殺了創意。因為創意和創新的想法，通常大都是在身心最放鬆的時刻浮現出來的。

除此之外，不足的睡眠是不可能補回來的。很多人以為，等到週末或假日時，再來彌補之前的睡眠不足就可以了。然而，維克維爾曾進行一項研究，要求一組受試者第一個星期，每天只睡3～5小時，第二個星期則可以每天睡到自然醒；另一組受試者則是兩個星期都睡眠正常。結果發現，第一組受試者，雖然到了第二個星期，成績表現稍有改善，但是仍不如另一組睡眠正常的受試者。

「大腦清空法」

查理・孟格（Charlie Thomas Munger，1924年1月1日～）

是巴菲特的黃金搭檔和摯友，這位至今（2022年）已經98歲高壽的老人，在過去的48年裡，他和巴菲特聯手創造了有史以來最優秀的投資紀錄——波克夏・海瑟威（Berkshire Hathaway）公司股票賬面價值以年均20.3%的複合收益率創造投資神話，每股股票價格從19美元升至84,487美元。查理・孟格說：「在過去我並沒有獲得良好的睡眠，每晚躺在床上腦袋裡總是迴盪著各種問題，經常到深夜都無法入睡。後來，我在睡覺前嘗試巴德・溫特（Bud Winter）的「大腦清空法」，把腦袋清空，總算快速入眠，並且8小時都睡得很好。這是一個好的習慣，但我直到93歲的時候才養成」。

很多朋友都飽受睡眠障礙、失眠的困擾，入選美國國家田徑名人堂的巴德・溫特（Bud Winter，1909～1986年），曾經培養出無數的世界體壇超級巨星，締造了37項世界紀錄。他所培養的運動員，保持了所有短跑項目的世界紀錄。其中最關鍵的因素就是快速入睡——「大腦清空法」。

上床睡覺時，請深呼吸3次，然後嘗試以下方法，持續5分鐘。任何一項都可以幫助你，只需要選一項就行，如果不行就選另一項：

1. 想像一下，一個和煦的春日，你正躺在寧靜湖面上的一艘獨木舟底部，仰望美麗的藍天與雲朵。不要有任何其他想法，只要專注這個畫面10秒鐘。
2. 想像一下，你在完全黑暗的房間裡，躺在一個黑色天鵝絨的大床上，專注這個畫面10秒鐘。

3. 在腦海中浮現「不要想、不要想、不要想……」這三個字，持續10秒鐘。

一旦你身體放鬆了，只要頭腦10秒鐘內沒有任何活躍的想法，你就會睡著。快速入睡的關鍵就在於「停止你腦中奔騰的想法」，你必須停止反思當天的遺憾、憂慮、問題，頭腦中的任何想法，都會妨礙睡眠。所以，想像一下你是靜止的。如果你每天練習幾次，5週後你應該可以隨意入睡，快速進入夢鄉。

「睡覺」這件看似毫不起眼的例行公事，往往因個人習慣不同而產生天壤之別的結果。而查理・孟格足夠聰明，數十年來，他一直在跟自己的愚蠢作鬥爭，他追求的是每天都要更聰明一點，「每天晚上睡覺前，比早上聰明一點點」。因為聰明來得不是太晚，所以查理・孟格懂得什麼是重要的，比如睡覺，什麼是無足輕重的，比如投機的誘惑等。查理・孟格說：「班傑明・富蘭克林是這個世界上最聰明的人之一，但是他也犯了很多錯誤，如果有機會重新來過，他會把錯誤都避免了」。

睡眠增進長期記憶

我們都喜歡在睡前滑個手機，看支影片，但對於成功人士來說，那只會造成睡眠品質下降，影響身心健康。根據專家研究，成功人士多半在睡覺前有閱讀的習慣，這些人包括前世界首富比爾・蓋茲（Bill Gates）、美國前總統巴拉克・歐巴馬（Barack Obama）。成功的人幾乎從不在睡覺前工作，因為那只會導致睡眠品質下降。當然這個習慣不適用於「成功的工作狂」身上，夜以繼日不眠不休的工作早已是他們生活的一部分。睡前看個劇、滑滑IG臉書，或是和朋友聊上幾句，儼然已成為多數現代人難以改正的壞習慣。說真的，為了讓自己百分之百的放鬆和充電，你應該放下任何會使你睡眠品質下降的電子產品。

美國賓夕法尼亞大學（University of Pennsylvania）睡眠與時間生物學系主任、睡眠權威大衛・丁格斯（David Dinges）博士認為，無論身在何處，大多數人都需要8個小時左右的睡眠，才能保證將自己的能力發揮到最好。世界上只有不到5%的人是天生的短睡者。也就是說，他們生物鐘的節律就是每天晚上睡4到5小時。但也有很多人刻意減少睡眠，然後在第二天還感覺不錯。然而，晚上9點到凌晨2點這5個小時的工作時間，效率並不像上午8點到下午5點那麼好。

1987年諾貝爾醫學獎得主、美國麻省理工學院（Massachusetts Institute of Technology）神經科學教授利根川進（Susumu Tonegawa）指出，當哺乳類動物進入睡眠狀態，腦部其實並未休息，會不斷重播白天發生的事。利根川進曾經在一群白老鼠身上做實驗，透過改變基因令其腦部失去「重播功能」，再分析牠們的腦電波，結果發現白老鼠的腦部無法形成長期記憶。

利根川進的實驗證明，腦部「重播功能」與形成長期記憶有重要的關聯，而睡眠時腦部會重播白天發生的事情，因此睡眠對形成長期記憶有很大影響。他更指出學生為應付考試通宵溫習，往往考試後就會忘記溫習過的知識。利根川進教授勸諫學生：「若你只想考試取得高分，開夜車是可以的；但想得到真正的知識，應該要有適當的睡眠。」

任何稍微有點常識的人都知道，人類為什麼需要食物、水和性。可是，即使是地球上最天才的科學家，也無法解釋清楚為什麼人類需要睡眠。美國芝加哥大學（The University of Chicago）名譽教授、睡眠學專家艾倫・赫特夏芬（Allan Rechtschaffen）博士認為：「這是生物學界最大的疑問。如果睡眠沒有提供絕對重要的功能，那麼它將是進化過程犯下的最大錯誤」。美國加州大學柏克萊分校（University of California, Berkeley）神經科學暨心理學教授馬修・沃克（Matthew Walker）強調，睡眠是極其複雜、有趣的，並且與健康有著驚人的密切關係。睡眠可以在學習之前，讓你的大腦做好準備，開始創造新的記憶，並在學習之後鞏固這些記憶，防止遺忘。

海馬體（Hippocampus）是大腦的「記憶中心」，平時常說的「短時記憶」主要儲存在這裡。只不過，海馬體的儲存容量有限，一旦每天接收的短時資訊儲存過量，就可能出現記不住新資訊的風險。更糟糕的是，新記憶會覆蓋舊記憶，出現「干擾遺忘」的情況。睡眠不僅可增強學習能力、記憶力、邏輯決策和選擇能力，更有療癒創傷、安撫情緒、清空大腦等效用，甚至於通過作夢還可以激發創造力。大腦中基於事實的記憶，通過睡眠，從海馬體這個臨時儲存倉庫，移到長期安全的保險庫（皮層），也就是我們比較熟悉的「短期記憶」轉為「長期記憶」的過程。因此，當我們經過一夜好眠後醒來，大腦的海馬體內又有了新的空間，可以迎接新資訊的到來。

健康需要深層睡眠

美國哈佛大學醫學院（Harvard Medical School）睡眠醫學系教授羅伯特．斯蒂克戈爾德（Robert Stickgold）認為，學習後當晚好好睡覺的實驗參與者，在學習表現上比熬夜的參與者來得好。

因此，家長若希望子女在學習上越走越有勁，能將所學從短暫記憶深化為長期記憶，就要鼓勵子女努力讀書之餘，亦要有足夠的休息。

睡眠是休息最重要的方式，但不是唯一的，有時工作緊張，思緒不停轉動，而身體卻處於興奮狀態，對待這種疲勞，睡眠無法產生的作用，就需要找另類方式把神經放鬆下來。有時想不通的問題，解決不了的事，不妨小憩片刻，讓身心處於放鬆的狀況，可能會有意想不到的收穫。例如我們見到一個人，突然間記不起他的名字，你越想記起他的名字，你越做不到，反而你暫時放下，在隨意的狀況下，名字便浮現腦海。不要為子女需要休息而擔心不安，因為休息是為了走更長遠的路，讓學習更深化更長久。

高品質的睡眠一定要有足夠的深層睡眠，身體才會製造大量的生長荷爾蒙（Human Growth Hormone，簡稱HGH），這是一種天然的皮膚美容成分，使皮膚維持緊緻、有光澤。生長荷爾蒙的分泌是依照生理時鐘的變化來進行，晚上分泌最多（半夜11點到清晨2點）。然而，它的分泌量會隨年紀增加而減少，30歲之後，每十年減少14%；60歲時只剩年輕時的一半；80歲時只有年輕時的5%～20%。夜晚11點到凌晨2點熟睡時段的「美容覺」是有道理的，經常熬夜，不在這個時段睡覺，生長荷爾蒙分泌不足，皮膚就容易乾枯和老化。在進入深層睡眠的同時，身體還會分泌一種抗利尿荷爾蒙（Antidiuretic Hormone, ADH），這種荷爾蒙會減少尿液的製造，讓人在睡眠當中不會想要起床排尿，才能一覺睡到天亮。反之，如果沒有進入深層睡眠，這種荷爾蒙就不會分泌，導致半夜一直醒來上廁所。經常熬夜、作息日夜顛倒、長期失眠的人，便會錯失生長荷爾蒙分泌的最佳時機，開始出現掉髮、肌膚缺乏彈性、滿臉皺紋、脂肪堆積、肌肉萎縮等衰老症狀。

別老得太早，聰明得太晚！希望有睡眠障礙、失眠的人，能夠積極的從過去的錯誤中吸取經驗，改變自己的晝夜節律，重塑生理時鐘——願我們每一個人都能夠夜夜快速入眠，進入夢鄉，享受優質的睡眠人生。

Chapter

②

世界第一的睡眠：睡好覺一點都不難

「人應該早起，因為太陽光很難持續一整天。」

——狄更斯（Charles Dickens，1812～1870年）

遵行晝夜節律作息：建立自己的生理時鐘

自然界大多數的生物都有自己的生理時鐘，以適應環境的日夜變化，1729年法國地球物理學家，也是著名的天文學家吉恩・雅克・奧托斯・德・邁蘭（Jean Jacques d'Ortous de Mairan）針對含羞草進行研究，發現它們的羽狀複葉總是在白天朝著太陽開展，一到夜晚卻又閉合。他想知道如果將含羞草置於持續黑暗的環境中會發生什麼變化，結果驀然發現，含羞草的羽狀複葉依然遵循它們正常的白天開展，夜晚閉合的習性，不受太陽光的影響。他由此認定含羞草似乎有自己的生理時鐘，不受外在環境影響，能自動調節一天當中與時間相對應的各種生理週期，這種有規律的習性被稱為晝夜節律。

接著，全世界第一位專教植物學的教授，瑞典生物學家卡爾・馮・林奈（Carl von Linne）也投入生物生理時鐘的研究行列。林奈發現不同物種的植物花瓣，在一天之中不同的時段開放和閉合，並且在1751年根據此一現象，利用多種花卉繪製了著名的花鐘（floral clock）。1875年德國植物學家威廉・普費弗（Wilhelm Pfeffer）提出，含羞草的羽狀複葉白天開展，夜晚閉合的習性，可能是由內源性生理時鐘所控制。1935年德國生物學家歐文・邦寧（Erwin Bünning）將晝夜節律分別為23小時和26小時的兩種多花菜豆（Phaseolus multiflorus）進行雜交發現，生理時鐘與基因有關，晝夜節律是可遺傳的。後來，由於邦寧對植物光週期（Photoperiodism）的傑出研究，贏得「時序生物學」（Chronobiology）之父的尊稱。

人體受晝夜性節律週期所控制

美國3位科學家霍爾（Jeffrey H Hall）、羅斯巴希（Michael Rosbash）、楊格（Micheal W Young）發現控制晝夜節律的分子機制，也就是找出了控制生理時鐘的關鍵基因，因而獲得2017年諾貝爾醫學獎。他們三人的研究發現，果蠅體內有1組基因，夜晚時蛋白質的濃度會升高，讓果蠅產生睡意，白天時蛋白質的濃度則降低，果蠅因而保持清醒。人類也有類似的機制，體內的某一組基因，夜晚的時候蛋白質濃度會升高，伴隨體溫的調節跟大腦松果體分泌褪黑激素，讓人感覺睡意。

人體大部分功能都是由晝夜性節律週期所控制，包括睡眠、體溫、飲食、活動等等，而控制這些晝夜性節律的最大主宰角色就是陽光。也就是說，陽光或是人造光能夠重新設立控制褪黑激素分泌的生理時鐘，而且曝曬陽光的時間長短，會影響褪黑激素分泌的濃度。

陽光會促進體內晝夜節律的運行，維持正常的睡眠週期，降低體核（核心）體溫，有助於睡眠。人體的正常體溫是攝氏36.5度，睡眠時的內部體溫為攝氏36度，體核體溫攝氏37度，洗澡會降低體核溫度，有助於睡眠。

沒有電燈的時代，人類過著規律固定的「日出而作，日落而息」的生活（白晝和黑夜），那時人類的睡眠習慣全然不同。黑暗持續約12小時，人們睡了8、9個小時，另外3、4個小時清醒，但仍處於黑暗中。如果把人關在黑暗的洞穴中72～96個小時，由於缺乏光線的調節，最後其晝夜節律將變得與正常人不同步。19世紀末，愛迪生發明電燈之後，人類的生活完全改觀，人們不分晝夜、全天候接觸藍光，體內生理時鐘的晝夜節律完全失序。

地球的晝夜循環帶給人「光明」與「黑暗」的環境，正是這種規律的光暗變化在調節人體生理時鐘的晝夜節律。如果這種晝夜節律遭到破壞，人就容易生病，可能罹患肥胖症、糖尿病、癌症與各種慢性疾病。因此「黑暗」是人體獲得充分休息的最重要條件，唯有在黑暗的環境下睡覺，才能夠達到最優質的睡眠。在黑暗的夜晚，人的體溫會下降，新陳代謝減緩，褪黑激素的分泌濃度逐漸增加。相反地，清晨旭日東昇時，褪黑激素分泌開始減少，人自然就醒來了。

如果你有睡眠障礙、失眠，那你必須下定決心，重新調整自己體內的生理時鐘跟晝夜循環週期，**每天晚上10點之前上床睡覺，最遲也應該在晚上11點之前上床睡覺，第二天早上6點起床**。堅持1、2個月之後，你會發現，自己的晝夜循環週期跟以前不一樣了。晚上10點或是11點左右，你會感覺到一陣睡意襲來，令你昏昏欲睡，第二天早上6、7點的時候，不用鬧鐘你自然就會醒過來，這就表示你已經調好自己的生理時鐘跟晝夜循環週期了。

最理想的晝夜節律：晚上11點睡覺早上6點起床

早睡早起是順應身體的生理時鐘，以便消除慢性壓力，23～6點的睡眠時間對人體比較適合的原因是，能夠通過充分休息，調節體內「壓力荷爾蒙」皮質醇（cortisol）的變化，使它處於較低的水平。22點之後至次日凌晨5點，身體的皮質醇水平維持在很低的水平上。因為，這個時候身體需要放鬆休息，不需要高濃度的皮質醇來應付壓力。早上6～8點皮質醇的濃度升至最高，使人體的機能逐漸提高運轉的效率，以便對抗即將出現的工作壓力，所以上午前半段時間工作效率比較高；8點到22點（除了17點到20點微弱升高），皮質醇的濃度呈現逐步下降的趨勢，所以我們會在每天工作的下午時段，感覺越來越難以集中注意力，越來越累。一個人晚上沒有充分休息，該睡覺不睡覺，皮質醇濃度降不下來，壓力長期持續存在，會使染色體端粒變短，引起細胞衰老，對人體產生嚴重的危害，例如增加人們罹患心臟病、糖尿病和癌症的風險。

根據調查，台灣人平均晚上睡7個小時，晚上睡眠不足6個小時的人口超過四分之一，普遍存在著睡眠不足的狀態，而且作息時間非常不規律，打亂了體內的晝夜節律。失眠的人口年年增加，將近500萬人。安眠藥的銷量更是直線上升，每年吃掉9.3億顆。人人都渴望一夜好眠，卻忽視體內生理時鐘混亂的問題。事實上，地球的所有生物，都是配合自然界的晝夜節律來作息的，而上帝不是靠擲骰子決定自然節律的。

英國牛津大學（University of Oxford）神經科學研究所所長羅素・佛斯特（Russell Foster）在接受媒體訪問時表示，人類真的是一個超級傲慢的物種，自以為能夠摒除35億年的進化，完全無視於唯有配合自然界的晝夜節律來作息，才能進化的事實，在地球上或許只有人類會忽視自己的生理時鐘，完全忽視違反生理時鐘對身體健康造成的危害。如果需要鬧鐘才能起牀，說明你睡眠不足，作息與生理時鐘不同步。

人們普遍認為，我們生活在光明與黑暗不斷交替的世界裡，長久以來，身體慢慢適應了這樣的環境，形成了「日出而作，日落而息」的生活規律。但如果睡眠真的完全靠光照來控制，那生活在北極圈附近的人們怕是要「瘋」了——夏季全天24小時都是白晝，冬季整日見不到陽光。而事實是，北極圈附近的人們同樣擁有穩定的作息習慣，並不完全受光照控制。

睡眠就像食物、水和空氣一樣，沒有它，我們就活不下去。睡眠影響一切，從我們的快樂程度到處理信息的速度，而那些睡眠不佳的人，幾乎會增加罹患所有已知疾病的風險。睡眠不足是沉默的殺手，阿茲海默症就是一個很好的例子。當我們清醒時，毒素會積聚在大腦中，而當我們睡覺時，大腦會清除這些毒素。β 澱粉樣蛋白（一種與阿茲海默症有關的蛋白質）水平在我們睡覺時最高，而在醒來時最低，如果睡眠不足，β

澱粉樣蛋白可能會積聚在大腦中，使罹患阿茲海默症的風險大增。

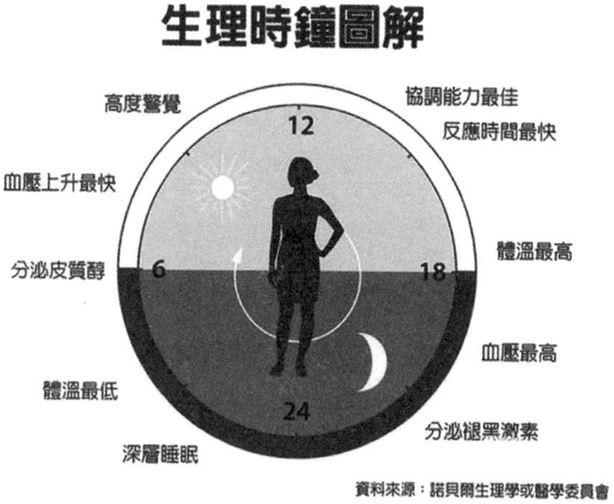

資料來源：諾貝爾生理學或醫學委員會

如果你是一個早起的人，你的生理時鐘會相對往前挪一點，如果你是習慣晚睡的人，你的生理時鐘會往後挪一點。我們都曾經走過那段調皮好玩的兒童歲月，早上一大清早就起來，晚上吃完晚飯，洗完澡就入睡，比爸爸、媽媽、爺爺、奶奶提早好幾個小時上床休息。然而，進入青春期之後，身體的生理時鐘大幅度的往後挪，總是半夜才睡覺，早上鬧鐘響了還不起床。20歲之後，人體已經過了晚睡晚起的高峰，隨著年齡的增長，生理時鐘又開始慢慢往前推移。

我們從一出生開始，身體便自然形成恆古不變的晝夜節律，你不妨好好想一下，選擇晚上固定上床的時間以及第二天早上固定的起床時間，然後堅持做到自己的要求，既使是週末假日也要嚴格遵行。一開始也許你需要一個鬧鐘，但是不久之後你會忽然發現，你的身體竟然在你設定的時間自動醒過來了，從此之後你再也不需要鬧鐘叫你起床了。如果你是退休人士，學生或是上班族，建議配合生理時鐘，晚上最晚11點之前必須上床休息，第二天早上6點起床，這是最理想的晝夜節律，也是邁向天年的第一步。

十二經脈vs 12時辰

2,000多年以前，老祖宗在《黃帝內經》一書中，早已詳細說明了人體的生理現象與晝夜節律的關係，其中「子午流注」提到人的生活習慣，應該配合大自然的規律，只要順應天地自然的規律生活，人就不容易生病。並且認為人體的十二條經脈，對應一天24小時、12個時辰，每個時辰都有不同的臟腑當家，經脈中的氣血往往會依循時辰的變化而盛衰；如果配合時辰和臟腑作息，必定能夠一夜好眠、健康長壽。在這裡簡單說明人體的十二條經脈如何對應一天的12個時辰：

5點～7點：卯時。氣血運行至大腸經，體內的排泄系統在這個時辰會緩慢的啟動，隨著旭日東昇你會慢慢醒過來，不用急著下床，伸展一下懶腰才離開床鋪，起床之後喝杯250CC的溫開水，漱完口洗完臉，你會有尿意和便意，上完廁所然後空腹外出，曬30分鐘的陽光吸收維他命D，以便身體製造色胺酸（Tryptophan），幫助提升褪黑激素（melatonin）的水平，並且有利於排除體內的毒素，便祕也不會發生。

7點～9點：辰時。氣血運行至胃經，這個時候是一天當中，補充氣血的最佳時刻，人體胃腸這個時段的消化吸收能力最強，胃裡必須要有東西可以消化，所以一定要記得吃早餐，不吃早餐胃經無法呈現旺盛的狀態。這個時段不吃早餐者，除了胃腸功能容易受損，也容易導致體形消瘦、臉色蒼白。

9點～11點：已時。氣血運行至脾經，是一天之中頭腦最清楚，工作效率最高，氣血最旺盛的時段。思維和決斷力都能在此時發揮到極致。相反的，前一晚熬夜、失眠或是睡眠品質不佳者，自然容易氣血不足，整個人無精打采，變得暴躁易怒。

11點～13點：午時。氣血運行至心經，此時心臟需要比較多的能量來推動血液循環，加上中午時刻體內陽陰氣交會，因此往往會感覺到些微倦怠。午餐之後適合小睡片刻，但是不宜超過30分鐘，閉目養神15分鐘也可以，對心臟有益。

13點～15點：末時。氣血運行至小腸經，小腸將食物的營養快速吸收，殘餘的物質則送到大腸排出體外。午餐時間不宜超過下午1點，否則將加重胃部的負擔，必須讓血液流往小腸，以便消化來自胃部的食物。

15點～17點：申時。氣血運行至膀胱經，下午3點之後，到達一天之中頭腦第二次最清醒的時刻。此時是記憶力最好，思維最清晰的時候，如果這個時候會感覺思緒混沌，就表示體內陽氣不足，必須補充水分以利膀胱將體內的雜質、毒素排出，促進泌尿系統的代謝。

17點～19點：酉時。氣血運行至腎經，這個時辰體內的水分開始代謝，準備排出雜質。若在此時感到疲勞，表示氣血明顯不足。有些人下午容易水腫，就是膀胱經跟腎經循環不順，體內水分代謝不佳所致。腎經是人體調節陰陽能量的經脈，這個時候也是補腎的最佳時辰，晚餐時不妨吃些補腎的食品。

19點～21點：戌時。氣血運行至心包經，吃完晚餐之後，最適宜和緩的散步和簡易的體操來調整身心狀態，讓身體放鬆為一夜好眠做準備。此時心臟、腦神經系統最亢奮，心情宜保持愉快，抒解一下身心的壓力。

21點～23點：亥時。氣血運行至三焦經，這個時候體內的廢物已經完全排泄完畢，氣血也開始儲存，以便應付第二天的需要。三焦經負責身體的氣血循環，此時陰盛陽衰務必上床睡覺，才可以使五臟六腑得到充分的休息，一覺到天明。可惜對現今的人來說很難做到。

23點～1點：子時。氣血運行至膽經，這個時辰不睡覺，膽經就容易出問題，出現口乾舌燥、皮膚乾燥、胸痛，特別是肝膽功能不佳的人，此時應該進入睡眠狀態，以便身體進行下一個時辰的造血以及新陳代謝的運作。對於男性而言這個時候不睡覺，容易出現腎氣虛寒的症狀，這可關係到你一生的性福。子時是儲存陽氣的時辰，陽氣不足、代謝能力、免疫力變弱，第二天就缺乏膽識，做事就會猶豫不決，決斷力不足。

1點～3點：丑時。氣血運行至肝經，這個時辰肝臟將血液跟體液的酸性降低，促進內分泌的代謝正常，必須熟睡才有利肝臟的排毒，如果沒睡好，第二天必定昏昏沉沉，整天無精打采，哈欠連連，還容易出現暴躁易怒、頭痛的症狀。

3點～5點：寅時。氣血運行至肺經，肺負責將人體的氣血輸往全身，使人第二天清晨起床之後紅光滿面、精神充沛。一旦肺部的功能失調，會引發心血管疾病，長期睡眠不足，容易導致肺病。有呼吸道疾病者，特別是老人和孩童，常會在這段時間出現咳嗽的現象，那是因為肺經會在這個時候進行排痰。相對的，在此時無法好好休養者，往往也會產生呼吸道方面的疾病。何況凌晨3～5點，正是睡得最熟的時辰，輕忽不得。

如果你的作息時間能夠配合自然界的晝夜節律，非常規律，一絲不苟，連續1個月或至少2個星期，早晨6點起床，那麼到了晚上10～11點，睡意就會陣陣襲來，開始催眠你。也就是說，你體內的生理時鐘在暗示你，最好的入睡時刻到了，該上床睡覺。

夜夜好眠的關鍵：褪黑激素

褪黑激素是由位於大腦深處的一個小小內分泌腺體，稍微帶點紅的灰白色豆狀小體——松果體（Pineal gland）所分泌。人類的松果體非常細小，長度5～8毫米，寬度3～5毫米，重量120～200毫克，並且隨著年齡的增加而萎縮。有趣的是，女性的松果體比男性稍微大一點，或許這就是女性的平均壽命比男性長的原因。松果體的活動具有明顯的週期性，它所分泌的褪黑激素會隨著陽光照射減少，一旦遇到黑暗則會增加，對晝夜節律的功能產生影響。除此之外，松果體還會表現出月、季、年的週期變化，更具有調節內分泌系統與免疫系統的功能。

松果體是透過眼睛來感應光線，當光線進入瞳孔到達視網膜的時候，眼球內部的感光膜會藉由視覺神經，將訊息傳達到視交叉上核（Suprachiasmatic nucleus）。白天的時候，光線進入眼睛直達視交叉上核，夜晚的時候，視交叉上核會傳遞訊息到松果體；而傳達到松果體的光照量，會決定褪黑激素究竟要分泌多少。由於光線會抑制褪黑激素的分泌，因此隨著季節變化的晝夜長短，往往左右褪黑激素分泌的多寡。自遠古時代開始，人類就遵行自然節律來決定早上何時起床，晚上何時睡覺。事實上，這是體內的松果體配合自然節律運作所導致。今天，松果體依然持續同一個模式運作，也就是說，不論古今，只要夕陽西下，天一黑，人類就會因為體內褪黑激素的分泌，配合自然節律來作息。

除此之外，松果體對動物而言，也一樣扮演同樣的角色。春天的時候，動物體內的松果體感應到晝長夜短的信息，獲知應該是遠行的時候了；晚秋的時候，晝短夜長，松果體就會刺激動物毛皮的生長，以便度過寒冬。由於松果體的活動受光照的明顯影響，所以生活在南北極的動物，牠們的松果體季節性變動特別顯著。在太陽不落的夏季，松果體的活動幾乎完全停止；在漫長而黑暗的冬季，松果體的活動相當活躍，分泌大量的褪黑激素，繼而抑制生殖活動。可能正是這個原因，居住在北極的愛斯基摩人，由於冬天處在黑暗之中缺乏光照，褪黑激素分泌增加，抑制了下視丘（Hypothalamus）、腦下垂體（pituitary gland）、卵巢系統，因而婦女在冬天便停經了。而且，愛斯基摩的少女初潮往往延遲到23歲左右才出現。近年來還發現，燈光和陽光一樣，同樣對褪黑激素的分泌產生抑制作用，如此一來，青少年性腺的發育，就不會受到減弱的影響，因此一般經常熬夜晚睡的孩子，或多或少都會有性早熟的現象。

松果體分泌褪黑激素

2017年諾貝爾醫學獎3位得主找到了影響生理時鐘的因素，他們發現控制生理時鐘的是大腦中一個叫做視交叉上核

（簡稱SCN）的地方起作用。影響人清醒或睡眠的是SCN處延伸出的兩束神經，這兩束神經與大腦中的松果體相連接。也就是說，主要是受松果體所分泌的褪黑激素影響。褪黑激素幫助人體從小建立規律的作息，胎兒在母體時就透過胎盤吸收褪黑激素，即使出生後一，兩週無法自行製造褪黑激素。然而，一旦斷奶之後自然就會自行分泌。褪黑激素的分泌在兒童時期達到頂點，青春期則開始減少分泌，而其他的荷爾蒙分泌攀升，藉以提醒人體已進入思春期。隨著年齡的逐漸增長，褪黑激素的分泌持續減少，50歲開始呈現大幅度的下降，60歲之後褪黑激素的分泌量，大約只有20歲時的一半，當褪黑激素分泌量減少時，人體便開始顯露出種種老化的跡象。

近年來，全球醫學界對松果體所分泌的褪黑激素的功能日益了解，才使我們可以進一步窺視松果體的奧祕。褪黑激素的化學結構非常簡單，但是在人體內卻具有舉足輕重的作用。它監視著體內各種腺體、器官的運作；指揮各種荷爾蒙維持在正常的濃度；抑制人體交感神經的興奮，使血壓下降、心跳速率減慢、降低心臟的負荷；還能減輕精神壓力、提高睡眠品質、調整生理時鐘、抒解時差的不適感。

褪黑激素是由負責神經傳輸功能的上皮胺素（Epithalamin）轉化而來。白天的時候，人類有意識的活動極為活躍，需要更多的上皮胺素來供應神經細胞；而到了晚上或靜坐時，情形卻恰恰相反，有意識的活動變少了，因此有更多的上皮胺素轉化為褪黑激素。可是，一旦眼球見到光，褪黑激素的合成就被抑制住了，這就是為什麼上夜班的人、深夜開燈睡覺的人，免疫功能會下降，比較容易罹癌的原因。研究發現，深夜明亮的燈光會減低女性體內褪黑激素的分泌，增加雌激素的水平，使得夜班工作的女性罹患乳癌的機率增加。此外，精神病患者體內褪黑激素含量，明顯低於正常人。

褪黑激素改變人體睡眠節律

人類的衰老有許多科學上的論點，除了導因於DNA（去氧核糖核酸）尾端的端粒（Telomere）因為細胞分裂而縮短之外，隨著年齡增長，松果體分泌的上皮胺素（Epithalamin）就會不足，導致衰老。只要補充松果體所分泌的褪黑激素和上皮胺素，就可以延緩人體的老化。褪黑激素和上皮胺素這兩種荷爾蒙是相輔相成的，均由氨基酸組成，褪黑激素是由色胺酸（Tryptophan）跟5-羥色胺（Serotonin）所合成，上皮胺素則是由天冬胺酸（Aspartic acid）、丙氨酸（Alanine）、谷氨酸（Glutamic acid）、甘胺酸（Glycine）合成。褪黑激素在夜晚分泌，具有鎮靜作用；上皮胺素通常在白天分泌，能激發組織、器官的活性，改善因為年齡增長，晝夜節律失調、睡眠週期改變的現象。

每個人的睡眠是否深沉跟晝夜性週期有相當密切的關係，晝夜性週期又是由體內與生理時鐘有關的幾個週期所控制，這些週期的作用就是維持人體生理時鐘跟外在環境步調的一致。松果體和下視丘（下丘腦）共同負責人體睡眠／清醒的週期，夜晚時松果體會分泌褪黑激素，使人體的體溫下降，心跳減緩，身體處於輕鬆的狀態。凌晨1～5點的時候，血液中的褪黑激素濃度會達到頂點，然而隨著曙光乍現，褪黑激素的分泌會逐漸減少，當曙光透過視網膜到達下視丘的視交叉上核的時候，會被轉化成信息告知松果體，松果體會降低褪黑激素的分泌，褪黑激素分泌不足，會改變人體睡眠的節律，也會嚴重影響睡眠的品質。

對人體而言，維持睡眠／清醒週期的正常非常重要，一旦這些週期遭受干擾，就會造成嚴重的睡眠障礙，例如有睡眠期延遲症候群的睡眠障礙者，其晝夜性節律則較遲緩，常常無法在正確的時間上床睡覺，有的時候甚至到凌晨3、4點，仍然毫無睡意。另一種睡眠障礙就是睡眠期提前症候群，這種人晚上8點就開始打哈欠，睡眼朦朧，卻在凌晨1、2點突然醒過來，大多數的老年人都有這種困擾。尚有一種非24小時睡眠／清醒週期的睡眠障礙，它最明顯的症狀就是，清醒以及睡眠的時間過長，它們的循環週期甚至長達50個小時。科學家研究發現，事實上這些睡眠障礙都是因為體內褪黑激素的濃度不足所導致，只要補充褪黑激素就可幫助晝夜性節律恢復正常。微量的褪黑激素就能讓人體血液中的褪黑激素濃度，恢復正常的夜間水準，並且促使人們入睡。由於褪黑激素不會產生像安眠藥或鎮靜劑的依賴性跟副作用，因此很多失眠的人認為，褪黑激素的效果確實優於安眠藥。事實上，使用安眠藥和鎮靜劑，往往造成血壓飆高、頭昏腦脹，干擾正常的睡眠週期，破壞眼球快速以及非快速運動的睡眠模式。

降低褪黑激素的因素

現今許多人都有睡眠障礙，中老年人出現睡眠模式改變的原因，主要是因為夜間分泌的褪黑激素濃度降低，導致晝夜性節律變化。年輕時睡眠中的人體，到了曙光乍現的時刻，體溫會逐漸升高，然後自然甦醒過來；但是進入老年後，由於荷爾蒙週期改變，凌晨3、4點體溫開始上升，睡夢中突然醒過來，然後就一直睡不著覺，輾轉難眠直到天亮。人體血液中的褪黑激素含量以20歲左右的120微微克（pg）為最高，然後隨著年齡的增長，褪黑激素的水平便年年的遞減下來，當你70、80歲的時候，血液中的褪黑激素含量，只剩60微微克左右。因此，下列幾項生活習慣必須避免：

1. 晚上喝酒：酒精除了會破壞褪黑激素的分泌之外，還會干擾褪黑激素進入人體血液中循環的能力。
2. 吸菸：吸菸會破壞褪黑激素的自然循環。
3. 藥物：有些常用的藥物會嚴重影響褪黑激素的自然循環。例如非類固醇消炎藥（NSAIDS），用於治療疼痛、發燒和炎症的阿斯匹靈（Aspirin）或是布洛芬（Ibuprofen），一樣會干擾夜間褪黑激素的正常循環。β阻斷劑（Beta blockers）這種治療高血壓、心臟病的藥物，同樣會干擾褪黑激素的分泌。

4. 睡覺前長時間使用電子產品：看電視、打電腦、玩手機，這些電子產品發出的藍、綠波段的光，會引發視網膜壓抑大腦松果體分泌褪黑激素，使人呈現興奮狀態，難以入睡。
5. 睡前運動：夜晚睡覺前應該盡量保持身心輕鬆，就寢之前的運動會破壞睡眠以及褪黑激素的循環。

褪黑激素於1958年被發現，1982年擁有麻省理工學院及哈佛大學神經學教授頭銜的理查・霍特曼（Richard Wurtman）博士，開始研究其在睡眠中的作用。1993年，他的實驗室要求20名年輕人在中午走進黑暗的房間，閉上眼睛。服用褪黑激素的10名年輕人，在6～9分鐘之內入睡，其餘的10名年輕人一直保持清醒。這一發現引起了轟動，但霍特曼當時警告「人們不應該在未徵詢醫生和專家的意見之下，自己服用褪黑激素」，他擔心劑量過多，可能會改變松果體分泌褪黑激素的晝夜節律。

睡前只要使用2小時帶有背光顯示器（都是藍、綠波段的光）的電子產品，就可導致褪黑激素分泌被抑制22%，從而引發睡覺時間減少、易被打斷等睡眠問題。霍特曼認為，只要關閉諸如智能手機、電視機、平板電腦、電腦螢幕、電子郵件之類的設備，讓自己有更多時間在黑暗中放鬆身心，便可以自然刺激人體正常分泌褪黑激素。

近年來的科學研究已經證明，光是影響睡眠的重要因素，這是因為控制睡眠的褪黑激素容易受到光的影響。平常有靜坐習慣的人，他們夜間體內的褪黑激素濃度比一般人高。此外，像白天運動曬太陽也有助於增加褪黑激素的分泌，夜間的運動則適得其反。所以，想要避免大腦中松果體太快老化，維持體內正常的褪黑激素濃度，享受夜夜好眠，建議你要少食、多運動、曬太陽，從事靜坐冥想，並且過個規律，節制的正常生活。

世界第一的天然安眠藥：太陽光

人類最早塑造的神是太陽神，最早的崇拜是太陽崇拜。古人崇拜太陽，必然會仔細觀察太陽，研究太陽的運行。黎明時分，太陽升起，光芒四射，自然界一片生機、活力；黃昏時太陽落下，光芒被遮；黑夜降臨，自然界一片死寂。宇宙萬物就是在太陽的升與降之間變化著，自然而然地太陽就成為宇宙的主宰者。

曝曬陽光是健康長壽的基本方法

在中國古代浩如煙海的文化典籍中，《山海經》一直是令人痴迷的奇書，記錄了天地山河、奇珍異獸、神話傳說。夸父是《山海經》中記載的巨人，立志追尋陽光，不料壯志未酬身先死，半路渴死於西方大漠，是太陽崇拜的經典神話故事。數以千計的北方候鳥，往往每年進行幾千英里的長途飛翔，只為了追尋陽光。宇宙萬物為了生存與繁衍，都需要不斷地從大自然中獲取能量，而這些能量，歸根究柢都來自於太陽光。正如當代物理學家美國哥倫比亞大學教授布賴恩．格林（Brian Greene）在他的著作《宇宙的琴弦》（The Elegant Universe）一書中所說：「地球上的生命全靠太陽光生存」。中國最古老的醫典《黃帝內經．素問》第一章上古天真論中說：「上古之人，其知道者，法於陰陽，和於術數，食飲有節，起居有常，不妄作勞，故能形與神俱，而盡終其天年，度百歲乃去」。這是老祖宗告訴我們健康長壽的基本方法。

丹麥醫生尼爾斯．黎貝里．芬森（Niels Ryberg Finsen）因利用太陽的輻射光治療尋常狼瘡（lupus vulgaris，尋常狼瘡是種被結核桿菌感染的皮膚疾病，會造成皮膚的潰瘍）及其他皮膚病所做出的傑出貢獻，而獲得1903年諾貝爾醫學獎，他是第一個獲得諾貝爾醫學獎的臨床醫生。1937年諾貝爾醫學獎得主匈牙利生化學家森特．吉爾吉（Szent Gyorgyi）指出，當太陽光照射到人體器官細胞，會刺激人體器官細胞產生動能，促進細胞新陳代謝的生化反應，活化與代謝相關的酵素或是荷爾蒙，由此可見太陽光對人體健康的重要性。

事實上，陽光是所有生物，包括人類在內，之所以能在世上生存與成長，最重要也是最基本的條件，如果一個人陽氣嚴重不足，就如同植物沒有陽光的照射，很快就會乾枯。因為，自然的陽光具有紅、橙、黃、綠、藍、靛、紫七種非常均勻的波長和能量的可見光，以及紫外線和紅外線這兩種不可見光，在這樣的光源照射之下，才能使我們的身心均衡發展，生命得以持續下去。

不管是狩獵時代、農耕時代，當東方泛白，曙光乍現，古人就外出狩獵和耕作，整個白天都在太陽光的曝曬下勞動筋骨；傍晚太陽西下之後，隨即返回洞穴、草屋，點燃篝火休養生息。日復一日，年復一年，完全配合太陽的運行，也就是晝夜節律來生活作息。可想而知，那個年代的人，應該是沒有所謂的睡眠障礙，甚至是失眠問題。

「日出東方隈，似從地底來」，這是唐朝浪漫主義詩人，被後人譽為「詩仙」的李白（701～762年），晚年時的作品《日出入》詩中的頭兩句。李白原詩的本意為，日出日落、四季變化，都是自然規律的表現，人不應該違背和超脫自然規律，只能順從它、適應它，和自然融為一體，才符合天道。1,200多年前的「詩仙」李白就已經明白，人不能「逆道違天」，必須遵循自然的晝夜節律生活。

陽光促進體內晝夜節律運行

陽光會促進體內晝夜節律的運行，維持正常的睡眠週期。美國西北大學范博格醫學院（Northwestern University Feinberg School of Medicine）神經學（Neuroscience）教授菲莉絲・錢

（Phyllis C. Zee）博士的一項研究發現，每天早晨曬20～30分鐘的太陽，可以調節身體內在的生理時鐘和晝夜節律同步，如果一個人在每天的適當時間沒有曝曬足夠的陽光，可能會使你體內的生理時鐘失去同步，影響到夜晚的睡眠。

何況國際醫學界早已證實，陽光能夠重新設定控制褪黑激素分泌的生理時鐘，而且曝曬陽光時間的長短，往往會影響夜晚褪黑激素分泌的濃度。

事實上，人體內褪黑激素含量的多寡，直接影響夜晚睡眠的品質，全世界最權威的學術期刊之一《科學》（Science）曾經報導，人體大腦中的松果體只有在日夜接觸的光照度，有足夠大的落差時，才會分泌褪黑激素。所以，白天必須充分曝曬陽光，吸收更多的陽光，夜晚盡量減少光照度，大腦的松果體才能夠正常順利的分泌褪黑激素，讓人體獲得深度睡眠。除此之外，降低體核（核心）體溫，有助於睡眠。人體的正常體溫是攝氏36.5度，睡眠時的內部體溫為攝氏36度，體核體溫攝氏37度，而洗澡會降低體核溫度。

陽光分成可見光和不可見光，紅外線、紫外線屬於不可見光，陽光射入眼睛黃斑部（Macula）時，形成影像和顏色，就會產生視覺。藍光則是能量較強的可見光，靛、藍、紫光都屬於藍光範疇。藍光可穿透角膜與水晶體射入黃斑部，使黃斑部感光細胞受損，造成黃斑部病變（Macular degeneration）。如果我們長期處在不均衡的室內光源之下，不僅對視力有所影響，也會感到精神無法集中、疲倦、壓力大，甚至產生焦慮感。

我們曬太陽時，光線進入眼睛的視網膜（Retinal），其中波長較短的藍光，特別能夠活化視交叉上核（Suprachiasmatic Nucleus）。視交叉上核是個位於大腦下視丘（Hypothalamus）的神經構造，有許多神經細胞在這裡集結。最特別的是，這裡的神經訊號直接通往松果體。松果體則是分泌褪黑激素的組織。褪黑激素會讓人想睡、體溫下降，讓身體知道該睡覺了。陽光的有無，對我們來說就是啟動清醒和睡眠的訊號。我們光是待在陽光下，自然就會抑制松果體的活性，使得褪黑激素分泌量減少，讓自己保持清醒。到了晚上，松果體的活性不再被抑制，褪黑激素的水平自然升高，也就產生睡意。

眼睛裡有一種藍光受體，叫作「內生性感光視神經細胞」（Intrinsically Photosensitive Retinal Ganglion Cells，縮寫 ipRGC），這種受體接受到藍光後，會向腦部的視交叉上核發出訊號，壓抑大腦松果體分泌褪黑激素，活化全身交感神經，使身體興奮。因此，當人們受到大量藍光照射時（日正當中時），這種感光細胞就會讓視交叉上核告訴松果體停止製造褪黑激素，以維持清醒。但當太陽開始西下黑夜來臨，藍光減少，褪黑激素就會開始分泌，令人逐漸產生睡意。

光線影響生理時鐘與睡眠

光線也會影響生理時鐘與睡眠。研究發現，藍色的光線、特別是來自太陽的藍色光線，幫助人們保持清醒、調整心情。藍光被證明具有使人心情開朗、提高工作效率的作用，白天多曬太陽，可以減低人造光在夜晚時讓你保持清醒的機率。陽光比我們使用的任何照明設備都要明亮得多，那些在戶外花費更多時間曬太陽的人，往往會獲得更好、更優質的睡眠。

白天曬太陽，可以強化人體的生理時鐘，有助於夜晚的睡眠。同時，在充足的陽光曝曬下，人體腎上腺素（Adrenaline, Epinephrine, AD）、甲狀腺素（Thyroxine）以及促性腺素（Gonadotropins, Gn）分泌水平，都會有所提升，這將有助於改善情緒低落、精神憂鬱的症狀，還能夠增強人體的免疫力，增加吞噬細胞的活力。

此外，曬頭頂補陽氣，《黃帝內經》中的〈生氣通天論篇〉有這麼一句：「陽氣者，若天與日，失其所則折壽而不彰。」歷史記載說明陽氣就是長壽的根本，曬後背調氣血，人體腹部為陰，背部為陽，很多經脈和穴位多在後背，長壽與衰老都跟氣血息息相關。氣血是人體生命的泉源，氣血強盛，循環全身，五臟六腑調和，人必健康長壽。

曬手心幫助睡眠，人的手心是很少被曬到的地方，常曬手心可以消除疲勞，幫助夜晚的睡眠。曝曬陽光的時候，男人最好裸露上半身，背部朝向陽光，女人無法裸露上半身，則可以選擇穿著像比基尼那樣的運動背心，背部朝向陽光，才能夠感受到像針灸治療那樣的溫熱感覺，曝曬時間大約15～30分鐘就可以。穿著衣服曝曬，效果比不上裸露上半身，不過影響並不大，但是請記得穿紅色的衣服，因為紅色可以讓長波紅外線（熱波）進入人體，阻擋殺傷力很強的短波紫外線（化學波）；而白色衣服會將紫外線反射到臉上或裸露的胳膊、背部上，容易使皮膚曬傷。冬天陽光中紫外線的量，只有夏季的1/6，曝曬時間可稍微延長一些。

白天曝曬陽光，除了對夜晚的睡眠有助眠效果之外，還可以讓人開闊視野，加強新陳代謝的功能，所以在陽光燦爛的日子裡，人的精神就會感覺特別飽滿，心情也格外舒暢。美國太空總署（NASA）的科學家，為了幫太空人調整生理時鐘，恢復正常睡眠，因而研究發明了一套特殊的照明設備。波長分別為藍光（450～490 nm）、橘光（590～635nm）與紅光（620～650nm），他們發現藍、綠波段的光，使人呈現興奮狀態，然而紅、橙色波段的光，卻會刺激褪黑激素的分泌，幫助入眠。

現代人由於夜間接觸人造光太多，白天接觸陽光的機會太少（整天都在室內工作），以致人體晝夜節律無法順利運行。因此，夜裡失眠、白天精神不濟，成為多數人的普遍現象。近來有研究證實，當人們離開城市和人造光到野外露營時，睡眠品質會好很多。

白天多曝曬陽光，夜晚減少人造光

一般人都不喜歡曝曬陽光，尤其是女性，殊不知白天多曬曬陽光，對於夜晚睡眠的助眠效果超乎你的想像。以光照度分析，夏天晴朗的天氣，戶外陽光的光照度甚至可達10萬勒克斯（Lux或lx），陰天時約為1,000勒克斯，而室內一般只有大約120勒克斯，即使是靠窗有陽光的地方，也只有700勒克斯左右。只要你每天沐浴在陽光中，享受足夠的光照，就會使褪黑激素的合成物質血清素（Serotonin）濃度升高，刺激副交感神經（Parasympathetic Nerve）使情緒穩定、全身放鬆、身心愉快，晚上就能有深層睡眠以及完美的睡眠週期。而血清素是一種神經傳導物質（Neurotransmitter），會使人頭腦靈活、清醒。血清素不足會讓自律神經（Autonomic Nerve）失調，交感神經（Sympathetic Nervous）、副交感神經無法正常調節，不知何時該切換運作，人體整個晝夜節律大亂，自然嚴重影響到夜晚身心無法放鬆以及褪黑激素的分泌，最終導致失眠。

總之，白天盡量在戶外曝曬陽光，夜晚減少人造光，讓自己處於光照度20勒克斯以下的環境中，這一點對晚上享受優質的睡眠非常重要。美國境內大約有30萬名艾美希人（Amish），白天一大早6點就起床，駕駛著馬車下田耕作，一整個白天，大多沐浴在陽光下，栽種有機的農作物玉米、花生等。天黑後家裡點著煤油燈跟蠟燭，沒有電燈、電視、電話、收音機、音響，無法上網。家家戶戶通常9點左右就上床休息，過著日出而作，日落而息，與世無爭的的田園生活。完全配合自然的晝夜節律，早睡早起。白天艾美希人的平均光照度約為4,000勒克斯，晚上艾美希人家中的光照度都在20勒克斯以下，因為他們只點油燈和蠟燭，因此他們晚上的睡眠，比大多數現代人睡得更美好、更甜蜜。

美國紐約大學（New York University）臨床皮膚科教授達雷爾・瑞吉爾（Darrell S. Rigel）博士指出，陽光可以刺激大腦分泌血清素，而血清素是褪黑激素的前驅物質，所以曝曬太陽光有助於改善憂鬱的心情、消除壓力、幫助夜晚睡眠。有不少人一到了冬天和陰雨天，就容易失眠、煩躁，這跟日照的時間減少有一定的關係。根據調查，緯度高的國家比緯度低的國家，當地居民罹患憂鬱症的可能性高了很多。譬如，芬蘭這個世界上最幸福的國家，30歲以下的年輕人中，憂鬱症的患病率高達20%。另一項瑞典的研究發現，跟夏天接受日光浴的女性相比，不曬太陽的女性，死亡率竟然高了兩倍。

英國薩里大學（University of Surrey）睡眠與生理學教授德克・詹・迪克（Derk Jan Dijk）和納揚塔拉・桑蒂（Nayantara Santhi），設計的睡眠實驗顯示：在白天，最大限度地接觸太陽光，天黑之後，降低人造光的亮度，將使得人們夜晚睡覺時，擁有高質量和充足的睡眠，真的是改善睡眠質量和健康的好方法。琳達・格德斯（Linda Geddes）是一位屢獲殊榮的英國新聞工作者和科學作家，在她的作品《追著太陽》（Chasing the Sun）中提到：過去幾千年來，人類的生活一直和光明、黑暗的自然晝夜節律同步。這並不是說太陽一落山，所有的人就會立即上床睡覺。今天生活在坦桑尼亞或玻利維亞那些部落的土著，天黑後也還會在火光下開展各種社交活動。事實上，他們的睡眠與工業化國家的人一樣，不過卻更貼近白天、黑夜的自然晝夜節律。他們往往睡得比較早，在黎明前就起床，比如坦桑尼亞哈扎（Hadza）部落的土著。

加拿大多倫多大學（University of Toronto）的人類學家大衛・薩姆森（David Samson）說：「哈扎人在被問到自己的睡眠狀況時，幾乎都回答說「完全沒問題」。從統計學上來看，這跟我們在西方國家所看到的情況不一樣。為什麼會這樣？陽光讓我們能夠看到世界，但它也會影響我們體內的許多生物系統。早晨的陽光會讓我們體內的生理時鐘提前，像是山間早起的雲雀，而夜晚的光線則會延遲我們的生理時鐘，像是夜晚瞪大雙眼的貓頭鷹一樣。光還會抑制人體內褪黑激素的分泌，這種激素會向身體的其他部分傳遞信號，告訴它們現在已經是夜晚了，這其中當然也包括控制睡眠的那些身體器官。白天接受陽光刺激的人，在晚上入睡花的時間更少，睡眠時間也更久。早晨的陽光似乎特別有影響力。早上8～12點之間接受陽光刺激的人，夜晚平均花18分鐘就能睡著。

環境溫度也是重要因素

美國加州大學洛杉磯分校（UCLA）神經科學與人類行為研究所（Semel Institute of Neuroscience and Human Behavior）的

精神病學教授傑爾姆・西格爾（Jerome Siegel）博士說，睡眠醫學中的普遍觀點是，人類在演化過程中已經習慣於日落而息，而現代社會中充斥著的人造光，令我們大大延遲了該入睡的時間。西格爾博士發表在《當代生物學》雜誌（Current Biology）上的新研究，調查了三個不同的狩獵－採集社會族群：非洲的哈扎人（Hadza）和桑人（San），以及南美洲的齊瑪內人（Tsimané），這些人基本上仍沿襲著幾千年前的生活方式，也不會用電。居住在坦桑尼亞北部的哈扎人，他們像其千萬年前的先祖一樣，終日狩獵採食；生活在納米比亞的桑族人，他們在喀拉哈里沙漠（Kalahari Desert）狩獵－採集，已有至少2萬年的歷史；以及在玻利維亞的安第斯山麓過著半游牧生活的齊瑪內人，他們差不多是人類走出非洲後遷移得最遠的一支。

研究人員給這幾個部落的成員配備了類似腕錶的小裝置，用以跟蹤他們的睡眠模式，以及他們在各個季節的陽光曝曬情況。研究人員發現，除了每晚睡眠時間大致相同之外，三組研究對象在白天基本上都不會小睡，夜晚的睡眠也並未如同一些歷史學家所認為，連續睡眠並不符合人體的自然規律，在發明人造光之前，人們的睡眠常分為兩段，中間間隔1小時的清醒時間，這種現象稱為分段式睡眠。

西格爾博士說，值得注意的是，儘管他們之間相隔十萬八千里，睡眠模式卻基本相同。

「哈扎人和桑族人居住在眾所周知的人類起源之地，而齊瑪內人則生活在人類遷徙足跡所及的最遠處，」西格爾博士表示：「我們發現他們的睡眠時間非常相似，該事實令我自信地認為：這就是我們所有祖先的睡眠模式。」他們似乎並不存在睡眠問題。困擾30%美國人的慢性失眠，在狩獵－採集族群中的發生率僅有2%。桑族人和齊瑪內人的語言中，甚至都沒有「失眠」這個詞。

西格爾博士認為，環境溫度可能是一個重要因素。這些人沒有在日落時入睡，也沒有在日出時醒來，這表明陽光照曝曬對他們的睡眠模式並沒有太大的影響。但他們幾乎總是在夜晚氣溫開始下降時入睡，在氣溫回升時醒來。這表明，人類或許是在演化中形成了在一天中最冷的時間睡覺的習慣，這可能是一種節能的方式。如果夜間氣溫下降是一個信號，提醒我們的身體入睡的理想時間到了，那麼，這說不定就是工業化社會中慢性失眠如此普遍的原因之一。

「如今的我們在恆溫環境中睡眠，這可是我們的祖先從未經歷過的，」西格爾博士說：「在我們的演化過程中，可一直是在夜間氣溫下降的自然環境中睡覺的。至於能否通過將人置身於可將溫度按這一模式調整的環境中來治療失眠，還有賴於將來的研究。」

荷蘭格羅寧根大學（University of Groningen）的時間生物學家莫傑克・戈蒂簡（Marijke Gordijn）發現，人們接觸更多的陽光後能睡得更好。實驗中她利用多導睡眠監測儀（polysomnography, PSG），詳細記錄了參與者的睡眠狀況，結果顯示接觸更多的陽光後，人們睡得更沉、更安穩。

眾所周知，陽光會透過晝夜節律，改變我們的睡眠時間。美國約翰・霍普金斯大學薩梅爾・哈特（Samer Hattar）博士的最新研究發現，人們的睡眠衝動是由兩個獨立的系統驅動的，分別是影響睡眠時間的晝夜節律系統（The Circadian System）和內穩態系統（The Homeostatic System），後者可以記錄你清醒的時辰，產生睡眠壓力，迫使你去睡覺。而且，眼睛內控制晝夜節律的光敏細胞（Light Sensitive Cells），還和內穩態系統相連。此外，一種名為腺苷（Adenosine）的化學物質，對睡眠的內穩態系統，產生了調節作用。你清醒的時間越長，大腦積聚的腺苷就越多，由於腺苷會引發睡意，於是，你就越有可能感到困倦，這就是睡眠是原始內驅力的化學原理。然而，睡眠機制並非通過腺苷和內穩態系統運行，人體的晝夜節律系統主要是受到褪黑激素的影響。前文提及的荷蘭時間生物學家戈蒂簡表示：「光照時間和強度，不僅可以調節由晝夜節律驅動的睡眠狀況，還可以調節內穩態系統產生的睡眠壓力。」

90 分鐘：20 世紀睡眠研究之父的發現

最近100年以來，放眼天下，只有一個人稱得上是全球睡眠研究的祖師爺，他就是已故（享年104歲）的美國芝加哥大學（The University of Chicago）生理學系名譽教授、當代睡眠研究之父，也是眼球快速運動（REM）睡眠的發現者之一，納瑟尼爾·克萊特曼（Nathaniel Kleitman）博士。作為世界上第一位完全專注於睡眠研究的學者，克萊特曼被公認為睡眠研究之父。在他之前，很少有科學家系統地研究睡眠的複雜性。睡眠以前被認為是一種靜止狀態，克萊特曼在1950年代證明睡眠是一個動態且多變的過程後，科學家對睡眠、睡眠研究以及隨後的睡眠障礙治療，產生了極大的興趣。克萊特曼的學生、睡眠醫學之父、大名鼎鼎的史丹佛大學（Stanford University）睡眠研究中心創始人威廉·德門特（William Dement）博士說：「克萊特曼博士從未真正成為人們關注的焦點，因為他選擇專注於當時被視為一潭死水的冷門研究領域，但地球上有近77億人口，一生中三分之一的時間都在睡覺，如果沒有克萊特曼博士讓我們對睡眠研究感到興趣，數十億人的生活就會受到不利影響。」

眼球快速運動睡眠與作夢

1952年秋天，克萊特曼博士指派威廉·德門特博士幫助另一名學生尤金·阿塞林斯基（Eugene Aserinsky）博士進行夜間睡眠研究。1953年眼球快速運動（REM）睡眠被發現，克萊特曼博士和他的學生尤金·阿塞林斯基博士，記錄了睡眠期間有規律的眼球運動。他們還表明，在眼球快速運動睡眠的這段時間醒來的人會回憶起作夢，而在眼球非快速運動（NREM）睡眠中醒來的人則沒有。1956年，克萊特曼博士和另一名學生威廉．德門特（William Dement）博士研究發現，某些類型的眼球運動與夢中某些類型的運動有關，並且平均每個人每晚作夢的時間總共約兩個小時。威廉．德門特博士第一次接觸睡眠研究是在芝加哥大學，在那裡他加入了克萊特曼博士的實驗室。威廉．德門特描述了眼球快速運動睡眠與作夢的關係，建立了人類的通宵睡眠模式，發現了動物和新生兒的眼球快速運動睡眠，並證明了特定的眼球快速運動模式與視覺有關。多年來，威廉．德門特在史丹佛大學精神病學系「睡眠與夢想」課程中，指導了大約兩萬名學生，他也是史丹佛大學睡眠研究中心的創始人。

威廉．德門特於48年前開始教授這門課程，也就是在芝加哥大學首次發現眼球快速運動（REM，即作夢的睡眠階段）的實驗室工作18年後。威廉．德門特花了將近50年的時間研究和教授睡眠的基礎和臨床醫學，為他贏得了「睡眠醫學之父」的稱號。威廉．德門特博士一直以來保持早睡早起的習慣，睡眠狀態很好。他83歲接受《紐約時報》專訪的時候，曾揭露讓自己入睡的技巧：「看一些不太容易分散注意力的東西，我認為讀你已經讀過的東西，或者看你已經看過的東西，可能會有助於你入睡」。威廉．德門特博士於2020年6月17日在加州史丹佛大學的所在地史丹佛市去世，享年91歲。

讀者是否已經注意到納瑟尼爾・克萊特曼博士和威廉・德門特博士這對有著師生情誼、名聞遐邇的睡眠大師，一個活了104歲，另一個活了91歲，可見90分鐘的睡眠週期似乎也可以讓人健康長壽。尤其是活了104歲的納瑟尼爾・克萊特曼博士，對睡眠醫學的研究程度，簡直到了瘋狂的地步，更把近代臨床醫學之父威廉・奧斯勒（Sir William Osler）爵士的名言：「醫學是一門有科學根據的藝術」，發揮得淋漓盡致，令世人嘆為觀止！而他們研究所發現的90分鐘完美睡眠週期，更值得世人細細體會，以便享受夜夜好眠、健康長壽的快意玫瑰人生。

體溫波動與睡眠

1938年5月6日，納瑟尼爾・克萊特曼博士和他的學生布魯斯・理查森（Bruce Richardson）深入肯塔基州西南部一個名為猛獁洞（Mammoth Cave）的國家公園。研究他們的體溫波動和其他由黑暗引起的正常睡眠／覺醒週期的變化，這是現在蓬勃發展的晝夜節律領域的開創性研究。猛獁洞是世界上最長的洞穴，目前已經探出的長度為652公里，到底有多長至今還是個謎。洞穴深處完全沒有任何光線照射進來，兩人在完全黑暗中，記錄自己的作息。

克萊特曼博士和他的學生布魯斯・理查森在猛獁洞裡住了32天。他們選擇了猛獁洞穴一處地下140英尺、長年沒有陽光、溫度也一直保持在攝氏12度的地方，給自己強加了一個每天28小時的生理時鐘：9小時睡覺→10小時工作→9小時休息，這樣一星期就從7天變成了6天。醒著的時候，每2小時測一次體溫，睡著的時候，每4小時測一次體溫。克萊特曼博士無法適應這種一天28小時的生活，睡得很不好，仍然和在地面上一樣，每天晚上10點鐘就覺得很睏想睡覺，而8個小時後又恢復了精力，這顯示他需要8小時的睡眠。雖然過著每天28小時的生活，兩個人的體溫依然以24小時左右為週期波動。在洞裡度過一周後，布魯斯・理查森的體溫按照新作息時間開始變化了，而克萊特曼的體溫還是按照之前的規律變化，偷天換日的一切努力在他身上皆化為泡影。不知是否和年齡有關，畢竟克萊特曼和他的學生布魯斯・理查森相差20歲。

克萊特曼博士很喜歡拿自己、家人、朋友來作為實驗對象，除了猛獁洞，他還在潛艇上以及北極圈做過實驗。他記錄兩個女兒從嬰兒到大學時的睡眠習慣，為了研究睡眠剝奪（sleep deprivation，又稱作睡眠不足）對自己的影響，他讓自己保持180個小時不睡覺。克萊特曼博士表示：「連續180個小時不睡覺對當事人來講，這已經到了會承認任何事情，只為了被允許睡覺的地步」。長時間不睡覺是一種折磨，事實也證明了這一點。美國中央情報局（Central Intelligence Agency，簡稱：CIA）採信了克萊特曼博士的睡眠剝奪實驗結果，並將其傳遞給其他國家的情治單位，用來對付一些作姦犯科的危險人物。為了將生理時鐘調節為每天48小時，他讓自己醒著39小時，睡9小時，過了一周身體還是不能適應新的作息規律，實驗最終失敗。他的學生布魯斯·理查森也進行了類似實驗，將生理時鐘調為每天12小時：早上4～7點睡一次，下午4～7點睡一次，不過實驗進行了33天也無果而終。

克萊特曼博士建立了第一個睡眠研究實驗室，第一次將腦電波引入睡眠研究，並發現了人體入睡和清醒有自己的週期（basic rest-activity cycle），他的學生尤金·阿塞林斯基博士在他的指導下，監測眼動和睡眠的關係，我們現在所熟知的眼球快速運動睡眠（REM sleep）就是他倆發現的，也被認為是現代睡眠研究的開始，是公認的現代睡眠研究之父。

眼球快速運動（REM）與眼球非快速運動（NREM）

夜晚睡眠時，我們的大腦並未停止活動，相反的它會出現兩種完全不同的腦波活動，也就是眼球快速運動（REM）和眼球非快速運動（NREM），這兩種不同的睡眠模式，各有不同的作用。眼球非快速運動的睡眠模式，能讓人體獲得充分休息，呼吸平緩有規律，血壓降低。這種睡眠模式分為四個階段，首先是半夢半醒的過渡階段，然後睡眠會逐漸深沉，進入第二個階段淺層睡眠階段，第三跟第四階段則是δ（Delta）的睡眠（深層睡眠）階段，腦波呈現平緩的波狀，這是最能獲得充分休息的兩個階段。

半夜1～5點是褪黑激素分泌的高峰期，人體容易出現眼球快速運動的睡眠模式，這個時候腦波較短而且快速，容易作夢，心跳呼吸不穩定，即使眼簾閉上，眼球仍然快速轉動。整個夜晚這兩種不同的睡眠模式，一共五個階段，會不斷的交替出現，構成4～6個睡眠週期。每個週期的時間由60～90分鐘的眼球非快速運動，搭配較短的眼球快速運動所組成，其中眼球非快速運動的睡眠模式大約占了整個週期的80%。

人人都需要適量的睡眠，然而所需要的睡眠時間，則是因人而異。影響睡眠是否良好的主要原因，則是睡眠的模式。只要人體的眼球快速運動睡眠的時間不足，就會引發身心障礙，例如食慾改變、焦慮不安、暴躁易怒、精神散漫、注意力不集中。

下面介紹完整的睡眠模式是如何交替出現：

第一：眼球非快速運動睡眠第一階段

當你關燈上床睡覺之前，你必須讓身心靈歸於平靜，關閉電腦、平板電腦、手機、電視機，減少暴露於這些電子產品的藍光下，如果計畫晚上11點入睡，就必須在9點半開始準備，讓身心靈歸於平靜。上床之後，大概10～30分鐘之內，就會進入眼球非快速運動睡眠的第一階段。時間大約5～10分鐘，你就會陷入半夢半醒，朦朦朧朧之中。在此階段，心跳和呼吸頻率開始減慢、眼球運動也減緩、肌肉放鬆並且體溫下降，在睡眠的腦波圖（EEG）上，也能觀察到腦波減慢。這個時候只要有較大的聲響就會把你驚醒。一旦驚醒，你的睡眠週期就會被迫中止，必須重新開始。第一階段約占總睡眠時間的5%左右。

第二：眼球非快速運動睡眠第二階段

進入第二階段的淺層睡眠之後，你的心跳、體溫繼續緩緩的下降，你也逐漸進入比較深沉的睡眠狀態，時間大約10～25分鐘。在此階段眼球運動停止、心跳減慢，腦部及身體肌肉更放鬆，漸漸失去對外界的反應，腦波發出兩種模式：睡眠紡錘波（sleep spindle）及K複合波（K-complex）。這時候如果你再度被干擾而驚醒，你的睡眠週期依然會中斷，只好再度重新開始。現實生活中，有不少人一直被困在淺層睡眠的階段。第二階段約占總睡眠時間的55%左右。

第三：眼球非快速運動睡眠第三階段、第四階段

進入第三、第四階段的深層睡眠時，也就是俗稱的δ（Delta）睡眠階段。這個時候腦波呈現大幅度走平的緩慢波狀，最有可能發生說夢話和夢遊，也是最能獲得充分好眠的兩個階段。時間大約20～45分鐘。大腦對外部刺激的反應較遲鈍，因此最難從這個階段喚醒。這個時候醒來的人，會覺得昏昏沉沉。不過，這個階段體內的生長激素分泌量會增加，可以促使新生細胞的生長和組織的修復。第三階段、第四階段約占總睡眠時間的15%左右。

眼球快速運動睡眠

這個階段是大腦內褪黑激素分泌的高峰期，此時腦波較短，而且也比較快，身體會像清醒的時候一般的運作，體溫降至最低點，心跳、呼吸的頻率不穩定。此時的手臂和腿部肌肉放鬆到幾乎不動，眼球快速轉動，就像在觀賞乒乓球比賽一樣。這個階段通常是在作夢，時間大約10分鐘。大腦會在這個階段處理白天收集的訊息，將訊息強化後，存儲在長期記憶裡。眼球快速運動睡眠階段結束之後，通常會醒過來。也許你不會記得自己曾經醒來過，然後進入第二個睡眠週期。這個階段約占總睡眠時間的20～25%左右。

每個晚上的睡眠約有4～6個週期，眼球非快速運動睡眠大約占了整個週期的80%。因為人體期望在這個階段進入深層睡眠狀態。每一次睡眠週期的眼球快速運動，睡眠的時間會一次比一次增長。在第一個睡眠週期，眼球快速運動睡眠的時間，可能只有短暫的5～10分鐘，但是在最後一個睡眠週期，會長達30～60分鐘。以筆者個人而言，我都是10點左右上床準備睡覺，10～30分鐘之後睡著，12點左右，也就是完成第一個週期的眼球快速運動睡眠之後醒過來，10分鐘之內，我又睡著，進入第二個週期。半夜3點左右，也就是完成第二個、第三個週期的眼球快速運動睡眠之後，我再度醒過來。10分鐘之內，我又再度睡著，進入第四個週期。清晨6點左右，有的時候是7點，也就是完成第四個、第五個眼球非快速運動睡眠與眼球快速運動睡眠週期之後，第三度醒來，隨即立刻下床。

事實上，並非夜夜如此，有的時候半夜只有醒來一次。然而，每晚的睡眠週期每一個階段的醒來時間，大約就是90分鐘的倍數（誤差範圍在30分鐘之內）。也就是說，入睡之後可能在第一個90分鐘結束就會醒來。然後，繼續進入下一階段的睡眠週期，也可能在90分鐘X5=450分鐘，大約7個小時30分鐘之後才醒過來，完成甜美的睡眠週期。

睡眠分為幾個週期

每晚的睡眠週期不會完全一樣，半夜醒過來的時間，大約落在入睡之後的90分鐘、180分鐘、270分鐘、360分鐘、450分鐘這5個時間點。有些人一夜好眠，完成5個完整的睡眠週期後（入睡之後的450分鐘）才醒過來。有的會在第三個時間點（入睡之後的270分鐘）醒過來。不管你半夜在這5個時間點的哪一個醒過來，只要10分鐘之內，再度睡著，都算正常。只要你順利地完成「睡眠→醒來→睡眠→醒來」的模式，從第一個睡眠週期進入下一個睡眠週期，如此一個階段接一個階段，直到凌晨醒來，就是優質的甜美睡眠。現在你不妨根據你的起床時間和90分鐘的睡眠週期，計算一下你應該在什麼時間入睡。如果你希望獲得8小時的睡眠，那就相當於每晚經歷5個睡眠週期（等於7小時30分鐘）。如果你選擇早上7點半醒過來，那麼就應該在午夜12點上床睡覺，不過你必須提前15分鐘躺下來休息，讓身心靈獲得安寧。你需要多久才能睡著，你就應該提前多久上床。

總之，睡眠週期並不是從頭到尾不中斷，而是分成4～6個週期。每一個週期中，會經歷眼球快速運動（REM）→淺層睡眠→深層睡眠→淺層睡眠→眼球快速運動（REM）這麼一個完整階段，其中，每個週期約60～90分鐘。「夜貓子」短一點，一般人大約都是90分鐘。只有完成整個睡眠週期（也就是經歷4～5個REM，大約6～7.5小時），身體才能獲得充分休息，也才算是擁有優質的睡眠。無論再怎麼忙，再怎麼沒時間，只要「一開始的90分鐘」能夠徹底熟睡，便可算是成功達成最佳睡眠。反之，若一開始就睡得不安穩，那麼，即使睡得再久，依舊會造成自律神經紊亂，支撐白天活動的荷爾蒙分泌也會失調。總之，無關乎眼球快速運動和眼球非快速運動之週期，睡眠的品質取決於一開始入眠的90分鐘。

曬太陽可改善夜間多尿

本書第二章第三節曾提到世界第一的天然安眠藥：太陽光，如果你早已養成白天至少會曝曬太陽光30分鐘的生活習慣，那麼你夜晚的五個睡眠週期，將會產生神奇的變化。不管你幾點鐘上床睡覺，你有極大的機會一覺到天明，即使半夜醒來也只有一次，而且是在完成第三個睡眠週期（270分鐘）或者是完成第四個睡眠週期（360分鐘）之後才會醒來。不要懷疑，這是筆者多年來的親身體驗。然而，一個禮拜只要2、3天沒有曬到太陽，夜晚上床睡覺之後，就會在完成第一個睡眠週期（90分鐘）之後醒來，接著完成第二個睡眠週期（180分鐘）、第三個睡眠週期（270分鐘）也都會醒過來，如此夜晚至少醒來三次，徒呼奈何。

為什麼會這樣，現在就為讀者說明睡眠醫學的奧祕。許多中、老年人晚上總是睡不好，每天半夜往往醒來好幾次，大部分原因是尿急，有的是身體的疾病或是失眠。如果你有這一方面的困擾，白天就應該盡量到戶外走走，曝曬陽光，尤其是紫外線B（UVB，280～320nm），讓紫外線B透過你的眼睛和皮膚，刺激（激活）腦部下視丘（Hypothalamus）的視上核（supraoptic nucleus）和視丘的室旁核（paraventricular nucleus）。約莫曝曬半個小時到1個小時的陽光，下視丘的視上核和視丘的室旁核，就會分泌足夠的抗利尿激素（抗利尿荷爾蒙，Antidiuretic Hormone，簡稱ADH），使半夜的尿量減少，讓你一夜好眠。

抗利尿激素顧名思義，就是可以讓腎臟「對抗」利尿，減少尿液的製造。抗利尿激素是一種多肽（polypeptide）荷爾蒙，在人體中的主要作用是控制尿排出的量。抗利尿激素主要是在下視丘的視上核（SON）和視丘的室旁核（PVN）分泌，經由神經軸突(Nerve Axon）輸送至腦下垂體（Pituitary Gland）後葉儲存，在適當的生理狀況下，可由腦下垂體後葉釋放抗利尿激素至血液中。主要作用是控制尿量的生產，可以提高遠曲小管（Distal convoluted tubule, DCT）和集合管（collecting tubule）對水的通透性，促進水的重吸收（reabsorption）利用。

抗利尿激素的多寡，也會對新陳代謝的速率造成影響。抗利尿激素過多，會使新陳代謝速率減慢，無法及時排毒，毒素留在體內，造成各類疾病。抗利尿激素過少，會使新陳代謝速度加快，經常排尿，無法憋尿。抗利尿激素的主要功能乃刺激遠端腎小管（Renal tubules）及集尿管（Collecting tubule）回收水分，以防大量水分從腎臟排泄出去。同時也能調節血壓，故被稱為血管加壓素。

腦下垂體是人體重要的荷爾蒙中樞，就像是交響樂團的總指揮，它位在腦底部的中央，體積並不大，約1.3x0.9x0.6公分，重量約0.6公克。腦下垂體與腦部的下視丘相連接，下視丘會分泌荷爾蒙到腦下垂體，影響腦下垂體的功能。

腦下垂體本身也會分泌多種荷爾蒙，並分成兩個部分—前葉和後葉，前葉的腦下垂體可以分泌生長荷爾蒙（Growth Hormone）、促甲狀腺（Thyrotropin）荷爾蒙、促腎上腺皮質荷爾蒙（Adrenocorticotropic Hormone, ACTH）、泌乳（Prolactin）荷爾蒙等等。腦下垂體的後葉無法自行分泌荷爾蒙，而是下視丘的延伸，能夠儲存、釋放下視丘分泌的催產（Oxytocin）荷爾蒙、抗利尿激素（抗利尿荷爾蒙），抗利尿激素能讓腎臟留住水分。

年輕人、中年人腦部下視丘的視上核和視丘的室旁核在夜間會分泌足夠的抗利尿激素，讓半夜的尿量減少，一覺到天亮。但老年人因下視丘的體積逐漸萎縮，下視丘功能隨年齡增長而退化，尤其是抗利尿激素的分泌減少，身體的體溫調控能力變差，夜間多尿的情形就更加嚴重，導致老年人每天半夜頻頻起床上廁所。而夜間多尿除了導致睡眠品質與精神不佳，最大的風險在於夜間如廁導致的跌倒骨折，情況嚴重時可能對老年人造成生命威脅。夜尿對於枕邊人的干擾也非常大，因多次起床如廁會影響枕邊人的睡眠品質，許多患者因而與另一半分房或分床睡，影響到夫妻感情的和諧。除此之外，晚上減少攝取含咖啡因、高糖分的飲料與重鹹、多油的食物或水分較多的水果，也可以有效改善夜間多尿的症狀。

依國際尿失禁防治協會（International Continence Society）的定義，夜尿是因為「尿意強烈，中斷原來的睡眠醒來，一晚至少2次以上」。據統計，台灣40歲以上成人夜尿症盛行率達四成，且年齡越長盛行率越高。超過50歲，至少每四人就有一人有夜尿問題，每增長10歲，盛行率就增加一倍，超過60歲後，每兩人就有一人，意即台灣目前至少有500萬人飽受夜間多尿困擾而不自知。

5個睡眠週期（等於7小時30分鐘）具體可以參考下圖：

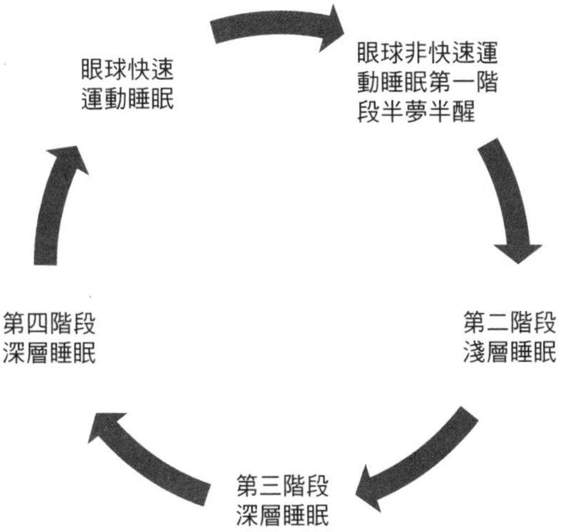
眼球快速
運動睡眠
眼球非快速運
動睡眠第一階
段半夢半醒
第二階段
淺層睡眠
第三階段
深層睡眠
第四階段
深層睡眠

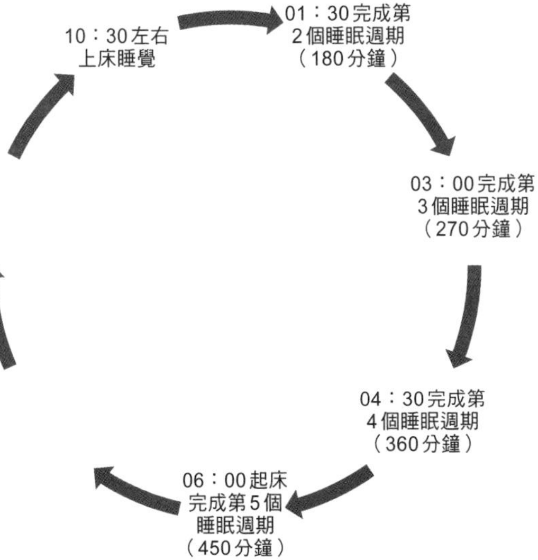
10：30左右
上床睡覺
01：30完成第
2個睡眠週期
（180分鐘）
03：00完成第
3個睡眠週期
（270分鐘）
04：30完成第
4個睡眠週期
（360分鐘）
06：00起床
完成第5個
睡眠週期
（450分鐘）

（圖表製作：林慶旺）

各階段睡眠變化的總結

各階段睡眠	特徵	身心狀態
眼球非快速運動睡眠——第一階段	只要有較大的聲響，就會驚醒。	半夢半醒，心跳和呼吸頻率開始減慢、眼球運動也減緩、肌肉放鬆並且體溫下降，腦波減慢。
眼球非快速運動睡眠——第二階段淺層睡眠	眼球運動停止，現實生活中，有不少人一直被困在淺層睡眠的階段。	你的心跳、體溫繼續緩緩的下降，腦部及身體肌肉更放鬆，漸漸失去對外界的反應。
眼球非快速運動睡眠——第三階段深層睡眠 眼球非快速運動睡眠——第四階段深層睡眠	俗稱的 δ（Delta）睡眠階段，最有可能發生說夢話和夢遊，也是最能獲得充分好眠的兩個階段。	大腦對外部刺激的反應較遲鈍，因此最難從這個階段喚醒。這個時候醒來的人，會覺得昏昏沉沉。體內的生長激素分泌量會增加，可以促使新生細胞的生長和組織的修復。
眼球快速運動睡眠	大腦內褪黑激素分泌的高峰期，體溫降至最低點。	此時的手臂和腿部肌肉放鬆到幾乎不動，眼球快速轉動，就像在觀賞乒乓球比賽一樣。這個階段通常是在作夢。

（圖表製作：林慶旺）

Chapter

③

為什麼我們不能不睡覺

「睡眠像是清涼的浪花，會把你頭腦中的一切商濁蕩滌乾淨。」

——屠格涅夫（Ivan Turgenev，1818～1883年）

徹夜難眠大腦當不成妙管家

遠古時代，我們的祖先還生活在熱帶、亞熱帶的草原上，睡眠無疑大大增加了喪命的危險，「當你露宿野外時，呼呼大睡實在太過危險，」美國羅徹斯特醫學院（Rochester's medical school）睡眠功能研究的領導人，丹麥生物醫學家麥肯・尼德佳德（Maiken Nedergaard）博士解釋：「假如睡眠只能幫你記住昨天的所作所為，那麼它就不會如此重要，睡眠必定有其演化意義上的基本功能，否則它絕不可能在自然選擇下存留至今。」

2013年，麥肯・尼德佳德博士對老鼠進行測試發現，當動物睡覺時，牠們的大腦實際上會壓縮並變小。我們大腦大約75%是血液形式的水。大腦從血液中獲得能量，所以當血液流動時，大腦呈現豐滿的狀態。當我們睡覺時，大腦的各個部分都會關閉，減少神經元的腫脹。大腦的血液消退後，大腦騰出巨大的空間。我們的身體利用淋巴系統排出毒素，淋巴系統模仿身體的血液流動，並在身體消耗能量時清除廢物。血液中充滿了令人討厭的毒素，但我們的身體吸收好的，淋巴系統排出壞的。淋巴系統在整個身體中起作用，只有一個例外：大腦。麥肯・尼德佳德博士對類淋巴系統的發現，被全世界頂尖的醫學期刊《科學》（Science）雜誌選為2013年傑出的科學成就。

當你的身體陷入沉睡，你的大腦依然盡職盡責地，替你把白天思維活動時累積的「垃圾」，清掃得乾乾淨淨。淋巴系統是人體的「清道夫」：無論何時，只要有垃圾形成，它都能把它們打掃乾淨。但對於大腦，淋巴系統卻鞭長莫及。大腦消耗的能量可以達到全身總消耗能量的20%左右。它要如何清除β-澱粉樣蛋白（Beta-amyloid，一種與阿茲海默症，Alzheimer's disease相關的蛋白質）之類的垃圾呢？在腦力運動之後，該怎麼處理積累下來的廢物？尼德佳德博士認為，大腦擁有自己的「淋巴系統」，這個複雜的管道網絡通過水性的腦脊髓液（cerebrospinal fluid）來清除毒素。她將其命名為神經膠質細胞類淋巴系統（glymphatic system）。字首「g」代表該系統依賴神經膠質細胞（glial cells，其主要作用在於維持體內平衡，並保護神經元），其功能與淋巴系統（lymphatic system）類似。迄今為止，人們發現在狒狒、狗和山羊等動物中，都有腦部類淋巴系統在發揮「神經管家」的功能。尼德佳德博士說：「腦容量越大，就越需要這麼一個系統。」

睡眠幫助清除腦中有害物質

科學家們早就推測，睡眠的功能之一是恢復和修復大腦，但這是否是睡眠的「核心」目的，仍然存在爭議。如今，麥肯·尼德佳德博士發現了直接的實驗證據，表明小鼠大腦在睡眠期間，會通過擴大神經元之間的通道，進行自我清潔，從而使腦脊髓液流入。液體沖洗掉β-澱粉樣蛋白等碎屑，這些碎屑在阿茲海默症中積累為斑塊，速度是小鼠睡覺時的兩倍。多年來，科學家們一直堅信大腦是一個巨大的廢物回收器，不像身體其他部分通過淋巴系統處理廢物。科學家們認為腦脊髓液只是為了保護大腦免於撞擊頭骨而存在的物質。

實際上，我們睡覺時腦脊髓液流入並貫穿大腦，以填補缺失血液的空隙。當我們睡覺時，每90分鐘循環一次五個階段的睡眠週期，腦脊髓液就會進出，輕輕地清除我們大腦中的毒素。睡眠非常優雅地充當清除大腦毒素的「清道夫」。如果一直不睡覺，毒素會在大約200小時後，積聚並置人於死。在睡眠不足的情況下，這些毒素會隨著時間一分一秒的增加，要了我們的命。

夜深人靜之際，你的大腦正在發生神奇的事。你睡著的時候，真的被洗了腦，血液會週期性地大量注入大腦。每當血液大量注入，腦脊髓液就趁機進入清除毒素，比如導致阿茲海默症的 β-澱粉樣蛋白。2019年，美國麻省理工學院（Massachusetts Institute of Technology）神經科學博士、波士頓大學（Boston University）生物醫學系助理教授勞拉．露依絲（Laura Lewis）的團隊，史無前例地拍下了大腦清洗毒素的過程。而這樣的清洗，只有在睡著後才能做到，讓人一覺醒來，擁有一個清爽的大腦；沒睡著的時候，腦脊髓液並沒有充分的機會趁虛而入。另外，研究人員還發現了腦電活動和清洗過程之間的關係，也就是說腦電波指揮了液體運動。這項成果，發表在《科學》（Science）雜誌上。

為何睡著才能「洗腦」

為何只有睡著才能洗腦？當你睡著之後，大腦會經歷幾個不同的階段：

從淺層睡眠，到失去意識的深層睡眠，再到眼球快速運動（REM）睡眠，也就是容易作夢的狀態。這項新的研究，是專注在非眼球快速運動睡眠（NREM）的階段，就是沒到要作夢的時候，也是對大腦保留記憶（Memory Retention），非常重要的階段。新的人體臨床實驗發現，當人陷入沉睡後，新鮮的腦脊髓液會開始像海嘯一樣，一波波湧上大腦，清除腦中堆積的有害蛋白質，比如導致阿茲海默症的 β-澱粉樣蛋白，這項發現可以解釋為什麼睡眠對我們而言非常重要。

腦脊髓液（cerebrospinal fluid, CSF）是一種充斥在腦內顱骨（skull）與蜘蛛膜下腔（subarachnoid space）、含有微膠質細胞（microglia）的透明純生理食鹽水，具有三大主要功能：做為緩衝層保護大腦和脊髓、為神經系統提供營養、清除大腦代謝廢物，一個成年人的腦脊髓液總體積約140～270毫升。動物研究已表明腦脊髓液具有「洗腦作用」，會在身體入睡後一波波來回流動，以清除腦中有害物質，包括和阿茲海默症息息相關的 β-澱粉樣蛋白。只是隨著年歲漸長，腦脊髓液流動速度減慢，從而導致有毒蛋白質累積。現在波士頓大學生物醫學系助理教授勞拉．露依絲團隊的新人體臨床實驗再度佐證，腦脊髓液在人腦中也發揮類似的清掃功能。

實驗中，13名受試者（23～33歲）被要求戴著腦電圖並躺進磁振造影（MRI）機器內睡覺，在磁振造影掃描下，大腦中的血氧含量、腦脊髓液的流動方向與流量都無所遁形。

當受試者陷入沉睡（眼球非快速運動睡眠期，NREM）狀態，研究人員發現神經元電活動慢波首先席捲大腦，接著大腦氧氣含量降低（代表血液離開大腦），然後大量新鮮的腦脊髓液開始有節奏地湧入大腦（每20秒）。

睡眠不足是大腦的隱形殺手

研究人員表示，我們醒著時大腦也會有小而柔和的腦脊髓液波動，很大程度上與呼吸模式有關；然而進入睡眠後，腦脊髓液就彷彿是海嘯，波動比醒著時更大，而且速度更快，雖然科學家還不清楚為何出現這種差異，但增強的腦脊髓液，能更有效率清除大腦中的有害代謝廢物。

已知當人體進入深層睡眠時，大腦就會出現這種慢波，與記憶力、腦部相關疾病都有關聯，比如阿茲海默症患者的神經元電活動慢波較少，且波動也越來越小。新研究表明這種慢波會引發腦脊髓液流動、增加洗滌強度與次數，避免毒素累積在大腦中。

越來越多研究都指出，睡眠對生物的重要性，比如一夜沒睡好，腦中有害蛋白就可能激增50%，現在你知道晚上不能通宵熬夜了吧？關上燈，讓你的大腦好好睡一覺。我們醒著時，因為腦細胞不斷地工作而產生大量的廢物和垃圾（如腺苷，Adenosine），這些廢物與垃圾要排除，方法無他，只有在我們「熟睡」時，藉由大量的腦脊髓液（CSF）沖刷，才能將細胞間積累的廢物和垃圾排掉。所以，睡眠不足是大腦的隱形殺手！現代社會越來越無力保證我們的大腦進行這些清理工作，所需要的時間。以下數字無不昭示著這一嚴峻事實：約80%的成年職業勞動者，遭受著一定程度的睡眠剝奪。全美睡眠基金會（National Sleep Foundation）指出，成年人每天應睡7至9小時。當今人們每夜的睡眠時間較50～100年前，少了一至兩個小時，平常工作日夜晚的睡眠時間，比10年前短少38分鐘。在美國，約有6,000～8,000萬人受到某種形式的慢性睡眠障礙的困擾。無論出於何種原因，只要睡眠受到干擾，我們的清理系統就會失靈。

美國賓夕法尼亞大學（University of Pennsylvania）睡眠與晝夜節律神經生物學中心（Center for Sleep and Circadian Neurobiology）的西格麗德・維西（Sigrid Veasey）博士，一直在潛心鑽研徹夜難眠是如何擾亂腦部的正常代謝的。當腦部垃圾堆積如山時，我們的認知功能又會受到怎樣的影響？在最極端的情況下，它可能導致阿茲海默症、帕金森氏症等神經退化性疾病（neurodegenerative disorder）加速惡化。我們還不知道到底是睡眠不足導致這些疾病，還是這些疾病本身導致睡眠不足。西格麗德・維西博士認為這是個「先有雞還是先有蛋的經典問題」，但我們明確可知的是，這兩者密切相關。隨著神經退化性疾病的特徵：睡眠障礙的持續，往常依賴神經膠質細胞類淋巴系統，在正常睡眠期間清除的幾種蛋白質，如 β-澱粉樣蛋白和tau蛋白（Tau proteins）等在腦部堆積，而上述兩種蛋白均與阿茲海默症和其他多種痴呆症相關。

連續11天不睡覺的高中生

沒有空氣你可以活3分鐘，沒有水可以活3天，沒有食物你可以活21天，不睡覺你只能活大約11天。如果你不相信，可以嘗試一下。根據統計，當你38歲生日的時候，你已經花了整整120,000小時睡覺，20,000個小時看電視，2,000個小時做愛。你是否覺得這些日常生活的作息，似乎有些浪費時間。你有沒有用熬夜對抗過生理時鐘？或者有沒有想過，只要我不睡，彷彿今天就不會過去；甚至還想，如果能不睡覺就好了，可以多出一倍的時間來！究竟我們能夠堅持多長的時間不睡覺？不睡覺又會有什麼不良的後果？睡眠的慾望如此強烈，甚至超過了進食的慾望。儘管你抗拒睡眠，但大腦卻已經昏昏欲睡。

視丘負責控制睡眠

人類的睡眠慾望為何如此強烈？這至今是一個未解之謎。

每當我們熬夜時都會感覺渾身不舒服：精力不足、頭昏眼花。如果繼續硬扛著不睡，就很難集中精力，甚至會出現短暫的記憶力下降。如果你對這些不良影響視而不見，仍然堅持熬夜工作，思維就會錯亂，變得喜怒無常、妄想偏執，甚至會看到根本不存在的東西。「人們開始產生幻覺，變得有些瘋狂」。美國加州大學聖地牙哥分校（University of California, San Diego）睡眠醫學系主任阿圖爾．馬爾霍特拉（Atul Malhotra）博士表示：「對於這種幻覺，長途卡車司機有一句行話：『看見黑狗』。當路上出現這樣的黑影時，就該停車休息了」。很多研究都記錄了人在睡眠被剝奪的情況下，出現的各種不良反應。馬爾霍特拉博士表示，腎上腺素（Epinephrine）和皮質醇（Cortisol）等壓力荷爾蒙在血液中的含量將會增加，導致血壓升高。與此同時，心率也會紊亂，免疫系統同樣會失效。因此，被剝奪睡眠的人會感覺焦慮，患病風險也會加大。不過，連夜失眠或熬夜造成的各種不良症狀，似乎都是暫時的。只要美美地睡上一覺，這些症狀都會消失。

美國加州大學洛杉磯分校（University of California, Los Angeles）睡眠研究中心教授杰羅姆．西格爾（Jerome Siegel）博士說：「如果永遠不睡覺會怎麼樣？有一種名為致死性家族性失眠症（Fatal Familial Insomnia）的遺傳疾病，讓我們得以了解這種極端情況下最嚴酷的後果」。

全世界大約只有40個家庭的基因庫（gene pool）中，包含這種致病基因。他們有一個存在缺陷的基因，導致神經系統中的蛋白質錯誤地收斂成「朊病毒」（prion），並失去正常的功能。朊病毒是一種形狀奇特的蛋白質，它會令含有這種致病基因的人發瘋。朊病毒聚集在神經組織中，並在大腦形成像瑞士起司（cheese）一樣的小孔，這正是最著名的人類朊病毒疾病——庫賈氏病（Creutzfeldt-Jakob）的病理作用。致死性家族性失眠症的患者，視丘（Thalamus，也稱為丘腦）部位會受到嚴重破壞，這個位於大腦深處的區域，專門負責控制睡眠，因此會導致失眠的發生。

突然間連續數日無法入睡，會給人帶來巨大的折磨，產生一些古怪的病症，例如瞳孔縮小、汗流不止。幾週後，致死性家族性失眠症患者會陷入昏昏欲睡的狀態，似乎是在夢遊，還會發生普通人有時會在熟睡狀態下出現的抽搐和痙攣。之後伴隨體重下降和痴呆症，最終死亡。不過，失眠本身並非真正的致命原因，因為致死性家族性失眠症，會導致大腦遭受大範圍損傷。「我不認為這些人是因為失眠而死的。」杰羅姆・西格爾博士說：「嚴刑拷打中常用的睡眠剝奪，也不會導致任何人死亡，儘管他們仍會遭受悲慘的命運」。

睡眠剝奪引發死亡

動物的睡眠剝奪實驗可以提供更多的證據，讓我們明白缺乏睡眠本身或許不會致死，而促成睡眠剝奪的手段反而可能引發死亡。

美國芝加哥大學（University of Chicago）名譽教授艾倫．雷奇查芬（Allan Rechtschaffen）博士在20世紀80年代進行的研究，就將大鼠放在一個盤子上，下面則是一盆水。科學家通過腦電波監測大鼠的睏意，每當牠們打瞌睡時，盤子都會旋轉，導致大鼠被牆壁推入水中，使之保持清醒。遭受了大約1個月的折磨後，所有的大鼠都死了，但死因並不明確。最有可能的原因是，長期被迫保持清醒引發的緊張情緒。杰羅姆．西格爾博士針對艾倫．雷奇查芬博士這項大鼠實驗表示，平均每隻大鼠每天會被叫醒數百次，導致大鼠的身體機能衰退。這些大鼠出現了很多病症，包括體溫異常，以及在食慾增加的情況下，體重不增反降。這正是解讀人類和動物睡眠實驗時面臨的問題：如果人或動物不配合，你無法在不給其施加壓力的情況下，剝奪牠們的睡眠。如果發生死亡，問題就變成了：「究竟是因為緊張，還是因為失眠？這很難區分」。

最早的睡眠實驗，可追溯到1894年俄羅斯科學家瑪麗亞．瑪納西娜（Maria Manaseina）的研究：若讓狗一直不睡覺，會發生什麼事情？她先讓4隻小狗處於永久性失眠狀態（無限制熬夜），這些小狗實驗前已經被餵食並得到充分的照顧。第一隻小狗熬了整整4個晝夜（96小時）後死去，最後一隻堅持了將近6天，共143小時也死亡了。之後，又讓6隻小狗限制性熬夜，不同的是，會在小狗熬夜到96～120小時之間進行救治，可惜最終還是沒能救回牠們。這可能是人類首次直接觀察到睡眠剝奪的嚴重後果，這項實驗也奠定了睡眠學的基礎。不過，單單看結果，可能還不足以感受其嚴重程度。

在瑪麗亞・瑪納西娜的另一組對照實驗中，「剝奪」了小狗的食物，持續時間更長，但小狗的結局卻比之前的強太多了：即使長達20～25天不進食，小狗最後依然獲救並恢復健康。這項實驗清楚地表明，睡眠對於維持生命的重要性，睡眠剝奪導致死亡比營養缺乏更快。進一步的研究表明，睡眠不足對小狗的影響，包括體溫下降4～6度、紅血球（Red blood cells）數量減少、局部腦出血。瑪麗亞・瑪納西娜在神經科學領域最傑出的貢獻是她對睡眠剝奪的研究，她是最早聲明，當我們睡覺時，大腦處於活躍狀態的科學家之一。這一聲明挑戰了當時盛行的信念，即睡眠只是有機體的一種被動狀態。她還強調，只有參與維持意識的大腦結構在睡眠期間是不活動的。因此，睡眠意味著讓意識得到休息。值得注意的是，那個年代根本沒有腦電圖，可見瑪麗亞・瑪納西娜的直覺是非凡的、不可思議的。

人可以多長時間不睡覺？

多數人可能都無法探索人類究竟能夠連續多長時間不睡覺，但我們還是不禁要問：人類究竟能堅持多長時間不睡覺？最廣為人知的自願睡眠剝奪紀錄屬於蘭迪・加德納（Randy Gardner），他創造紀錄時只有17歲，還在美國加州聖地牙哥一所高中就讀。總之，人類究竟能堅持多長時間不睡覺，至今沒有明確答案，但這或許是件好事。1963年12月28日，美國加州聖地牙哥洛馬角（Point Loma）高中有一位17歲的男生蘭迪．加德納，連續11天25分鐘不睡覺，創下了金氏世界紀錄（Guiness World Records）。「當初只是想研究失眠對超自然現象的影響，後來發現這個實驗沒辦法做，只好研究缺乏睡眠對於認知能力以及運動表現的影響，我是白痴，年輕人很多都是白痴。」蘭迪．加德納當時對前來採訪的媒體這麼說。為了展現青少年特有的創意和狂妄不羈的的個性，蘭迪．加德納決定要挑戰連續不睡覺的世界紀錄，當時的紀錄是260小時。日後成為睡眠醫學之父、美國史丹佛大學睡眠研究專家威廉．德門特（William Dement）在聖地亞哥的報紙上看到了這項消息，決定參與監測這項實驗，當時他才剛涉入處於萌芽階段的睡眠科學領域。為了避免實驗進行中不小心睡著了，蘭迪．加德納特別找了兩位同學幫忙。

1963年12月28日早上6點，蘭迪．加德納一覺醒來實驗就開始了，實驗進行到第5天除了有些睏意之外，缺乏睡眠並沒有對蘭迪．加德納產生太大的影響，身體並無多大的異樣。然而，到了第6天情緒不穩，脾氣變得暴躁易怒，像個街頭的小混混。威廉．德門特測試了蘭迪．加德納的味覺、嗅覺和聽覺，一段時間後，他的認知和感知能力開始受到影響。不過，令人驚奇的是，他的籃球技巧卻有所提升。根據當時負責監督他的威廉·德門特回憶：「他的健康狀態良好，所以把他帶去打籃球和保齡球，晚上沒什麼事情可做，很難熬，費了好大的功夫才讓他保持清醒」。

隨著實驗的進行，媒體熱度不斷升溫，這項實驗竟然成為全美第三大熱門新聞事件（前兩大事件分別為美國甘迺迪總統遇刺和英國披頭合唱團訪美）。第7天、第8天開始反應遲鈍，聽力、視力逐漸衰退，第9天、第10天狀況越來越糟糕，蘭迪·加德納開始出現幻聽、幻覺、情緒低落。1964年1月8日凌晨4點的時候，蘭迪·加德納的記憶力只剩下1分鐘，也就是說1分鐘前說過的話、做過的事，他完全不記得。凌晨5點，他再也撐不住了，實驗被迫終止。264小時不眠不休的實驗結束了，終於破了原有的世界紀錄260小時。蘭迪·加德納沒有回到自己的家裡大睡一場，而是被送到聖地牙哥海軍醫院檢測腦電波。

實驗後第一個進入睡眠狀態的晚上，他的REN睡眠狀態，也就是夢境睡眠時間比例急劇上升，第二天晚上才下降，最後恢復到正常狀態。他睡了14個小時又40分鐘就醒過來了，而且沒有任何後遺症，所有先前的不適症狀完全消失，身體狀況已恢復到實驗前的水準。起床後立刻返回學校上課。蘭迪·加德納的醫院檢驗報告顯示，他的大腦在整個檢驗期間內都處於淺睡狀態，部分大腦可能屬於睡眠狀態，部分則處於甦醒狀態，他的案例被寫入精神分析課本中。從人類進化的角度而言，這一切對他來說很正常，他並非第一個超過一天晚上不睡覺的人類，人類大腦可能進化出淺睡的能力，一部分的大腦組織會進入淺睡進行修復，而其餘部分則保持清醒，這種能力非常重要，可以解釋為什麼長期失眠並沒有產生極為嚴重的後果。

在蘭迪・加德納之前、之後，尚有一些人嘗試挑戰不睡覺的金氏世界紀錄。1959年，美國電台主持人——彼得・特里普（Peter Tripp），為了幫兒童基金會籌集善款（March Of Dimes），決定參加一項200小時不睡覺試驗，特里普坐在紐約時代廣場（Times square）的一個玻璃棚內，不睡覺，持續播報他的廣播節目，這一舉動引起了科學家、醫生以及好奇公眾的關注。一開始，特里普顯得精神抖擻，結果3天之後，他就大哭大笑，情緒失控，5天時已經開始發狂。堅持到第8天，特里普倒頭大睡，算是撿了條命，但卻留下了永久性腦損傷。1964年，芬蘭人托伊米・索伊尼（Tuoyimi soini）創下連續276小時不睡覺的世界紀錄。他從2月5日一直堅持到15日，這項成績當時被載入金氏世界紀錄。

2007年5月14日，英國英格蘭西南端的康瓦爾郡（Cornwall）彭贊斯市（Penzance），已經43歲的托尼・賴特（Tony Wrigh）在一間酒吧開始了他的挑戰之旅，整整堅持了266小時，試圖刷新世界紀錄，只是最後並沒有成功。2010年9月中旬，美國洛杉磯市28歲攝影師泰勒・希爾茲（Tyler

Shields）開始了一項極端危險的身體耐力挑戰，創下連續40天（968小時）不睡覺的世界紀錄。不過，金氏世界紀錄發言人薩拉・威爾考克斯（Sara Wilcox）表示，自從金氏世界紀錄在1989年承認了羅伯特・麥唐納（Robert McDonough），連續19.5天不睡覺的世界紀錄後，在意識到刻意剝奪睡眠可能對身體造成重大傷害，金氏世界紀錄也在羅伯特・麥唐納創造紀錄後，停止接受不睡覺紀錄的認證申請。此後，金氏世界紀錄就再也沒有承認過任何類似的世界紀錄挑戰。令人無奈的是，泰勒・希爾茲之後，仍然有人在任性地試圖打破這項紀錄，但不論是科學家還是公眾輿論，對此大都持否定態度。畢竟，缺乏睡眠對人體健康的嚴重危害有目共睹，這樣的紀錄絕對不值得模仿和挑戰。何況，大文豪莎士比亞曾說過：「一切有生之物，都少不了睡眠的調劑」。為了拿一個不睡覺的金氏世界紀錄，付出的代價是永久性腦損傷，真的太不值得了。

睡眠負債健康破產

日本每年年終都會舉辦該年度的「流行語大賞」活動，評選出「最能反映該年度社會現象」、「話題性最高」的十大用語。2017年「流行語大賞」十大用語的名單中，有一個詞彙叫做「睡眠負債」。意思是一旦長期睡眠不足，身體就會像是陷入循環利息的欠債狀態，最後導致健康破產。「睡眠負債」並非日本人發明的詞彙，它之所以出現在2017年「流行語大賞」的名單中，是日本NHK電視台製作了「睡眠負債」的電視特輯後，一夕之間才廣為日本人所知。事實上，第一個提出「睡眠負債」的是美國史丹佛大學（Stanford University）睡眠醫療中心的創建者、睡眠醫學之父、醫學博士威廉·德門特（William Dement）。

什麼是「睡眠負債」？

過勞工作的日本人，全國約有四成的人每天睡眠時間都不到6小時。根據「睡眠負債」的定義，每天標準睡眠必須7～8小時。因此，若每天都欠債1小時以上，一年下來，你想要清債的話，就得躺在床上至少兩到3週都不睜開眼才行。

其實「睡眠負債」（sleep debt）並不是醫學上的正式名詞，正式的名稱為「睡眠剝奪」（sleep deprivation）。睡眠負債是指由於主動限制睡眠時間而造成的睡眠不足。長期處於睡眠負債的狀況中，不但會影響情緒、工作表現，還會減低記憶力、警覺性、注意力和判斷力，並且加速老化造成肥胖，甚至引發其它嚴重的疾病。美國加州大學柏克萊分校（University of California, Berkeley）神經科學暨心理學教授馬修·沃克（Matthew Walker）研究發現，睡眠負債的壞處不容輕視：

- 每晚睡4個小時，身體對付癌症的自然殺手細胞（Natural Killer Cells, NK細胞），數量剩下不到一半。
- 連續清醒19小時後開車，精神狀態和酒駕沒兩樣。

・容易覺得肚子餓，吃飽了卻還想再吃，體重居高不下。
・企業中睡眠不足的員工，缺乏生產力與創意。

最重要的是，人體的褪黑激素分泌最高有兩個時段，一是在凌晨4～5點，另一個是在下午2～3點，這時通常會昏昏欲睡，很難抗拒疲累。白天的活動會累積「腺苷」（Adenosine），腺苷是身體能量消耗後產生的代謝廢物，也是一個人的疲憊感來源。腺苷越高，疲勞感越明顯，這就是「睡眠驅力」（Sleep Drive）的累積。如果睡眠時間不夠長，腺苷排出量不夠多，結果就是隔天覺得累，造成睡眠負債的累積。睡眠驅力累積不足，或是過度消耗的現象，常出現在年長者身上。例如有許多年長者，常常白天看電視看到打瞌睡，白天過度消耗自己的睡眠驅力，晚上睡眠時間就會變短。隨時警惕自己，別沒事就睡，謹守午休不超過30分鐘，下午3點後別再睡覺。

睡眠負債不可超過2週以上

睡眠負債會引起白天思考、記憶能力下降、情緒易激動、人的警覺力與判斷力削弱，據統計近二成的意外事故與當事人睡眠不足有關。有研究顯示每天睡覺時間少於6個小時，經過14天後，對於認知上的不良影響，等於是2天都沒有睡覺的狀態。14天是一個重要的界限。第一個提出「睡眠負債」一詞的美國史丹福大學威廉・德門特教授強調，人體有記憶睡眠時間的功能，它是以2個星期為單位的。日本醫學博士、神經內科醫生米山公啟（Kimihiro Yoneyama）對此作了補充。他認為補眠總比不補好，可以在週末的時候將睡眠不足的部分補足，但是切記要在2週內將睡眠負債還清。總之，睡眠負債不可超過2週以上，否則身體就像是陷入循環利息的欠債狀態，最後導致健康破產。

睡眠負債的人表面雖看不出異狀，其實身、腦機能都已無法正常運作。透過腦波檢查，可發現睡眠負債者會出現微睡眠（Microsleep，瞬間或僅數秒無意識的短暫睡眠），此為一種保護腦部的防禦反應。微睡眠發生時，常引起重大事故，如車禍或操作機器失控。1979年3月28日，發生在美國賓夕法尼亞州三哩島核電廠（Three-Miles Island Nuclear Generating Station）的一次部分爐心熔毀事故；1986年1月28日，美國太空梭「挑戰者號」（Challenger），執行太空任務，升空短短73秒就爆炸解體，造成7名太空人不幸罹難，都跟工作人員缺乏睡眠有關。

試想，假使在駕駛中發生微睡眠，將有什麼後果？車輛時速60、70公里的駕駛，若發生短暫4～10秒的微睡眠，周邊70公尺的車輛都將陷入連環暴撞的危險。2005年（平成17年）4月25日，日本JR西日本福知山線電車於彎道高速脫軌、衝入大樓，造成107人死亡、562人受傷的慘劇，出事原因相當複雜，也與列車司機出現微睡眠有關。2014年日本NHK將JR福知山線出軌事故拍成了紀錄片，2015年台灣公視以「80秒殺人事件」播出此紀錄片，並在2018年宜蘭普悠瑪列車出軌事故發生後不久再度重播。2019年6月10日，台灣一輛阿羅哈客運大客車在國道1號南下205公里處、彰化段發生翻車意外，造成3死13傷事故，司機坦承出事前，多次閉眼，最後一次長達10多秒，又是微睡眠惹的禍。2020年9月21日，台北市1輛藍26公車行經內湖路一段時，因不明原因爆衝上人行道。造成24部機車遭受波及，1名年約50歲機車騎士遭公車捲入當場無呼吸心跳，送醫宣告不治，另一名員警受傷送醫治療。肇事公車駕駛私下坦承「我睡著了」，也是微睡眠惹的禍。

睡眠負債引起的微睡眠，因僅僅幾秒，本人及周遭人都不會注意到。根據世界衛生組織的報告，全世界交通工具造成的死亡事故，有50%以上是因為駕駛人睡眠不足打瞌睡所造成的。美國睡眠不足引起的車禍，造成一年150億美金的損失。

史丹佛大學醫學院教授、睡眠與生理週期神經生物學實驗室主任西野精治（Seiji Nishino）實驗發現，若想要還清平均40分鐘的睡眠負債，就必須連續3週，每天都躺在床上14小時才行。正因為要償還睡眠負債是如此的困難，因睡眠障礙造成的各式社會問題層出不窮。美國因睡眠障礙引發的疾病及相關意外，造成高達1,000億美元的損失，促使美國政府當局正視睡眠醫學的重要性，而成立國家睡眠研究所。

週末補眠效果不佳

我們可以儲蓄金錢，但無法儲蓄睡眠。如果對於睡眠不足的狀況，持續置之不理，睡眠不足就會像「負債」一樣，讓你債臺高築。隨著睡眠負債的情況越來越嚴重，我們的身體就會出現各種症狀。一旦這些症狀開始惡化，健康就會加速破產。以借錢為例，就算一點一點償還利息，只要沒有償還本金，債務就永遠不會消失。同樣的，睡眠負債也是如此，只有週末睡得比平日長，最多只是償還利息的效果而已。但是，企圖用週末補眠，常常沒有任何效果，還會因此破壞晝夜節律，造成身體負擔。

國際間許多醫學研究表明，輪班工作或跨時區旅行造成的晝夜節律紊亂，會對人類健康產生長期影響，如增加肥胖、2型糖尿病、心血管疾病和罹患多種癌症的風險。不僅如此，睡眠不足還會使人產生緊張、焦慮、意識錯亂等情緒障礙；而長期睡眠不足，甚至與認知能力的下降和憂鬱症的發生有直接關係。對於一些從事特定職業的人，如醫生和司機，睡眠不足會使他們在工作中出錯的機率呈倍數增加。與睡眠充足的醫生相比，前一晚只睡6小時，甚至更短時間的主治醫生，造成嚴重手術失誤的可能性高出170%。而對於少年、兒童來說，不充足的睡眠，會使他們肥胖的風險增加。

小睡片刻有必要

根據美國疾病管制與預防中心（Centers for Disease Control and Prevention）最近發布的報告，在美國，有大約4,500萬人，也就是現在成年勞動人口的近三分之一，每天睡眠時間為6小時或更少，這部分跟科技產品和它持續不斷帶來的鈴聲與震動有關。睡眠不足的問題已經成了各個行業人群共通的苦惱。事實上，近來有不少研究都表明，任何深層睡眠，不論是連睡8小時，還是打半小時的盹，都能讓我們的大腦以更高水平運轉，讓我們想出更好的主意，更迅速地解答謎題，更快認出圖案，更準確地回想起各種信息。

舉例來說，美國國家航空暨太空總署（NASA）出資進行了一項研究，由賓夕法尼亞大學（University of Pennsylvania）睡眠和時間生物學系主任大衛·F·丁格斯（David F. Dinges）教授，帶領一隊研究者進行實驗，結果發現讓被試者小睡24分鐘，就可以提高他們的認知表現。而在另一項由英國林肯大學（University of Lincoln）心理學學院研究主任兼睡眠與認知實驗室主任西蒙·杜蘭特（Simon Durrant）教授所領導的研究發現，受試者在小睡中深層睡眠的時間長度，將可以預示他們在之後回憶一小段旋律的能力。紐約城市大學（City University of New York）的研究者也發現，小睡片刻的受試者比起一直清醒著的人，能夠更準確地辨認物體間，表面上和象徵意義上的聯繫。

哈佛大學醫學院精神病學教授羅伯特·斯蒂克戈爾德（Robert Stickgold）認為，睡眠（包括產生深層睡眠的小睡），會讓我們的大腦得到一個機會去決定新的信息孰去孰留。正因為如此，我們的夢才充斥著奇怪的情節與人物，這是因為我們的大腦，此時正在試圖尋找最近學到的新東西、存儲在長期記憶中的知識，兩者之間存在的關聯。眼球快速運動睡眠，是整個睡眠中唯一一個大腦跟完全清醒時，同樣保持活動的階段；而且這種睡眠階段能為大腦提供一個孕育新想法，磨鍊近期學會的技能的良機。等到醒來時，我們往往更有能力在錯綜複雜的信息中，發現隱祕的聯繫。

連睡幾個小時並不是高水平工作表現的必要條件，在漸漸接受這個概念後，企業也越來越能包容員工在工作場所打盹，或採取其他類似的間斷工作節奏。

比方說，谷歌（Google）的員工現在就可以在工作時小睡，因為這家公司相信這可能會提高員工的生產力。英國前首相邱吉爾、鐵娘子柴契爾夫人、美國前總統甘迺迪、教宗方濟各、達賴喇嘛都會要求幕僚人員安排午休時間。

小睡有助於整體精神的提升，特別是中午過後，那是一個生理時鐘的特性。在晚上11～2點之間上床睡覺，腦部會分泌褪黑激素，有助於深層睡眠的效率。在固定的時間起床，並曝曬到陽光，醒來的時間是穩定生理時鐘最重要的關鍵。生理時鐘同時掌管全身系統的功能，腦部的生理時鐘要穩定，器官的生理時鐘才不會錯亂。隨著年紀增長，生理時鐘會使身體對睡眠的需求減少。

眾所周知，動物的生殖能力會受到晝夜節律變化的影響，這是因為類固醇荷爾蒙（Steroid hormone）的分泌，通常與晝夜節律同步進行。而不健康的睡眠方式會破壞體內類固醇荷爾蒙的水平，這可能是導致人體不孕的主要原因。

檢視睡眠負債

2020年7月，日本電視台綜藝節目《世界上最好的班級！》以「睡眠負債」為主題，邀請美國史丹佛大學研究睡眠30年以上的精神科教授西野精治，講解分析都市人睡眠品質差的7大行為，只要符合其中2項，即代表你有很大機會「睡眠負債」。更傳授一招「睡前耳朵按摩」，讓你更易入睡。首先不妨檢查自己的睡眠品質如何。西野精治教授提出以下7項行為，如果你符合以下2～3項，即可能有「睡眠負債」、4～5項則已經有「睡眠負債」，6項或以上更有嚴重「睡眠負債」。

睡眠品質差的7大行為

1. 假期後更容易感到疲累	
2. 記憶力變差，變得健忘	
3. 假期的睡眠時間比平日多出90分鐘或以上	
4. 能在5分鐘內入睡	
5. 容易感到煩躁不安	
6. 習慣在睡前使用手機	
7. 容易在沙發上睡著	
總計	

睡前30分鐘，進行耳朵按摩，可以促進全身的血液循環，幫助晚上入眠。耳朵按摩共有5個動作，5個動作必須一次做完，睡前30分鐘重複做3次。

1. 用手指捏住兩邊耳朵，輕輕向外拉，維持5秒。
2. 手指抓著耳朵上方的軟骨位置，輕輕向上拉，維持5秒。
3. 用手指抓住耳窩中央，輕輕地順時針轉圈，同樣維持5秒。
4. 用手指和拇指將耳朵上下摺起，維持5秒。
5. 用雙手掩蓋兩邊耳朵，順時針轉5秒。

一般來說，有睡眠障礙的患者本身能夠察覺的是睡眠品質好不好（睡不著、情緒不穩定、睡不飽、精神差、淺眠、多夢、注意力不集中……）的情況。經常需要半夜起床上廁所，許多人會直覺歸咎泌尿道系統或攝護腺肥大的問題，卻忽略了如果睡眠當中缺氧的話，心臟會有負擔，體內的抗利尿激素分泌會減少，使尿量增加。因此如果睡前沒有喝很多水，半夜卻需要起來上廁所，經檢查泌尿系統沒有問題的話，其實就是心臟的一個警訊。

陽萎、性冷感不睡覺惹的禍

每年3月的第三個星期五是世界睡眠日，歷史上的這一天並沒有發生過什麼與睡眠相關的轟動事件，只是進入21世紀以來，越來越多的人開始有了睡眠問題。希臘神話中，夜晚有兩個兒子，一個是睡神希普諾斯（Hypnos），另外一個是死神塔納托斯（Thanatos），死神會要了我們的命，睡神則是人類健康的保護神。無奈有太多的人夜夜苦苦等候睡神不來，只能徒呼奈何，睜眼到天明。根據統計，台灣有睡眠困擾的人比例逐年增加，從2006年的23.3%增加到2021年的30%，加上爆發新冠肺炎疫情，有近600萬人睡不好。

睡眠好不好，與工作、生活、情緒與體內荷爾蒙的變化有很大關係。美國芝加哥大學（University of Chicago）醫學系教授伊芙．範考特（Eve Van Cauter）博士，對一群芝加哥大學的男學生進行實驗，結果發現每晚只睡4～5個小時的人會格外貪吃。連續一周每晚睡眠時間不足5小時，睪酮（Testosterone，睪丸激素）水平明顯低於睡眠充足時的水平。睪酮水平過低會給男人帶來陽萎的負面影響。範考特博士說：「睡眠不足對男人睪酮水平的影響，相當於變老10～15歲所帶來的影響。成年男性年齡每增加一歲，睪酮水平就會降低1%到2%。該項研究發表在《美國醫學會雜誌》（Journal of the American Medical, JAMA）。睪酮是一種類固醇荷爾蒙（Steroid hormone），由男性的睪丸或女性的卵巢分泌。當你的睪酮水平過低，男性第二性徵的特點會不明顯，導致夫妻性生活不美滿。

英國《每日電訊報》（The Daily Telegraph）報導，加拿大一項研究結果表明，睪酮分泌量減少會反過來導致睡眠質量降低，睪酮水平與睡眠之間是相互作用的。美國《睡眠》（SLEEP）

雜誌刊登文章稱，睡眠不足會導致男人睪酮水平下降。如果長期缺乏睡眠，男性血液中睪酮的下降速度會加快，而且普遍出現情緒變壞、做事無精打采、體力欠佳、注意力不易集中等現象。男性睪酮水平下降還會出現性慾減退、勃起功能下降、潮熱、抑鬱、煩躁不安、焦慮等症狀，以及伴隨很多疾病如骨質疏鬆、貧血、2型糖尿病等。然而，很多人並不清楚男人長期睡眠不足，會引起睪酮水平下降，而睪酮水平下降又會引起睡覺時間進一步變短，從而導致男性更快變老。有睡眠障礙的人睪酮水平下降，會出現勃起功能障礙（ED，陽萎）。流行病學的研究表明，缺乏睡眠的人比睡眠正常的人ED的風險增加了2.11倍，發病率為17.8%。也就是說，每5個熬夜的男性，就會有一個是陽萎。

增加睪酮的食物

雖然男性體內的睪酮水平和晝夜變化有關，一般是午後最低，夜間睡覺時最高，但能讓人體內睪酮合成增加的卻不是夜晚，而是睡覺時間。由於睪酮合成需要至少連續3個小時的正常睡覺時間，所以睡覺時間不夠，必然會導致睪酮水平下降。所以，自覺睡覺時間變短的男性朋友，不妨到醫院檢查一下睪酮水平，或者可以先吃一些可增加睪酮的食物：

1. 雞蛋黃：蛋黃富含膽固醇和維生素D3，前者可在人體內被轉化成睪酮，而後者是天然的促進睪酮分泌的維生素。同時還含有鋅，鋅是睪酮分泌不可缺少的微量元素。

2. 大蒜：大蒜中含有一種名為二烯丙基二硫（diallyl disulfide）的化學物質，它會刺激睪酮的分泌。還能刺激男人的性慾望，有壯陽的作用。

3. 海藻類洋菜：根據衛福部食品營養成分資料庫的資料，常見食材中鋅含量高的食材中，海藻類洋菜以每100公克含有59.792毫克，位居第一。鋅含量排名第一的並非牡蠣或生蠔，100公克生蠔鋅含量僅有15.48毫克。

4. 十字花科蔬菜：十字花科蔬菜含有的營養素可以抑制雌激素（estrogen），比如：青花菜（又稱綠花椰菜）、高麗菜、白菜、芥菜、蘿蔔等食物，有助於提高睪酮水平。

5. 海魚：海魚含賴氨酸（Lysine）高，多吃能提高精子的活力，精子數量會比其他人多出30%。鱔魚、金槍魚、鮭魚、鰻魚、墨魚等，能升高睪酮的水平。

除此之外，每天曝曬太陽光15～30分鐘，就能夠提高男性雄性激素（Androgenic Hormones）的水平，增強性慾，提高精子質量。也就是說，曬太陽就能治性冷感，太陽光簡直是一種春藥。美國匹茲堡大學醫學院（University of Pittsburgh School of Medicine）教授安德里亞・法吉里尼（Andrea Fagiolini）博士曾經進行一項研究，性慾減退或是勃起障礙的患者，每天早上曝曬太陽光15～30分鐘，2個星期之後，睪酮水平從2.1毫微克／毫升，增加到3.6毫微克／毫升，性愛滿意度由於睪酮水平提高，變得不一樣。主要原因是，受陽光照射在皮膚上所產生的維生素D所影響。身體內保持充足的維生素D，這會幫助你維持身體高水平的睪酮，進而提高性慾。

正常情況下，睪酮的分泌量會在一天中發生規律性變動，剛睡醒時達到高峰，而在白天進行日常活動時濃度最低。缺乏睡眠降低了血液中睪酮的濃度，從而影響男性生殖器的健康以及內分泌系統。那麼，睪酮究竟是什麼？它為何如此關鍵？前文提及睪酮是一種類固醇激素（Steroid hormone），由男性的睪丸或女性的卵巢分泌。不論是男性還是女性，睪酮對身體健康都有著重要影響，包括性慾、肌力、免疫功能、骨骼健康等方面。男性睪酮的分泌量比女性大20倍，它具有維持肌肉的強度與品質、骨密度、性慾與勃起次數、提神與維持體能等功效。低水平的睪酮會導致男性肌肉質量下降、骨骼變脆、性慾降低、陽萎，久而久之甚至會對人的情緒產生影響。當其水平下降時，不僅會影響精子的質量，還會影響性腺（睪丸和卵巢）。當然，過高或過低的睪酮水平也會導致脫髮。因此，停止熬夜吧，不然頭髮就掉光啦！

男性性慾和勃起在很大程度上與體內的睪酮水平有關，睪酮是在睡眠時分泌較多的體內荷爾蒙。經常熬夜會消耗掉大量睪酮以維持人的精力，也會嚴重影響睪酮的合成與代謝，同時易引發男性內分泌系統紊亂，可能造成雄性激素（androgen）分泌減少。雄性激素可是性愛、慾火的助燃劑，身體中雄性激素含量減少，就會進而導致性慾降低、勃起功能障礙等諸多問題。泌尿科醫生通常會問勃起不夠堅挺的患者：「最近一段時間晨勃怎麼樣？」因為男性在睡眠過程中，陰莖會出現非自主的勃起現象，其中晨勃可以說是男人健康的風向球，是陰莖得到充分休息的信號。但長期熬夜或睡眠不好，就會打破這一生理規律，讓陰莖長期處於疲憊狀態，久而久之它就會「抗議」，讓男人勃起功能變差、不想性愛等。臨床上，這樣的患者很多，應對的方法很簡單，就是按時上床休息。

晚上11點睡覺最養「性」

從中醫學的角度分析，亥時（21時～23時）睡覺最養「性」。亥時也叫「人定」，就是夜已深，人們需要停止活動，該安歇睡覺。亥時的人體狀況是陰氣越來越重，陽氣越來越弱，需要休息以生陽。同時，亥時是十二時辰中的最後一個時辰，對應的人體經絡為三焦經，是連接人體上、中、下的通路。三焦有主持諸氣、疏通水道的作用。人如果在亥時入睡，百脈可休養生息。中醫認為，男性陰莖的勃起與氣血關係密切，亥時又是益氣生血的時段，因此，男性如能做到亥時上床休息，就可達到修身養「性」的效果。當然，亥時只是筆者建議的一個時間範圍，每個人可根據自己的特點來調整作息時間。睡前避免做一些讓自己過度興奮的活動，如健身、喝咖啡、玩手機、看電子書等。

勃起功能障礙是泌尿科門診常見的問題，近年來40歲以下男性就診從15%上升至45%，年輕人長期熬夜是原因之一。這些經常熬夜工作的男人，最容易患上陽萎。23點到凌晨1點是大自然陽氣從漸弱到漸強的關鍵時期。男性只有在夜間充分休息，才能夠補充陽氣。陽氣足，勃起功能才會強。而長期熬夜則會讓陰陽失衡、陽氣受損。因此，每一個愛護身體的男性朋友最好都遵循自然規律，夜間11點前入睡，天亮就起床，天黑早睡覺。睡眠品質不佳：包括睡眠中斷，無法熟睡，夜間勃起的頻率自然會受影響；熬夜也會影響荷爾蒙分泌，導致晨勃不佳。2009年刊登於美國《性醫學雜誌》(The Journal of Sexual Medicine)的一篇論文提到，阻塞性睡眠呼吸中止症會導致男性勃起功能障礙的風險增加。患有睡眠呼吸中止症的人，睡覺時體內的帶氧量會下降，間接導致陰莖的帶氧量也不足，長期下來就可能影響勃起功能。

勃起硬度可分為4級，依硬度高低分為小黃瓜(4級)、帶皮香蕉(3級)、剝皮香蕉(2級)、蒟蒻(1級)；3級以下即屬勃起硬度不足，也就是俗稱的「陽萎」。勃起硬度級數：

1. 小黃瓜(4級)：沒有障礙，陰莖完全堅挺。
2. 帶皮香蕉(3級)：輕度障礙，陰莖硬度可勉強行房，但未完全堅挺。
3. 剝皮香蕉(2級)：中度障礙，陰莖有硬度，但無法完成行房。
4. 蒟蒻(1級)：嚴重障礙，陰莖有勃起變大，但沒有硬度。

國外有研究表明，睡眠與勃起功能息息相關。男性朋友如果經常熬夜的話，很容易導致勃起功能障礙的問題出現。為什麼睡眠不足對男性朋友的勃起功能影響這麼大呢？美國愛因斯坦醫學院（Albert Einstein College of Medicine）的睡眠專家，對志願接受實驗者的睡眠情況和夜間勃起進行了監測。結果發現，夜間睡眠模式分成兩種，一種為深層睡眠，持續約 1 小時；一種為淺層睡眠，持續約 30 分鐘，兩種模式合起來是一個睡眠週期，約1.5小時。在每個睡眠週期的過程中，男性會有勃起現象發生。一般整夜睡眠需要重複4～5個週期，男性也會無意識勃起4～5次。這能使陰莖得到充分休息，體內激素也得到規律調節。

如果晚上熬夜或者睡眠不規律，就會影響這種睡眠規律，導致夜間和清晨無法勃起，長此以往還可能造成勃起功能障礙。一般而言，男生至少有兩個勃起：1.晨勃。這個大多數男生都知道。早上醒來，陰莖總是一柱擎天，這就是所謂晨勃現象。2.夜勃。每個性功能正常的男人都會有，每晚大概勃起4～5次，每次20～40分鐘。也就說是，你睡著以後，你的陰莖並沒有跟著沉睡，而是在不斷地起起落落：勃起→下垂→再勃起→下垂。這跟白天的勃起或者性愛的勃起有很大的不同。白天，也許是因為受到性刺激，經常勃起，但你無法像夜間勃起那樣，勃起得那麼久，往往很快就會疲軟，像小氣球消風一樣。性愛時，勃起也許夠久，但你確信每天能來4、5次，像A

片那樣？由於夜勃主要是發生在深層睡眠階段，所以男人一般感覺不到夜勃的存在。如果你經常熬夜，那麼就意味著夜間勃起的次數會減少。長此以往，就可能導致陰莖「永垂不朽」。

睡眠不足影響性生活

至於職業婦女，白天工作，晚上又要照顧家庭，同樣免不了床第之間的困擾。根據《北美更年期學會雜誌》（journal of the North American Menopause Society）蒐集了3,400多名婦女在2016年12月至2019年9月之間，所完成的睡眠質量問卷調查，2021年4月提出一項研究結論：睡眠品質差或經常睡不到5個小時的女性，缺乏性愉悅而造成性冷感的可能性，高出一般女性兩倍。患有阻塞性睡眠呼吸中止症的女性，也較容易有性冷感問題。領銜此研究的北美更年期學會醫學主任史蒂芬妮．福比恩（Stephanie Faubion）博士表示，醫生對病患進行睡眠方面的診斷時，可能得詢問對方性功能有無受到影響，因為睡眠和性生活是交織在一起的，良好的睡眠品質，往往與更多的性生活有密切關聯。

至於為什麼美好的性生活會讓女人睡得更香甜？該研究認為，性高潮不僅幫助女人身心放鬆，也會幫助身體釋放雌激素（estrogen，動情素），有助於睡眠品質更好。以女性來說，性高潮後雌激素水平提高，可以增強眼球快速運動週期並促進更好的夜間睡眠。而男性的性高潮會增加泌乳激素（lactogenic hormone）的產生，泌乳激素能促進深層睡眠，幫助身體進入自我修復過程。這是許多人想不到的關聯，但事實的確如此，當你睡眠不足，你會想做愛嗎？

一項大型研究發現，睡眠不足會使健康年輕男性的性激素：睪酮水平下降10%至15%。另根據2021年的最新研究，睡眠較充足的女性對於性生活更感興趣，睡眠較多的女性比睡眠較少的女性更容易性興奮。睡眠不好，雌激素（女性荷爾蒙）會下降，除了皮膚開始失去光澤外，還會造成性慾降低、性冷感。不管是男性還是女性，如果長期睡眠不足，會使得性生活受到嚴重影響。女性長期睡眠不足會導致體內的雌激素和孕激素（progesterone）分泌異常，新陳代謝失調及內分泌紊亂，人會衰老得更快。還會影響到女性的排卵，使得女性的月經以及生育能力受到嚴重影響。而對於男性來講，長期睡眠不足會影響到精子的數量和質量。還會影響到男性生殖器官的血液供應，導致男性出現一系列的性功能障礙，尤其是陽萎。

一項針對2,000名女性空服人員的研究中，當睡眠時間與她們跨時區的工作時間重疊時，女性空服人員在前3個月流產的風險顯著增加。研究表明，睡眠不足會影響女性促卵泡激素（follicle-stimulating hormone, FSH）、促甲狀腺激素（Thyroid-stimulating hormone, TSH）、促黃體生成素（luteinizing hormone, LH）、催乳素（Prolactin, PRL）、雌二醇（Estradiol, E2）等激素的分泌，這些激素的正常分泌，對於女性生殖的重要性，自然是不言而喻。促卵泡激素的分泌通常與睡眠時間呈正相關，睡眠不足導致的促卵泡激素水平下降，可能會使你罹患多囊性卵巢症候群（Polycystic ovary syndrome, PCOS），這種疾病主要的臨床表現為：與促卵泡激素不同，急性睡眠不足會導致健康的年輕女性，促甲狀腺激素水平顯著上升。這種激素的上升導致的後果為：月經失調、無排卵、閉經和習慣性流產。

此外，促甲狀腺激素的升高，還可以進一步刺激催乳素分泌，這也會導致女性的不孕症。雌二醇是由女性卵巢分泌的類固醇激素（Steroid hormone），也是生殖期主要的雌性激素，它可以調節促卵泡激素與促黃體生成素的活性。研究表明，較差的睡眠質量與不規律的作息，會導致雌二醇水平的顯著升高。長期高水平的雌二醇，會導致女性子宮內膜增生，致使子宮內膜變厚。

當然，睡眠時間也不宜過長，在滿足睡眠需求的情況下，隨著睡眠時間的延長，會增加罹患乳腺癌的風險。

常作夢，智商較高，可享受春夢的快感

人的一生中大約有1/3的時間是在睡眠當中度過，美國加州大學柏克萊分校（University of California, Berkeley）神經科學暨心理學教授馬修・沃克（Matthew Walker）研究發現，睡眠與作夢的功能，超乎想像：

學習之前的睡眠，幫助大腦形成新記憶；學習之後的睡眠，可以強化記憶、避免遺忘。 夢提供虛擬實境，讓過去與現在的知識相互融合，激發出創意。 夢還能拭去痛苦的記憶，幫助我們撫慰心靈的創傷。

睡眠增強學習與記憶

我們的身心健康、吸引力、記憶力、學習力、生產力、領導力、決策力、智商、情商、創意、運動表現，這些讓白天生活更為精采的能力，原來都與夜晚那場神祕的睡眠有關係。

「只要作了夢，人的頭腦就會更靈敏」。睡眠時，大腦會在非眼球快速運動期，為我們處理清醒時學習的事實記憶，而伴隨眼球快速運動期而來的作夢階段，成為不少科學家、學者和藝術家突破既定思維，發揮創意的關鍵。

1962年諾貝爾生理醫學獎得主，英國分子生物學家及神經科學家弗朗西斯．克里克（Francis Harry Compton Crick）博士，在全世界最權威及最有名望的學術期刊《自然》（Nature）雜誌上發表文章，指出人的大腦貯存的信息越多，信息的傳遞就會發生雜亂，而作夢即可消除大腦中無用的信息，並使腦力得以恢復。如果不作夢，不對信息進行篩選和整理，那麼大腦中只是垃圾一堆。克里克博士認為，大腦在整理白天接收到的信息時，把不需要貯存的信息從海馬體（Hippocampus）中提取出來，並把它投影在大腦皮質枕葉（occipital lobe）上，這樣就把這些信息消除了，也就是說忘掉了。而必要的信息則被送往大腦皮質頂葉（parietal Lobe）長期存貯下來。學習和記憶是大腦的重要機能，大腦可以存儲50億冊書籍的信息，是美國國會圖書館（全世界最大）圖書數量（1,000萬）的500倍。人類大腦的神經細胞每秒鐘可以完成1,000億次的信息傳遞和交換；人的大腦在活化狀態下，每天能記住4本書的所有內容。

當那些不需要的信息被投影到枕葉時，腦海中便出現了各種生動的情景，這就是我們所說的夢。通過作夢可以把多餘的、不需要的信息從記憶庫中剔除，使重要的信息得以保存。所以，一覺醒來，人的思維會變得清晰、敏捷。

其實晚上尿頻的人，更容易記住自己的夢，更多的情況是，我們每天花8小時睡覺，花2分鐘忘掉剛作的夢。來自澳大利亞蒙納許大學（Monash University）的神經科學家托馬斯．安德烈隆（Thomas Andrillon）博士表示，海馬體似乎同樣是最後一個「醒來」的。因此，儘管你的海馬體在睡眠中其實仍在活躍的工作。數據顯示，在某些睡眠階段，海馬體將信息傳遞給大腦皮層，但沒有接收到任何信息。這種單向通信意味著從睡眠中醒來後，你的大腦可能需要至少2分鐘，來啟動其記憶編碼能力。因此，在睡眠中覺醒時間長或者更容易醒來的人，對夢的記憶能力也更強。所以說，睡得越淺記得越好，從睡夢中醒過來的次數越多，記得越牢！並且容易記住夢境的人，大腦似乎「醒」得稍微快一點。

此外，我們睡眠過程中編碼新記憶的能力與兩種神經遞質的水平有關。乙醯膽鹼（Acetylcholine, ACh）與去甲腎上腺素（Norepinephrine，NE或NA）對於保持記憶尤為重要，有研究者認為特殊的神經遞質組合，可能是我們容易忘記夢的原因。當我們入睡時，乙醯膽鹼和去甲腎上腺素急劇下降，然後，進入睡眠的眼球快速運動（REM）階段時，乙醯膽鹼返回清醒時的水平，但去甲腎上腺素仍保持低水平。所以在眼球快速運動期間，我們的夢境最為生動，此時醒來也會留有印象。但低水平的去甲腎上腺素依然限制了我們的記憶能力。哈佛醫學院精神病學教授羅伯特．斯蒂克戈爾德（Robert Stickgold）建議在睡覺前多喝水，因為多喝水，晚上會頻頻起來上廁所，增加午夜覺醒的次數，有助於增強對夢的記憶……。要想記住自己的夢，就得夜裡多去尿尿。

透過夢境「反向學習」

根據研究，作夢多的孩子長大後聰慧機靈，作夢少或夢的內容比較單調的孩子，其語言和繪畫能力就相對差一些。成年人也是一樣，如果很少作夢，就說明進入大腦的信息沒有被有效整理，久而久之，學習能力和記憶力就會減弱。克里克博士把這個「消除」不必要信息的過程，稱為「反向學習」，它是通過夢來實現的。

弗朗西斯．克里克博士於1953年與詹姆斯．華生（James D.

Watson）博士共同發現DNA雙螺旋結構，兩人並於1962年跟英國分子生物學家莫里斯．威爾金斯（Maurice Wilkins），共同獲得諾貝爾生理醫學獎。弗朗西斯．克里克博士也被今年（2022）92歲的美國生物學家、2000年諾貝爾生理醫學獎得主埃里克．坎德爾（Eric R. Kande）博士，譽為20世紀最偉大的生物學家。歐美的科學家也認為，眼球快速運動週期長的睡眠，即作夢時間長的學生，的確學得快，記憶也較好。所以常作夢的人，記憶往往出奇的好。失眠的人就沒有作夢的可能性了，尚且不說享受不到春夢的快感，甚至連睡眠的樂趣都感覺不到了。

夜夜好眠的人難以了解失眠的痛苦，長夜漫漫，無盡的焦慮。失眠是一種人們生活中最常見的睡眠障礙現象，它的主要表現是入睡困難、睡眠中間易醒、早醒、睡眠質量低下及睡眠時間明顯減少。根據流行病學調查，美國的失眠人數占總人口的32～35%，英國占10～14%，日本占20%，西德占15%。台灣地區的失眠盛行率為28%（男性24.8%，女性31.2%）。台灣的失眠盛行率高居亞太地區第一位，世界第二位，僅次於美國。根據台灣睡眠醫學學會2020年統計，台灣失眠的人口超過500萬，幾乎是每5人就有一人有失眠的症狀，每年要吃掉九億多顆的安眠藥。

睡眠障礙分類與原因

失眠引起的睡眠障礙分為三種：

1. 入睡困難：正常人躺在床上10到20分鐘就會睡著，如果躺超過30分鐘還睡不著，即是入睡困難。
2. 睡眠維持困難：大部分的人睡眠會持續到天亮，有些人會在半夜醒來上廁所或其他原因起來2、3次，醒來之後，就難以入睡。
3. 清晨過早醒來：清晨3、4點起來就無法入睡，睡眠品質不好、長度不夠。

常見的睡眠障礙原因可分為四種：

1. 個人睡眠習慣，也就是睡眠衛生，例如，年輕人熬夜上網、玩手機，日夜顛倒，睡眠節奏被打亂。
2. 心理因素，白天的焦慮帶到床上，身心無法放鬆，難以入眠。
3. 身體疾病，流行性感冒、咳嗽，或慢性疾病，如心臟衰竭所造成的咳喘，都可能造成睡眠障礙。
4. 原發性失眠，此類病患有良好的睡眠習慣，也排除生理、心理因素所造成的失眠，找不到原因，通常只占一成以下。

醫學上，人體有交感神經及副交感神經，交感神經會使身體緊張、興奮，得以面對危難，副交感神經則會使身體放鬆，進入休息狀態。失眠的人可以做身體放鬆的練習，從頭到腳，一個一個部位開始放鬆，或是睡前沖洗溫水澡、喝牛奶、靜坐、數息等，可活化副交感神經，讓身體放鬆，進入睡眠的情境。有些人已經習慣緊繃焦慮而不自覺，躺在床上翻來覆去，誘發潛在的焦慮，更不容易入睡。

睡覺作夢好不好呢？作夢是不是睡眠障礙？正常人每天晚上必定會做3～5個夢，每次5～15分鐘。也就是說，作夢是一種普遍的生理現象，不管你有沒有夢的回憶，有沒有作夢的感覺，正常人晚上都會作夢，這是腦部活動正常的表現，而不是睡眠不好的表現。更何況連1962年諾貝爾生理醫學獎得主弗朗西斯·克里克博士都說：「只要作了夢，人的頭腦就會更靈敏」。

英國《性學期刊》（Journal of Sexual Medicine）上的一項研究指出，春夢是一種很正常的現象，會夢見自己在夢裡翻雲覆雨，醒來後無論多睏都必須要爬起來換內褲，智商較高的人春夢會更豐富。男人在20歲左右，女人在40歲時，最容易作春夢。女性大多夢見接吻、擁抱及做愛；男性大多夢見做愛、遺精，所以才有這樣的說詞：「女人夢交，男人夢遺」。男性春夢中出現的多是陌生人，而女性春夢中出現的多是她們所熟悉的人。現代心理學的開山鼻祖、精神分析學派創始人、奧地利心理學家佛洛伊德（Sigmund Freud）說：「人的一切思想和行為都是以性為出發點，夢也不例外，它絕不是偶然形成的聯想」。男女在45歲前作過春夢的人分別占100%和75%，女性春夢多發生在20～45歲，男性的春夢高峰在15～30歲之間。女性每年春夢的次數不過3～4次，而男性則較多，是女性的兩倍。

春夢是一種生理現象，與新陳代謝旺盛、性器官分泌功能活躍、性生活不和諧或性壓抑有關，青春期女性夢遺可能與神經控制功能不健全有關。女生在排卵期和經期前後，特別是懷孕的女性，性慾特別旺盛，這時春夢的自然宣洩可以緩解累積的性緊張。心理學上說，春夢是一種正常的性生理和性心理行為。春夢的發生與體內性激素水平、性心理有密切關係。這種性衝動在清醒狀態下被理智所抑制，在夜晚進入夢鄉時卻不受任何束縛，並通過大腦皮層的興奮點（又稱興奮灶、興奮竈）而活躍，於是你的夢中就出現了擁抱、親吻等兒童不宜的情景。

一般來講，有性經驗的人要比沒有性經驗的人作「清晰的春夢」的機率要大，沒有性經驗的人，往往春夢的性對象模糊；性壓抑程度低的人，容易作「赤裸裸的春夢」，性壓抑程度高的人，春夢則晦澀隱蔽。

趴著睡作春夢的機率會更高，因為這個姿勢很容易與「性」聯想起來。夜間人體會進入性興奮狀態4～5次，血液向性器官流動，男性表現為勃起，女性則會陰道溼潤。每到這時，人就容易作春夢，一般持續20～25分鐘。並且，女性在月經期內更容易在夢裡出現有關性的內容。女人懷孕後，體內的雌激素飆升，此時生殖器會變得更加敏感，就很容易作春夢。這種情況一般在懷孕中期比較明顯，到了懷孕晚期會好一點。這其實是很正常的事，不用大驚小怪。女人懷孕時往往避免與愛人做愛，在無法滿足性需求的情況下，就會更容易作這樣的夢境。幾乎所有的人都作過春夢。而且，受教育越多的人，作這種夢的次數越多。

有多少人的性啟蒙來自《紅樓夢》？你可還記得《紅樓夢》一書中，秦可卿邀請賈寶玉到自己的臥室午睡，正處青春期的賈寶玉躺在秦可卿的香閨中，作起了人生第一場春夢，醒來「只覺冰涼一片沾濕」，原來是賈寶玉「夢遺了」。心理學家佛洛伊德認為，夢是因為清醒時被理智抑制，只有進入夢鄉才能「為所欲為」。人的一生要經歷10萬個夢，但縱有美夢千萬個，都抵不過一場春夢。春夢是人類原始欲望隱晦地釋放，以幻想形式體驗本能的滿足，只不過觸發場景隨機且偶然。根據調查顯示，台灣97%的男性與85%的女性，在45歲之前都曾有過春夢體驗。根據個人差異，春夢分為露骨與含蓄兩種：露骨的則是直接夢到交媾場景；含蓄的則是出現親吻、相擁等夢景。

2020年4月22日，英國國際期刊《心理學與性》（Psychology & Sexuality）的一項新研究表明，英國83%的人作過春夢，一生中平均有18%的夢是春夢，而男性作春夢的頻率高於女性。男性通常會比女性花更多的時間參與性幻想，雖然人們普遍認為男人們會比女人經歷更多的春夢，但類似的相關研究結果卻不一樣。

德國曼海姆中央心理健康研究所（Central Institute of Mental Health in Mannheim）睡眠實驗室麥可·施雷德（Michael Schredl）使用了一個比之前研究更大的年齡範圍樣本，希望找出男女春夢的性別差異。該研究在線調查詢問了2,907名年齡在16至92歲之間、受教育程度不同的男女，評估他們的夢境頻率、夢境的情緒基調和對夢境的態度。受試者估計他們所經歷的春夢與他們回憶的全部夢相比所占的百分比。春夢的內容被描述為「任何出於性動機的行為，如調情、接吻、性交或手淫以及觀看性行為」。結果顯示，83%的受訪者曾作過春夢。這一發現支持先前的研究，即絕大多數男性和女性在有生之年的某個時刻會經歷春夢。

Chapter

4

你正在謀殺自己：睡太少或睡太多

「一切有生之物，都少不了睡眠的調劑。」

——莎士比亞（William Shakespeare，1564～1616年）

7小時睡眠死亡風險最低

人一生中的三分之一歲月是在睡眠中度過的，失眠、熬夜、嗜睡給超過六、七百萬的台灣同胞，帶來了各種可怕的後果。傳統的觀點認為，每天8小時的睡眠是最健康的睡眠週期，但大家都不知道，最近一項時間長達14年的大規模研究，推翻了這個觀點。

8小時睡眠增加死亡風險

2021年9月3日，日本國家癌症中心（National Cancer Center）的研究人員首次在《美國醫學會雜誌》（The Journal of the American Medical Association, JAMA）上，發表了主題為〈日本、中國、新加坡、韓國成人睡眠時間與全因死亡率（所有死因的死亡率）和主要原因死亡率的關係〉的文章。它為成人的睡眠時間提供了寶貴的建議，**指出7小時是最好的睡眠時間，死亡風險最低。8小時的睡眠已經傷害了許多人，並可能增加死亡的風險。**

這項研究是亞洲地區關於睡眠時間與死亡率關係的首次最大型研究，它由亞洲隊列聯盟（Asia Cohort Consortium, ACC）領導，該聯盟由亞洲30多個隊列組成（包括台灣在內）。共有322,721名成年人參與這項研究，平均年齡為54.5歲。在中國、日本、新加坡和韓國進行了大約14年的追蹤調查後，發現男性死亡人數為19,419人，女性死亡人數為13,768人。這項對來自亞洲隊列聯盟9個隊列（5個來自日本、2個來自中國、1個來自新加坡、1個來自韓國；以下簡稱東亞）的個人水平數據的隊列研究於1984年1月1日至2002年12月31日進行。

追蹤人群包括來自日本、中國、新加坡和韓國的參與者，男性的平均（SD）隨訪時間為14年，女性為13.4年。數據分析時間為2018年8月1日至2021年5月31日。

研究人員隨後對受試者自我報告的睡眠時間與全因死亡率、心血管疾病死亡率、癌症死亡率和其他原因死亡率之間的關係，進行了深入分析，**發現每天睡7小時是最佳睡眠時間。其他睡眠時間會增加死亡的風險。**

在進一步的實驗中，研究者根據卡方檢驗（chi-square test）、分類變量（categorical variable）和連續變量（continuous variable）的單因素方差分析（One-way Anova），對特定的死亡原因進行了調整。

數據顯示，無論男女，睡眠時間和全因死亡風險呈J形關係。其中，睡眠時間為7小時的全因死亡風險最低。值得一提的是，在睡眠時間≥10小時的受試者中，不論是男性或女性與死亡率的相關性最強。

不僅如此，研究還發現，男性睡眠≤5小時和≥10小時，女性睡眠≤5小時、8小時、9小時、≥10小時，心血管疾病（CVD）死亡風險增加；當男性睡眠8小時、9小時和≥10小時，女性睡眠≥10小時，罹患癌症死亡的風險會增加；當男性睡眠時間≤5小時、8小時、9小時或≥10小時，女性睡眠時間為8小時、9小時和≥10小時，會增加其他疾病引起的死亡風險。東亞人群的長睡眠時間與死亡率之間的關聯，似乎比北美或歐洲人群更強。

圖1　東亞男性睡眠時間與死亡風險之間的關聯

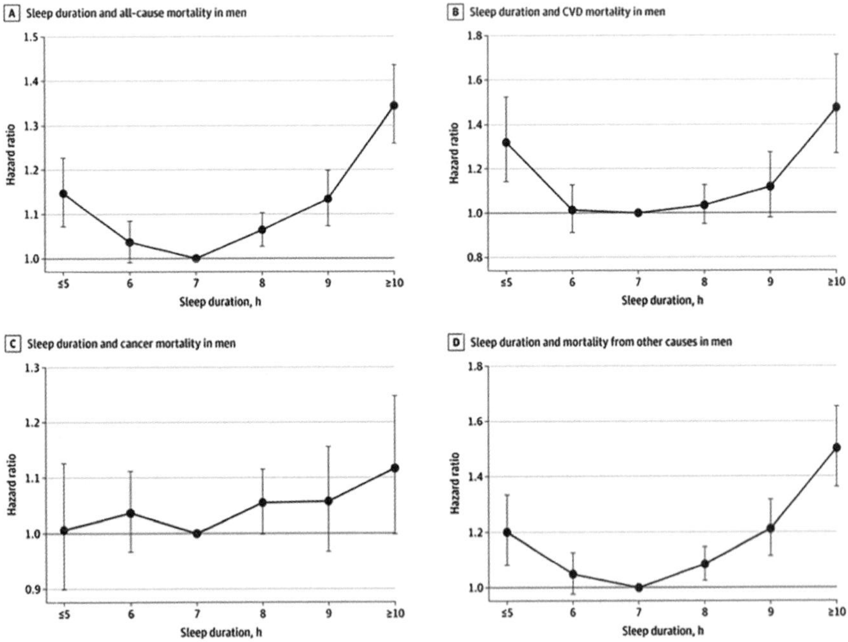

資料來源：美國醫學會雜誌，ttps://jamanetwork.com/journals/jamanetworkopen/fullarticle/2783717

顯示了睡眠持續時間與死亡風險之間關聯的風險比和95%CI。這些分析根據年齡、婚姻狀況、研究地區（僅基於日本公共衛生中心的研究）、體重指數、吸菸、飲酒、體力活動、糖尿病史和高血壓進行了調整。誤差條表示95%CI。CVD表示心血管疾病。

圖2　東亞女性睡眠時間與死亡風險之間的關聯

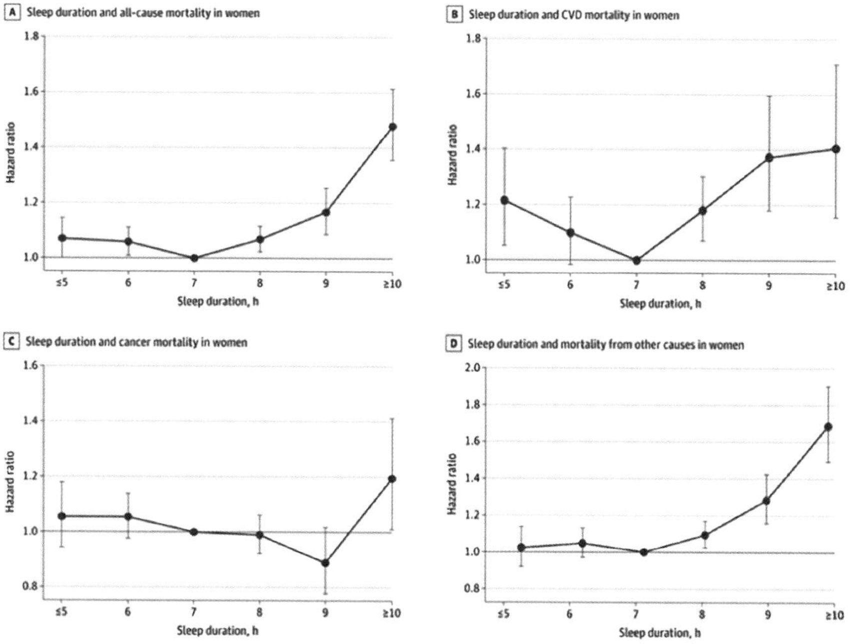

資料來源：美國醫學會雜誌，ttps://jamanetwork.com/journals/jamanetworkopen/fullarticle/2783717

表1　144,179名東亞男性根據睡眠時間的基線特徵

Table 1. Baseline Characteristics for 144 179 East Asian Men According to Sleep Duration[a]

Characteristic	Sleep duration, h ≤5	6	7	8	9	≥10	P value[b]
No. of individuals[c]	7797 (5.4)	25 860 (17.9)	45 768 (31.7)	50 570 (35.1)	9180 (6.4)	5004 (3.5)	NA
Age, mean (SD), y	55.1 (9.2)	53.5 (8.9)	52.6 (8.7)	53.6 (8.9)	56.1 (9.4)	57.3 (9.8)	<.001
Married	7072 (90.7)	23 792 (92.0)	42 058 (91.9)	46 220 (91.4)	8375 (91.2)	4455 (89.0)	<.001
Smoking status							
Never	2412 (30.9)	7649 (29.6)	12 779 (27.9)	12 739 (25.2)	2100 (22.9)	1064 (21.3)	
Past	1424 (18.3)	4889 (18.9)	8730 (19.1)	9835 (19.5)	1983 (21.6)	1045 (20.9)	<.001
Current	3961 (50.8)	13 322 (51.5)	24 259 (53.0)	27 996 (55.4)	5097 (55.5)	2895 (57.9)	
Alcohol consumption							
Nondrinker	4105 (52.7)	11 870 (45.9)	17 766 (38.8)	19 160 (37.9)	3311 (36.1)	2111 (42.2)	
<150 g/wk of ethanol	1505 (19.3)	5725 (22.1)	10 965 (24.0)	10 631 (21.0)	1636 (17.8)	837 (16.7)	<.001
≥150 g/wk of ethanol	2187 (28.1)	8265 (32.0)	17 037 (37.2)	20 779 (41.1)	4233 (46.1)	2056 (41.1)	
BMI							
<18.5	396 (5.1)	1015 (3.9)	1542 (3.4)	1852 (3.7)	424 (4.6)	270 (5.4)	
18.5 to <25.0	5119 (65.7)	17 232 (66.6)	31 878 (69.7)	35 609 (70.4)	6528 (71.1)	3427 (68.5)	<.001
25.0 to <30.0	2093 (26.8)	6939 (26.8)	11 443 (25.0)	12 137 (24.0)	2077 (22.6)	1177 (23.5)	
≥30.0	189 (2.4)	674 (2.6)	905 (2.0)	972 (1.9)	151 (1.6)	130 (2.6)	
Physical activity[d]							
Low	3909 (50.1)	12 439 (48.1)	20 789 (45.4)	24 439 (48.3)	4440 (48.4)	2565 (51.3)	
Intermediate	1124 (14.4)	4402 (17.0)	8650 (18.9)	8428 (16.7)	1433 (15.6)	624 (12.5)	<.001
High	2764 (35.5)	9019 (34.9)	16 329 (35.7)	17 703 (35.0)	3307 (36.0)	1815 (36.3)	
Hypertension	2702 (34.7)	8081 (31.3)	13 041 (28.5)	15 877 (31.4)	3262 (35.5)	1948 (38.9)	<.001
Diabetes	558 (7.2)	1590 (6.2)	2577 (5.6)	2979 (5.9)	638 (7.0)	413 (8.3)	<.001

Abbreviations: BMI, body mass index (calculated as weight in kilograms divided by height in meters squared); NA, not applicable.

[a] Data are presented as number (percentage) of men unless otherwise indicated.

[b] The χ^2 test was used for categorical variables and analysis of variance for continuous variables.

[c] The percentage denotes the proportion of all men.

[d] Physical activity was defined according to each cohort's questionnaire. Low physical activity: once per week or <1 hour per week; intermediate physical activity: 1 to 4 days per week or 1 to 4 hours per week; high physical activity: almost daily or ≥5 hours per week.

資料來源：https://www.darksideofsleepingpills.com

事實上，2021年之前的研究已經發現了睡眠和死亡風險之間的關聯，不同的是，那些研究主要是針對歐美等國家的西方人。

2018年，英國基爾大學（Keele University）研究人員領導的一項研究，發表在著名的《美國心臟協會雜誌》（Journal of the American Heart Association, JAHA）上。該研究指出，每晚

表2　178,542名東亞女性根據睡眠時間的基線特徵

Table 2. Baseline Characteristics for 178 542 East Asian Women According to Sleep Duration[a]

	Sleep duration, h						
Characteristic	≤5	6	7	8	9	≥10	*P* value[b]
No. of individuals[c]	13 564 (7.6)	38 340 (21.5)	60 319 (33.8)	53 109 (29.8)	8970 (5.0)	4240 (2.4)	NA
Age, mean (SD), y	58.1 (9.6)	55.3 (9.4)	54.0 (8.9)	55.3 (8.8)	57.5 (9.4)	58.7 (10.3)	<.001
Married	10 699 (78.9)	31 717 (82.7)	50 540 (83.8)	43 822 (82.5)	7105 (79.2)	3165 (74.7)	<.001
Smoking status							
Never	12 454 (91.8)	35 335 (92.2)	56 085 (93.0)	49 687 (93.6)	8335 (92.9)	3901 (92.0)	
Past	227 (1.7)	601 (1.6)	844 (1.4)	703 (1.3)	129 (1.4)	90 (2.1)	<.001
Current	883 (6.5)	2404 (6.3)	3390 (5.6)	2719 (5.1)	506 (5.6)	249 (5.9)	
Alcohol consumption							
Nondrinker	11 772 (86.8)	31 674 (82.6)	49 256 (81.7)	45 493 (85.7)	7854 (87.6)	3752 (88.5)	
<150 g/wk of ethanol	1252 (9.2)	4753 (12.4)	7928 (13.1)	5291 (10.0)	813 (9.1)	342 (8.1)	<.001
≥150 g/wk of ethanol	540 (4.0)	1913 (5.0)	3135 (5.2)	2325 (4.4)	303 (3.4)	146 (3.4)	
BMI							
<18.5	694 (5.1)	1605 (4.2)	2467 (4.1)	2144 (4.0)	414 (4.6)	203 (4.8)	
18.5 to <25.0	8869 (65.4)	25 994 (67.8)	41 756 (69.2)	35 689 (67.2)	5749 (64.1)	2557 (60.3)	<.001
25.0 to <30.0	3467 (25.6)	9293 (24.2)	14 335 (23.8)	13 391 (25.2)	2430 (27.1)	1220 (28.8)	
≥30.0	534 (3.9)	1448 (3.8)	1761 (2.9)	1885 (3.6)	377 (4.2)	260 (6.1)	
Physical activity[d]							
Low	6201 (45.7)	18 468 (48.2)	29 261 (48.5)	27 313 (51.4)	4483 (50.0)	2092 (49.3)	
Intermediate	1964 (14.5)	5915 (15.4)	9412 (15.6)	7716 (14.5)	1293 (14.4)	510 (12.0)	<.001
High	5399 (39.8)	13 957 (36.4)	21 646 (35.9)	18 080 (34.0)	3194 (35.6)	1638 (38.6)	
Hypertension	4351 (32.1)	10 550 (27.5)	15 860 (26.3)	15 602 (29.4)	3011 (33.6)	1450 (34.2)	<.001
Diabetes	697 (5.1)	1509 (3.9)	1999 (3.3)	2054 (3.9)	469 (5.2)	253 (6.0)	<.001
Menopause	10 222 (75.4)	25 334 (66.1)	37 666 (62.4)	35 318 (66.5)	6463 (72.1)	3037 (71.6)	<.001

Abbreviations: BMI, body mass index (calculated as weight in kilograms divided by height in meters squared); NA, not applicable.

[a] Data are presented as number (percentage) of women unless otherwise indicated.

[b] The χ^2 test was used for categorical variables and analysis of variance for continuous variables.

[c] The percentage denotes the proportion of all women.

[d] Physical activity was defined according to each cohort's questionnaire. Low physical activity: once per week or <1 hour per week; intermediate physical activity: 1 to 4 days per week or 1 to 4 hours per week; high physical activity: almost daily or ≥5 hours per week.

資料來源：https://www.darksideofsleepingpills.com

睡眠時間超過7～8小時，可能會增加死亡和心血管疾病的風險。

美國加州大學聖地牙哥分校（The University California San Diego）藥學及製藥科學院（Skaggs School of Pharmacy and Pharmaceutical Sciences）和美國癌症學會（American Cancer Society, ACS）聯手進行的一項實驗，卻得出了聳人聽聞的結論：「每天睡8小時會讓你死得更快。」這項實驗長達6年時間，由精神病學名譽教授丹尼爾・F・克里普克（Daniel F. Kripke）博士主持，在這項實驗中，研究物件的年齡、病史、健康情況等都已被考慮進去，他們是跟與自己身體狀況相似的對象作比較的。

研究發現，每天僅睡6.5～7.4個小時的人，比每天睡超過8小時的人，死亡率要低很多。對於睡眠時間超過8.5小時或少於3.5、4、4.5小時的人，風險增加超過15%。其中，每天睡7小時的人死亡率最低，而即使是只睡5小時或6小時的人，這個係數也要低於睡夠8小時的人。這項名為「第二期癌症預防研究」（Cancer Prevention Research II）的研究目的，在於搞清不同的環境因素和生活習性在癌症發病上起的作用，因此飲食、菸酒史、家族患病情況等信息都會被一一記錄下來，而睡眠時間正是其中的參數之一。

這是一項大樣本的調查，研究總共收集了116萬人的數據，受試者中最年輕的30歲，最年長的102歲。在調查問卷中，受試者需要如實填寫自己每晚的平均睡眠時間，並在四捨五入近似到小時後，才登入到數據庫。6年之後，調查人員對這些受試者進行了回訪，統計出健在者和死亡者的名單，以此來計算每一個具有不同睡眠時間長度的群體死亡率，最後的結果已經在前文提過了。

在排除了其他環境因素、生活習慣和健康狀況的影響後，平均每晚睡眠7個小時的人，死亡率最低，其次則是每晚睡6個小時的人，而每晚睡眠8個小時的人，死亡率竟比每晚睡7個小時的人高出12%。

睡眠的節律最為重要

除了睡眠時間長短，失眠是否對健康有影響，也是容易勾起人們興趣的話題。這項研究通過調查每名受試者在過去一個月中失眠的次數，對失眠與健康的關係也做了研究。令人感到驚訝的是，失眠對死亡率只有很小的影響，失眠次數的多寡（從不失眠到每月失眠10次以上），也與相應群體的死亡率無關。然而，在失眠頻度相同的情況下，長期使用安眠藥助眠，會使每天睡眠7～10個小時的群體，死亡率明顯上升。

長期使用安眠藥會影響人的健康，然而「每天睡眠7小時而不是8小時才對健康有益」，以及「失眠對人體的健康無害」，這兩個觀點無疑顛覆了世俗的傳統觀念。對於這項研究的解讀真能證實這兩個結論嗎？研究論文的第一作者，來自加州大學聖地牙哥分校的醫學博士丹尼爾・F・克里普克（Daniel F. Kripke）教授對此的評價相當謹慎。

關於第一點，雖然睡眠時間的長短和受試者6年內的死亡率，呈現出極強的相關性，但之間的因果關係尚未得到證明。僅依靠目前已知的知識，仍然無法確認究竟是睡眠時間的長短導致了死亡率的不同，還是由於某些短期內致死率高的隱疾，影響了人體睡眠時間的長短。

無論是哪一種可能，其中的機理都有待闡明。關於第二點，大多數受試者所謂「失眠」並不是真正的缺乏睡眠。嚴格說來，許多受試者的睡眠時間依舊在正常人的睡眠範圍之內。此外，研究僅僅考慮了失眠頻度對短期死亡率的影響，諸如犯睏、情緒沮喪或注意力不集中等問題，並沒有在這項研究中獲得重視。

在對「失眠」做出明確的定義，並檢視失眠對人體的其他影響之前，斷言失眠對人體的健康無害，顯然為時過早。那些夜裡常常醒來，或者在還未得到充分休息之前就醒來的人，他們的睡眠節律是很混亂的，腦電波圖在各階段都顯示出快速、急劇升降和受到抑制的波型，這在正常人睡眠中是見不到的。因此，只有充分進行4到5個週期的深層睡眠，人體的生理機能才能得到充分的休息，進而增強免疫系統。延長睡眠時間並不一定能彌補睡眠不足，如果一味地賴在床上，卻沒有得到高品質的睡眠，這對於人體反而是有害無益，甚至會縮短你的生命。

如果長期睡眠一直不到每天6小時，除了會縮短壽命，脂肪細胞（adipocyte）也會減少分泌可以控制食慾的瘦體素（leptin），胃就會增加製造飢餓素（Ghrelin），因此長期睡眠不足者，常常感到飢餓，導致攝取過多的食物和熱量，容易罹患肥胖、高血壓、糖尿病等文明病。

由此可知，睡眠的節律是最為重要的，時間則過猶不及，應為6～7小時最為適當。值得注意的是，即使睡眠充足，也需要注意上床睡覺的時間。以中醫的觀點來看，在經絡循環中，晚上11～1點和1～3點，分別為膽經與肝經運行的時刻，因此最理想的狀態為晚上11點，最晚則是在午夜12點前睡覺，盡量能夠熟睡，讓身體適當休息，增進代謝機能。

美國華爾街日報（Wall Street Journal）曾經報導，一項發表在《人類神經科學前沿期刊》（Journal Frontiers in Human Neuroscience）上的研究顯示，當人們睡眠時間增長時，大腦的認知能力也會提高，該能力會在睡眠時間為7個小時時達到頂峰，之後隨著睡眠時間的增長，該能力反而會減弱。然而，美國國家睡眠基金會（National Sleep Foundation, NSF）指出，因為每個人的年齡、生活習慣和健康情況都不一樣，所以需要的睡眠時間，其實非常個人化，並沒有固定的標準。在決定所需睡眠時間時，不僅要參考睡覺的地點，還要考慮睡眠的質量，例如所承受的工作時間和壓力等；還有每個人生來都是不一樣的，所以即使是相同的年齡和性別，每個人所需要的睡眠時間也會不一樣。

養成規律作息

最好養成規律的作息，每天早晨在固定的時間起床，跟著太陽同起落。盡可能在太陽升起的時候起床，明亮的太陽光會讓人體生理時鐘調整到最佳狀態。每天在晨光中曬上一小時太陽光，你會覺得精神奕奕，而晚上也更容易睡著。

除此之外，2009年諾貝爾醫學獎得主美國分子生物學家伊莉莎白．布萊盆（Elizabeth H. Blackburn）博士研究端粒，發現一個驚人之處：人們並不需要完全的8小時睡眠，才能為端粒帶來益處，只要你感覺睡得好，7小時就足夠了。

安眠藥會縮短你的壽命

失眠是當今全球最普遍的文明病，根據2020年世界衛生組織最新的資料，全球77億人口中有三分之一的人口失眠，大約27億人。中國14億人口中失眠的超過3億，美國3.3億人口中失眠的超過1億，經濟損失每年高達4,341億美元。美國每個月大約有1,000萬人服用安眠藥，而且這個數字隨著年齡的增長而增加；美國老年人有20%經常服用安眠藥，每年在處方藥和非處方睡眠療法上花費300億美元。每年有超過10,000

人死亡是由安眠藥直接引起的，並且有大量證據表明，安眠藥會導致睡眠呼吸中止症惡化、自殺、感染、癌症、事故和其他更大範圍的疾病。

失眠8大類型

日本1億3千萬人口中，失眠的5,000萬人，每1年的經濟損失大約1,460億美元。而台灣根據健保署最新統計，2020年門診住院安眠藥的使用人口超過450萬人（如果加上未就醫的人口，恐怕早已超過500萬人）。

也就是說，台灣2,300萬人口之中，平均每5個人就有1個人失眠，2020年安眠藥的使用量超過9.3億顆，相關健保費用高達23億台幣。尤其是台灣270萬65歲以上的年長者之中，大約有120萬人因失眠而服用安眠藥，比例超過4成，對健康長壽的生活，造成嚴重障礙。更糟糕的是，大多數失眠的人，都不清楚自己為什麼會失眠，睡不著覺。事實上，藥物干擾、生活習慣不良、環境吵雜、光害、壓力、飲食等都是關鍵因素。失眠是人類健康的頭號天敵，睡眠醫學的科學家將它歸納出八大類型：

1. 半夜清醒型

每天晚上都能正常入睡，但半夜卻異常清醒。每晚熟睡的時間不到4小時，第二天早上起床後頭昏腦脹、哈欠連連。

2. 雲雀型

每天晚上9點就上床呼呼大睡，半夜2、3點會習慣性清醒。醒來之後，無法重新入睡，躺在床上翻來覆去，胡思亂想，等待黎明的到來。

3. 貓頭鷹型

夜越來越深，精神卻越來越亢奮，追劇、看書、滑手機、上網、打電動，一直熬夜到半夜2、3點才睡覺。70%的年輕人猝死均與熬夜有關，真是「熬夜一時爽，天天熬夜火葬場」。

4. 焦躁不安型

入睡有時順利有時困難，時好時壞，半夜會多次醒來，躺在床上翻來覆去，腦子卻轉個不停，想東想西，為工作、感情、家庭生活瑣事焦躁不安。

5. 賴床型

入睡困難，可能需要1、2個小時。一旦入睡，一大清早要從舒適的床上爬起來，對這類型的人而言，是一件非常痛苦的事；不管是鬧鐘的鈴聲，還是老媽的喊叫聲，就算是天王老子來了，也是蒙著頭，無動於衷，經常睡懶覺。

6. 慢性失眠型

入睡困難，上床後，需要60分鐘以上，才能入睡。半夜醒來多次，總醒來時間，超過30分鐘以上，比預計起床時間更早清醒，且無法再入睡，睡眠中經常說夢話。（台灣15歲以上的民眾有11.3%的人慢性失眠）

7. 過度刺激型

為了完成工作加班到午夜或凌晨2、3點，想倒頭大睡時，卻無法入眠，失眠原因實際上來自於交感神經過度亢奮。交感神經在不斷接受刺激下會顯得較亢奮，當然無法入眠。

8. 缺覺型

由於工作、生活或學習的緣故，睡眠不足5個小時，導致經常感覺昏昏沉沉、注意力不集中、記憶力減退、體重增加、心情變差等問題。每天少睡2小時，相貌大不同。熬夜對容貌的殺傷力真的不容小覷，長期缺覺真的會讓人容貌變醜。

安眠藥無法提供自然睡眠

美國加州大學柏克萊分校神經科學暨心理學教授馬修・沃克認為，安眠藥無法提供自然睡眠，缺乏正常的眼球非快速運動（NREM）睡眠期間產生的大而深的腦電波；而且會損害健康，並增加危及生命的風險，停藥後失眠會加重。美國加州大學聖地牙哥分校教授、醫學博士克里普克，40多年來作為一名醫生和醫學研究人員，一直致力於評估安眠藥的風險，了解到安眠藥與死亡率顯著增加有關。

克里普克博士在他的著作《安眠藥的黑暗面》（The Dark Side Of Sleeping Pills）一書中，描述了安眠藥如何導致癌症、疾病和死亡，並且指明，服用含有Zolpidem（佐沛眠，商品名Stilnox，史蒂諾斯）成分安眠藥的人，服藥時睡得更好，但如果不服用，則更糟。不過，服用安眠藥的人罹患憂鬱症的機率更高，而且會提高死亡率和癌症的風險。

克里普克博士強調，截至2018年7月，至少有40項關於安眠藥死亡風險的研究表明，服用安眠藥的人死得更早，平均而言，服用安眠藥的人會提前幾年死亡。下面是這些研究的一個例子。

根據電子病歷，研究了10,000多名服用安眠藥的患者和20,000多名未服用安眠藥的匹配患者。服用安眠藥的患者在平均2.5年的隨訪期間，死亡頻率是其4.6倍。服用較高劑量（平均每年超過132片）的患者，死亡頻率是其5.3倍。即使是那些每年服用少於18顆藥丸的患者，其死亡率也是未服用安眠藥患者的3.6倍。請注意，即使是一年服用18粒或更少（大多數不超過3粒）的人，死亡率依然比未服用安眠藥的患者要高得多。

克里普克博士的研究和最近的幾項研究表明，縱使僅僅是一、兩個處方也可能是致命的。服用鴉片類止痛藥（opioid pain pills）的人，風險特別高，因為安眠藥會增加麻醉劑過量的風險。安眠藥與麻醉劑、酒精或兩者結合使用尤其危險。

安眠藥除了可能導致許多患者過早死亡之外，那些平均每週服用兩到三片或更多安眠藥的人，罹患癌症的可能性要提高35%。根據美國食品暨藥物管理局（FDA）提供的數據，隨機服用安眠藥的研究參與者中，有9種新的皮膚癌和4種其他癌症，但僅接受安慰劑的參與者中，罹患癌症的機率為零。對於每週服用超過2～3片安眠藥的患者，平均2.5年內罹患癌症的風險會增加35%。尤其是最受歡迎的安眠藥唑吡坦（Zolpidem）和替馬西泮（Temazepam），具有統計學顯著的癌症風險。

一項來自台灣的研究，是基於具有代表性的台灣國民健康保險系統的數據。作者研究了唑吡坦，這是台灣和美國最流行的安眠藥。經過8年多的隨訪，台灣作者發現服用唑吡坦，罹患癌症的風險要大得多。

安眠藥會引起「宿醉」，不僅會降低我們睡眠時腦細胞的動作電位（action potential），還會降低白天的腦細胞活動。這會使人在白天昏昏欲睡、缺乏警覺、困惑和虛弱、減慢反應時間和判斷力，並損害智力和記憶力。服用安眠藥的老年人更容易跌倒，而許多車禍的肇事者往往血液中含有安眠藥的成分，因此人們認為「宿醉」會導致車禍以及其他致命事故。

最近20年以來，醫生開始關注睡眠呼吸中止症（Sleep

Apnea），這是一種在睡眠期間呼吸暫停的情況。醫生懷疑睡眠呼吸暫停會導致睡眠期間死亡。幾項研究發現，當睡眠呼吸中止症的患者服用安眠藥時，呼吸暫停的次數更多，而且暫停的時間更長。克里普克博士從美國食品暨藥物管理局的數據中，了解到唑吡坦使睡眠呼吸中止症惡化的紀錄。

許多專家建議睡眠呼吸中止症的患者，不應服用安眠藥，否則會導致高血壓，從而增加心臟病發作、心力衰竭和中風的風險。問題是幾乎每個40歲以上的人，都有一些睡眠呼吸中止症的徵兆，而且大多數65歲以上的人，都符合睡眠呼吸中止症的診斷標準。

更值得注意的是，服用安眠藥與高自殺率有關。自殺增加是基於安眠藥導致罹患抑鬱症的機率提高，以及在已知服用安眠藥的人中，觀察到非常高的自殺率。

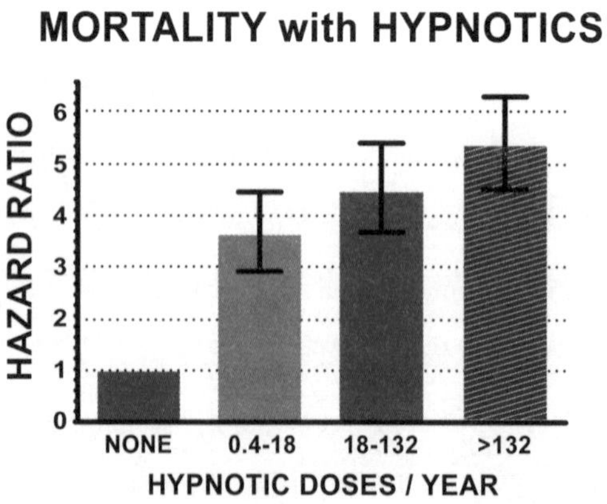

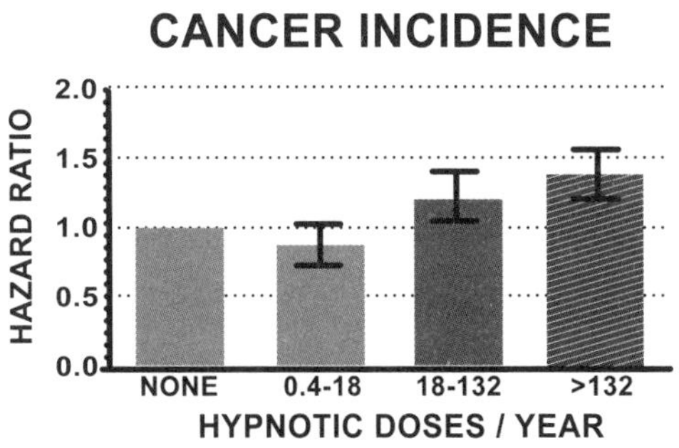

資料來源：https://www.darksideofsleepingpills.com/

上圖顯示了對照非安眠藥使用者（劑量/年＝無，綠色）和三組安眠藥使用者的死亡率（上圖）和癌症發病率（下圖）的風險比，劑量增加/年規定。高於1.0的危險比是對使用安眠藥的死亡率或癌症發病率，超過對照組的次數估計。粗黑條顯示了風險估計的統計95%信賴區間。也就是說，從統計上看，樣本的風險比有95%的可能性在垂直黑線上方和下方的條形內。然而，樣本中的未知偏差可能會產生超出信賴區間的真實風險。

與顯著死亡風險相關的安眠藥

- Zolpidem唑吡坦（佐沛眠，商品名Stilnox，史蒂諾斯）
- Temazepam替馬西泮

史蒂諾斯（Stilnox）是台灣鎮靜安眠藥中，使用率第一名，其中的主成分就是Zolpidem，Zolpidem有一個惱人的副作用：夢遊（sleep-walking）。

下面的圖表是台灣安眠藥市場上含有佐沛眠（Zolpidem）的藥名：

藥名	中文譯名	藥名	中文譯名
Stilnox	史蒂諾斯	Sleepman	舒夢眠
Zolpidem	佐沛眠	Zolpi	若定
Semi-Nax	舒眠諾思	Zorimin	左易眠
Zolnox	樂必眠	Zodenox	悠眠
Zolman	樂眠	Rapnotic	諾疲靜
Dactive	安得眠	Zipsoon	伏眠
Zodem	安眠諾登	Zoldem	優眠
Zoldox	若得	Zopim	若平
Zopidem	柔眠	Stimin	舒立眠

（圖表製作：林慶旺）

高齡者常見三種失眠型態

其一是睡眠相位前移症候群，也就是晚上七、八點就想睡覺，睡到半夜兩、三點就醒了，開始擔憂睡不著覺、失眠了怎麼辦。其實掐指一算，這群人的睡眠時間是足夠的，只是時段整個提前，因此只要增加白天的活動量、運動量，並延後晚上入睡時間即可。

其二，年紀漸長，大腦下視丘分泌的抗利尿激素不足，雖然跟年輕時的尿量相當，但是晚上尿尿的次數變多，導致夜半頻頻起身如廁，卻又往往一醒來就睡不著，嚴重影響睡眠。這類型的失眠，晚餐之後就應該避免攝取水分。

其三是身心疾病，許多高齡者罹患身心方面的疾病，導致情緒焦慮、憂鬱，徹夜輾轉難眠，這種情形單單使用安眠藥、鎮靜劑不僅治標不治本，效果也不彰。

安眠藥的藥理作用分類

醫學上把失眠的原因分為兩種，一種是病理性失眠，知道失眠的原因，另一種是原發性失眠，不知道失眠的原因。90%的失眠大多能夠找到精神、心理方面的因素，例如，失眠者罹患憂鬱症、焦慮症、神經衰弱或是精神分裂症。針對失眠，醫生通常會根據患者的主述，開立合適的安眠藥物，主要依據藥理作用分別為：

第一大類是苯二氮平類（benzodiazepine，簡稱BZD）的藥物，如：Diazepam、Estazolam及Lorazepam，為治療失眠的第一線藥品。這類安眠藥能夠降低焦慮、緊張和精神亢奮，也會讓你增加每晚睡眠模式第二階段的睡眠，可是卻會減少你的深層睡眠以及眼球快速運動睡眠。所以即使讓你睡了一整晚，可是你醒過來還是會覺得很疲倦，因為你大部分的時間是處於第二階段的睡眠。而且，這一類藥物會有依賴性，耐受性會增加，你越吃劑量會越來越大，一旦停掉以後，失眠的症狀會更嚴重，台灣有些大醫院門診的醫生已經不再開這一類處方藥給失眠的患者了。美國聯邦食品暨藥物管理局（FDA）曾經發布一則正式的警示，呼籲醫生對失眠患者限制苯二氮平類藥物的劑量或考慮其他治療方法。因為，這類安眠藥會出現白天嗜睡、恍神等副作用，也有較高的跌倒及骨折的風險值，值得注意。

第二大類是非巴比妥類（non-barbiturate）的藥物。大多數的失眠屬於「單純性失眠」，沒有身心壓力或是生理疾病，就是莫名其妙睡不著，醫生的首選用藥，幾乎就是「史蒂諾斯」（Stilnox、Zolpidem）。史蒂諾斯只能幫助入眠，沒有鎮靜、消除緊張、焦慮的效果。入睡前30分鐘吃，65歲以下成人睡前一顆，65歲以上成人半顆，作用時間快，也較不易產生依賴性，可幫助快速入睡。副作用是，睡前短暫失憶，半夜會起來吃東西、夢遊、暈眩、嗜睡、跌倒。史蒂諾斯不會影響深層睡眠，也不會影響眼球快速運動睡眠，而且停藥以後也不會產生反彈性的失眠。

第三大類是抗憂鬱（antidepressants）的藥物，雖然美國FDA並未核准使用抗憂鬱劑來治療失眠，也沒有任何證據證實抗憂鬱劑有治療失眠的效果。但是仍有許多醫師認為，失眠的部分成因是憂鬱症或焦慮症所導致，因此會開抗憂鬱劑，例如百憂解（氟西汀，prozac），來同時治療憂鬱症及失眠症狀。早上或是睡前兩小時吃，適合工作壓力、有情緒問題的人。百憂解是一種選擇性的5-羥色胺（血清素）再攝取抑製劑（SSRI），它是抗抑鬱藥，主要用於治療重度抑鬱症、強迫症和恐慌症。

第四大類是助眠的藥物，如：褪黑激素（melatonin）、柔速瑞（Rozerem，通用名稱ramelteon）這一類，如果需要改變晝夜節律，醫生可能會建議你服用褪黑激素、柔速瑞。柔速瑞通過結合褪黑激素的受體而起作用，這有助於改變體內褪黑激素的水平，增強褪黑激素促進睡眠和控制晝夜節律的作用。入睡前30分鐘吃，幫助快速入睡。副作用是，可能引起過敏反應，也可能會影響睪丸激素和催乳激素。2005年，美國FDA批准了柔速瑞做為處方助眠劑。褪黑激素對於睡眠的誘導很有幫助，有越來越多的科學證據顯示，褪黑激素是一種安全有效的助眠藥劑，不會有安眠藥和鎮靜劑的副作用。微量的褪黑激素，就能讓人體血液中的褪黑激素濃度，恢復正常的夜間水準，並且促使人們入睡。睡前1個小時，吃一顆0.5毫克的褪黑激素，就會使你安然入睡。如果上床之後30分鐘還睡不著，再吃0.5毫克，應該就會入睡，一晚最多只能服用1毫克的劑量。

近年來，已經有不少歐美藥廠推出了仿褪黑激素作用機制的安眠藥，這對大多數失眠患者而言，多了一項選擇標的，也可以不必再擔心安眠藥的不良副作用。尤其是安眠藥會干擾正常的睡眠週期，破壞眼球非快速運動和眼球快速運動的睡眠模式。

安眠藥長期使用對身體產生嚴重的影響

隨著人口的老化，國內服用安眠藥、鎮靜劑的人數不斷增加，長期使用將對健康造成相當嚴重的不良影響。2019年12月國立陽明大學與台灣大學，發表一份分析超過26萬人的研究，使用這類藥物的高齡者，後續失智風險是一般人的1.5～2倍。服用多種藥物，失智風險更高，最高達一般人的五倍。這麼大的健康危害對國內高達100多萬，正在服用安眠藥、鎮靜劑的高齡者而言，恐怕會更加寢食難安。

這項研究刊登於國際神經醫學期刊「Neurotherapeutics」，數據顯示，國人服用安眠藥物成長最多的是65歲以上高齡者。研究團隊運用國內健保資料庫，找出2003年至2012年10年間，第一次使用苯二氮平類藥物（BZDs）與Z類鎮靜安眠藥（z-hypnotics，包含Zolpidem、Zopiclone及Zaleplon）的65歲以上民眾資料，納入每季用藥28日以上的人做分析。

結果顯示，使用短效期（藥效小於20小時）BZD類藥物者的失智風險最高，是一般人的1.98倍，使用Z類藥物者的失智風險是一般人的1.79倍，使用長效期（藥效達20小時以上）

BZD類藥物者的失智風險，是一般人的1.47倍。短效期藥物的失智風險較高，原因可能是醫生傾向為高齡者開立短效期藥物與Z類藥物，因高齡者代謝藥物的時間較長，長效期BZD藥物不易代謝、容易使人昏昏沉沉、跌倒。研究中也顯示，使用短效期藥物患者的年齡略高、身心方面的疾病較多，可能因此造成較高的失智比率。

此外，與只服用一種安眠、鎮靜類藥物的人相比，服用多種藥物，失智風險更高。其中，服用長效期與短效期藥物、服用長效期與Z類藥物、服用短效期與Z類藥物者，失智風險分別是一般人的2.96倍、2.82倍與3.25倍。同時服用三種藥物者，失智風險更高達一般人的4.79倍。

科學研究顯示，失眠多年的人，衰老速度是一般人的3倍，失眠的第二天，身體的免疫力就會急速下降，日後罹患憂鬱症（Depression）、阿茲海默症（Alzheimer's disease, AD）的風險是一般人的3～4倍。最新研究發現，缺乏睡眠會讓一種稱為「β-澱粉樣蛋白」（Beta-amyloid）的廢棄物質在大腦中聚集，而阿茲海默症患者大腦中的斑塊（plaque）區域，這種物質的含量往往是高濃度的。

2018年4月發表在《美國國家科學院報》（Proceedings of the National Academy of Sciences, PNAS）上的研究，第一次提出了「失眠」對大腦產生的這種影響，科學證據顯示了長期慢性失眠後果的嚴重性。哪怕只是一個晚上的失眠，也會使大腦中的這些廢棄物質開始累積。目前科學已證實「β-澱粉樣蛋白」是腦細胞白天思維活動之後，所產生的廢棄物質，而充足的睡眠可以在一定程度上清除這些廢棄物質。

這項研究也顯示，這類安眠藥、鎮靜劑與失智風險呈正比，然而兩者之間的因果關係仍不明。或許，失眠是失智症早期的神經退化症狀，而非藥物造成。英國伯明罕大學、薩里大學、澳洲蒙納許大學，2019年5月發表於《睡眠醫學期刊》的研究指出，只要改變生活習慣，包括固定的起床時間、固定的上床時間，即可以調整生理時鐘，改善睡眠。美國內科醫師協會（ACP）也表示，治療失眠必須先改變失眠者的生活方式，也就是失眠者唯有遵循大自然的晝夜節律生活，才能掙脫失眠的煎熬。安眠藥不應該是治療失眠的一線藥物，安眠藥誘發的睡眠，並不是生理性的，只是暫時讓人安眠而已，就像麻醉藥一樣，只是暫時麻醉，終究會醒過來，何況長期服用有失智的危險，也打亂了體內的生理時鐘。安眠藥只能作為短期使用，是一種治標不治本的治療方式。

2020年3月，一項由美國國家心肺血液研究所（NATIONAL HEART, LUNG, AND BLOOD INSTITUTE）主導，為時5年，追蹤2,000名中老年男女性（45～84歲）的大型研究顯示，睡眠模式不規則的老年人，也就是沒有固定的就寢時間、起床時間以及每晚睡眠質量不同，罹患心血管疾病（CVD）的機率，比擁有規律睡眠模式的成年人高出兩倍。這項發表在《美國心臟病協會》（American Heart Association）雜誌上的研究也顯示，每天保持規律的睡眠模式，每晚擁有7至8小時的睡眠質量，可以幫助預防心臟病。雖然不清楚睡眠模式不規律和心血管疾病相關聯性的背後生物學機制，但研究人員相信，可能與人體晝夜節律，也就是生理時鐘紊亂、失調脫不了關係。

2021年1月20日，美國西北大學（Northwestern University）神經生物學（Department of Neurobiology）系主任、睡眠和晝夜節律生物學中心副主任拉維·阿拉達（Ravi Allada）博士領導的研究團隊，有篇論文發表在《科學進展》（Science Advances）雜誌上，通過研究果蠅的大腦活動和行為發現，當果蠅進入所謂長喙延伸睡眠（Proboscis Extension Sleep, PES）的深層睡眠階段時，果蠅的喙部會反覆伸出與縮回，這種運動可能會將果蠅大腦中的液體輸送到腎臟。這類似於人類的眼球非快速運動睡眠（Non-Rapid-Eye-Movement Sleep, NREM Sleep）模式中的第三、第四階段深層睡眠，也就是俗稱的 δ（Delta）睡眠階段。

研究表明，這樣的幫浦運動有助於清除廢物與修補傷口，並掃除大腦中有毒蛋白質「β-澱粉樣蛋白」。而 β-澱粉樣蛋白是導致神經退化性疾病，如阿茲海默症或帕金森氏症的元凶。深層睡眠可以清除大腦中的廢物，而這些廢物就包括可能導致神經退行性疾病的 β-澱粉樣蛋白。清理廢物也正是睡眠在進化過程中保留的核心功能。

現有的科學文獻已證實，在整個動物界，睡眠不足將損害學習、記憶、免疫能力與傷口癒合，而睡個好覺可以逆轉這些障礙。儘管果蠅與人類為不同物種，但由於控制果蠅睡眠、清醒週期的神經元與人類驚人地相似，因此，果蠅已經成為科學家研究睡眠、晝夜節律和神經退行性疾病的典型生物。而且，果蠅的深層睡眠期與人類的深層睡眠期相似。

阿拉達博士強調，儘管清醒時身體的廢物也能藉由新陳代謝排除，但只有深層睡眠期的清除效率大幅提高。睡眠最核心的功能是清除大腦中的毒素與廢物，這或許就是為什麼所有生物都需要深層睡眠的原因。

失眠的認知行為療法（CBT-I）自我實踐篇獨家公開

預防、治療長期失眠，最重要的第一步是認識睡眠的生理機制，以掌握助眠的原則，方能事半功倍。更重要的是，每個人的狀況不同，掌握大原則才比較有辦法變通。有時候失眠是由一些不良（maladaptive）觀念和行為習慣導致的，在這樣的情況下，認知行為療法（Cognitive Behavioural Therapy，簡稱CBT）有機會幫助改善睡眠問題。

失眠的認知行為療法（Cognitive Behavioral Therapy for Insomnia，簡稱CBT-I）是睡眠醫學公認的第一線治療，美國國家衛生研究院（National Institutes of Health, NIH）認為，失眠的認知行為療法是失眠症的首選治療方法。歐美國家藉由不使用藥物治療失眠的認知行為療法（CBT-I），已經有幾十年的歷史了，這是由英國拉夫堡大學（Loughborough University）睡眠專家開展的項目。率先開展這項試驗的拉夫堡大學教授凱文．摩根（Kevin Morgan）表示：「從長期來看，失眠的認知行為療法，治療效果優於藥物，這是不爭的事實。它是世界上公認的，非藥物治療失眠的最好療法」。

2016年7月美國內科醫師學會（American College of Physician）於《內科醫學年鑑》（Annals of Internal Medicine）發表了針對成人慢性失眠患者的治療指引。「強烈建議」所有成人慢性失眠患者接受失眠的認知行為療法，並指出失眠的認知行為療法，應被視為慢性失眠個案的第一線治療方法。

澳大利亞墨爾本睡眠障礙中心的醫生詹姆斯．特勞爾（James Trauer），發表了對於失眠的認知行為療法（CBT-I）療效的分析報告：CBT-I可以與安眠藥達到同樣的改善效果，並且沒有藥物所帶來的副作用。

最近，美國哈佛醫學院（Harvard Medical School）的一項研究發現，CBT-I比處方藥更能有效地治療慢性失眠症。使用CBT-I治療的病人，更容易入睡和獲得更好的睡眠質量，而且效果可以延續到結束治療後一年。

從認知行為治療這個名字就可以知道它包括兩個主要的

部分：

1. 認知治療（Cognitive therapy）：教你怎樣識別和改變來自自身的消極信念和想法，影響自己的睡眠。
2. 行為治療（Behavioral therapy）：教你用促進睡眠的行為替代令你夜不能寐的行為。

美國耶魯大學（Yale University）精神病學系臨床教授約翰・克萊恩（John Cline）博士介紹：「失眠的認知行為療法（CBT-I）分為五個部分，分別是（1）睡眠衛生教育；（2）刺激控制療法；（3）放鬆訓練；（4）睡眠限制療法；（5）認知治療。

下面分別說明每個步驟如何自我實踐：

（1）睡眠衛生教育

睡眠衛生教育包括很廣，例如睡眠環境的講究、溫度、濕度調節。2021年2月，中國北京工業大學一個研究小組發現，臥室環境與睡眠質量密切相關。人體在睡覺前喜歡23度的環境，睡覺時更喜歡26度的環境。不僅如此，在二氧化碳濃度低的水平下，睡眠更舒適。注意使用咖啡因的時機，睡前6小時內避免喝咖啡或任何含有咖啡因的東西。酒精有時會導致睡眠問題，雖然酒精起初可以讓人放鬆，不過一旦血液中的酒精含量下降，就會導致失眠。傍晚喝酒可能會增加入睡困難，而睡前飲酒往往導致睡眠中覺醒和早醒。午睡不要超過半小時，下午1點半前完成午睡，美國國家航空暨太空總署

（NASA）發現，短短26分鐘的小睡，就能使太空人的各項表現更加良好。夜間，特別是接近睡眠時要避免吸菸。醫生說運動有助於睡眠，但筆者認為那是指戶外運動，而且必須曝曬在陽光下，室內運動的益處微乎其微。

事實上，白天在戶外曬太陽最有幫助。筆者發現白天曬太陽時間越長的人，睡眠問題越少。美國國家睡眠基金會（National Sleep Foundation, NSF）指出，雖然每個人生來都是不一樣的，但最好養成規律的作息，每天早晨在固定的時間起床，跟著太陽的晝夜節律，盡可能在太陽升起的時候起床，因為明亮的太陽光會讓人體生理時鐘調整到最佳狀態。每天在晨光中曬上1小時太陽，會讓你在白天很有精神，晚上也更容易睡著。這一點也是微軟電腦創辦人比爾．蓋茲、美國加州大學柏克萊分校神經科學暨心理學教授馬修．沃克、美國睡眠醫學學會（The American Academy of Sleep Medicine, AASM）會長坎南．拉馬爾（Kannan Ramar）博士大力推薦的，在晨光中曬上一小時太陽光，是每天晚上快速入眠的最關鍵因素。

人的體溫在生理時鐘的引導下，會產生高低起伏的節律性，睡前體溫會略微降低，午夜～凌晨的時候降到最低點，隨後體溫又會緩慢上升，在這個過程中，人也會逐漸清醒。可以說體溫的變化引導著入睡與清醒，如果通過外部因素調節體溫的變化，那麼就可以在一定程度上影響睡眠的質量。一項刊登在《睡眠醫學評論》（Sleep Medicine Reviews）期刊的研究發現，睡前1.5個小時洗熱水澡，可以有效改善睡眠。但要注意泡澡的時間和水溫，若水溫過高或泡太久，恐怕會適得其反。這項研究由美國德州大學奧斯汀分校（University of Texas at Austin）生物醫學工程系沙哈伯·哈賈耶（Shahab Haghayegh）博士主持，其團隊在各大醫學資料庫中，搜尋洗澡影響睡眠的5,322篇相關資料，進行整合、分析、評估後發現，在睡前1～2個小時內洗澡，可以平均加快10分鐘的入睡速度；而最佳洗澡水溫為攝氏40～42.8度，此舉不僅有助稍後入睡的速度，且較容易順利進入深層睡眠。另外，泡澡的效果會比淋浴來得好，時間控制在10分鐘內為宜，可以改善整體睡眠質量。哈賈耶博士分析，睡眠溫度和我們身體的核心溫度均由大腦下視丘（Hypothalamus）內的生理時鐘調節，而生理時鐘還掌管了我們身體24小時的活動，包括睡眠和清醒。人體體溫會影響睡眠/清醒週期，呈現晝夜週期節律。下午和傍晚的體溫比睡眠時高攝氏1～2度，睡眠時體溫最低。

一般來說，普通人的生理時鐘是在睡眠前1個小時，將核心體溫降低攝氏0.3～0.5度，在夜間睡眠的中後期，降至最低水平。然後，生理時鐘調節體溫上升，將大腦逐漸調整到清醒狀態。因此，溫度循環引導睡眠循環，是實現高速睡眠和高效睡眠的重要因素。為了提高睡眠質量，最佳的洗澡時間是睡前1.5小時，在這個時間降低核心體溫可幫助睡眠。

為什麼洗熱水澡會導致體溫下降呢？哈賈耶博士解釋，

熱水淋浴或泡澡可以刺激身體的體溫調節系統，導致血液從身體內部核心到手、腳等外圍部位循環顯著增加，這促進了身體熱量的有效排出以及體溫下降。在睡前1.5小時洗澡，順應自然生理時鐘規律，可以讓一個人更快入睡，還能體驗更好的睡眠質量。

睡眠不良的人不妨試一試，不過必須記得在睡前1.5小時之前洗澡，如果是臨睡前才洗澡，體內核心溫度沒有降低，同時體表是熱的，反而不利於入睡，適得其反。

(2)刺激控制療法

刺激控制療法是一套幫助失眠者減少與睡眠無關的行為和建立規律性睡眠/覺醒模式的療法，1978年由當時擔任美國西北大學(Northwestern University)心理學系主任的理查德·布津(Richard R. Bootzin)開發的，理查德·布津博士是世界著名的睡眠和睡眠障礙領域的先驅。首先，建立規律的早晨起床時間，這將有助於加強調節睡眠和覺醒的生理時鐘。理想情況下，就寢時間也應該有規律，但對於失眠的人來說，幾乎不可能每晚在同一時間入睡。然而，規律的就寢時間可以進一步加強人體的晝夜節律。其次，僅在困倦時才上床睡覺，這將增加你快速入睡的可能性。區分疲勞和困倦很重要，疲勞是一種身體或精神上的低能量狀態，困倦是一種必須努力保持清醒的狀態。失眠的人在睡前經常感到疲倦但卻不睏，沒有睡意。

很多人習慣在床上看電視、玩電腦、滑手機、看書、講電話；失眠的時候也習慣在床上翻來覆去。這些習慣，會不知不覺讓人無法進入睡眠狀態。這個概念源自心理學的經典條件反射（classical conditioning，也稱為巴甫洛夫條件反射）。1904年諾貝爾醫學獎得主俄羅斯生理學家巴甫洛夫（Ivan Pavlov）發現，當他在每次餵食狗之前，發出固定的某種聲音（比如鈴聲），經過一段時間以後，狗只要聽到鈴聲，消化液分泌量就會開始增加。這一發現，成為日後經典條件反射理論的基礎。所謂經典條件反射，就是通過反覆人為干預，在原本不存在關聯的兩個事件（一為條件刺激，一為生理反應）之間建立起聯繫。經典條件反射理論的建立，不光是對醫學界產生了重大影響，毫不誇張地說，它在整個人類社會各個不同領域、層面的理論學科中，投下了一顆震撼彈。其中又以對心理學、精神科學、教育學等等影響最大。「生物（包括人在內）可以通過人為干預被制約」的理論，自此成為猶如「1+1=2」的數學公式一般，紮根在所有相關學科裡，甚至成為許多政治、社會理論的基礎，也是無數小說、電影和其他形式藝術創作的靈感來源。英國小說家赫胥黎（（Aldous Leonard Huxley）的經典名著《美麗新世界》（Brave New World），即是以極端經典條件反射下的人類社會作為大時代背景。

如果把經典條件反射應用在睡眠：你平常看電視精神很好，當你多次在床上看電視，久而久之，光躺到床上，你就會覺得精神很好。所以，當我們在床上做太多睡覺以外的事，「床」會和「耗費精神的活動」產生連結，以至於即使一整天累得要命，躺到床上，精神仍然很好。如果一上床或半夜無法入睡，請起床並僅在再次睏倦時再回到床上。避免白天過度午睡。起床後大約經過7～9小時，再進行短暫的小睡（15～30分鐘），可以提神，並且不太可能影響夜間睡眠。嚴格要求失眠者不能在床上從事睡眠及性以外的活動，睡眠行為學家確定這些行為、活動，就是抑制良好睡眠的因素。常見的失眠惡化原因往往是失眠者入睡困難或是提早醒來時，仍長時間留在床上「培養睡意」或是「休息」。有時候可以再度入睡，但通常在因失眠而煩惱的狀態下，反而會越躺越清醒。這時候反而應該離開床鋪，做一些適當的枯燥活動，例如閱讀比較不會引發興趣的書籍、簡單的家事。你可以和活了91歲，美國史丹佛大學睡眠研究中心的創始人、睡眠醫學之父威廉·德門特一樣，看一些不太容易分散注意力的東西，讀你已經讀過的東西，或者看你已經看過的東西，有助於你入睡。

（3）放鬆訓練

放鬆訓練，睡前1小時可在昏暗的燈光下通過做深呼吸、聽音樂等活動進行放鬆，使自己的身心從白天的壓力中鬆弛下來，提高睡眠質量。你可以嘗試一下「478呼吸法」，「478呼吸法」是由美國哈佛大學（Harvard University）醫學院的安德魯·

維爾（Andrew Weil）博士開發的，它基於一種古老的瑜伽技巧，幫助練習者控制呼吸，宣稱能幫助人在60秒內睡著。做法是先用鼻子吸氣4秒，屏氣7秒，再從嘴巴吐氣8秒，重複4次就能有睡意，經常練習可以在較短的時間內入睡。找個舒適的地方坐下或平躺，將舌尖放在口腔頂部。在整個練習過程中，舌頭必須緊繃，避免移動舌頭。具體步驟如下：

1. 張嘴，盡力呼出所有的空氣。
2. 閉嘴，吸氣。
3. 屏住呼吸，在心中數1-2-3-4-5-6-7。
4. 呼出一大口氣，同時心中默念1-2-3-4-5-6-7-8。

一開始每天可以做2次，然後慢慢增加次數。第一次嘗試，可能會有點頭暈，但是不必擔心，只要每天練習，效果會越來越好。

經常失眠有睡眠障礙的人，多麼希望能夠夜夜好眠，其實你也可以和美國網際網路巨頭亞馬遜（Amazon）公司創始人兼CEO傑夫・貝佐斯、微軟電腦公司創辦人比爾・蓋茲一樣，白天曬曬太陽，夜晚睡前試著放下手機，關掉電視、洗洗碗、陪家人聊聊天吧！比爾・蓋茲跟貝佐斯都認為，晚餐後洗洗碗、陪家人聊聊天，是一種幫助入睡、放鬆身心最好的辦法。

（4）睡眠限制療法

睡眠限制療法也是一種被廣泛採用的行為療法，它是由美國紐約州立大學（State University of New York）睡眠研究中心主任阿瑟．斯皮爾曼（Arthur Spielman）博士開發的，睡眠限制的邏輯是：縮短躺床及睡覺時間，它的目的不是限制失眠的人實際的睡眠時間，而是限制他們在床上待的時間，提升睡眠效率。睡眠效率指的是躺在床上的時間和真正睡著時間的比率。睡眠效率＝真正睡著時間／躺在床上的時間。舉例來說：如果你半夜12點上床，第二天早上7點起床，你躺在床上的時間是420分鐘。假設你凌晨1點才睡著，你的總睡眠時間是360分鐘。這樣的情況下，睡眠效率是360/420=85%。假如你半夜醒來的時間長達1小時，那麼你的總睡眠時間是300分鐘，因此睡眠效率為300/420=71%。假設一個人晚上11點睡覺，第二天早上8點起床，但是實際上只睡了6個小時。那麼睡眠限制療法的第一步就是規定失眠的人，每天只能待在床上6小時。例如，從晚上12點至次日早上6點。這聽起來很殘酷，但是大約一周之後，失眠的人會發現夜晚躺床上卻醒著的時間會明顯減少。

斯皮爾曼博士認為，每個人獲得的睡眠量是固定的，如果失眠的人在白天通過小睡或者打盹補充睡眠，必然會導致晚上入睡困難，打亂正常的睡眠節奏。比如很多人在周末或者假期的最後一天晚上難以入睡，是因為他們在假期無規律的睡眠導致的。所以，治療失眠，首先通過限制患者的睡眠時間，使睡眠時間與睡眠機會相符合。如果失眠患者每天睡眠時間被限制，比如5.5個小時，那麼失眠患者的上床時間和起床時間也可以固定下來。失眠患者每天凌晨1點睡覺，早上就是6點30分起床，總共5.5個小時在床上。患者由於失眠，實際在床上睡著的時間可能只有2～3個小時，但不管有沒有睡著，第二天早上都是6點30分起床，並且不得在第二天採取任何補眠的措施。這樣就產生了「睡眠壓力」(睡眠動力)，並累積一定的睡眠債。由於人體有自身的修復系統，當睡眠債累積到一定程度，必然能在某個晚上縮短睡眠潛伏期，很輕鬆地入睡。也就是入睡變得很容易，並由此逐步建立對睡眠的信心，因而能逐漸改善失眠症狀。睡眠限制除了能縮短睡眠潛伏期外，還能使深層睡眠變得更加穩定。你可以和今年(2022年)已經91歲，台灣「半導體教父」、台積電創辦人張忠謀一樣，確定自己的睡眠時間(7小時)，設定起床時間(5點半到6點)和就寢時間(10點上床，11點入睡)，然後堅持到底，數10年如一日。當張忠謀正值20歲的青春少年時，便遵循自然界的晝夜節律生活作息，一直至今。張忠謀強調：「我的健康，倚賴的並非基因(張忠謀的母親活了102歲)，而是長久以來建立的良好睡眠習慣。」隨著時間的推移，睡眠有望平衡，讓你獲得足夠的睡眠；當你的晝夜節律將恢復正常，將體驗到更加清爽的睡眠。

(5)認知治療

認知治療的部分，大部分失眠者對於失眠都有不可避免的災難式想法，例如：「沒有睡飽的話，工作效率會很差」、「長期失眠會導致肥胖、高血壓、心臟病……等等疾病」，失眠者的腦袋充滿恐懼和擔心，導致更加的睡不著。查理・孟格（Charlie Thomas Munger，1924年1月1日～）巴菲特的黃金搭檔和摯友，這位至今（2022年）已經98歲高壽的老人說：「在過去我並沒有獲得良好的睡眠，每晚躺在床上腦袋裡總是迴盪著各種問題，經常到深夜都無法入睡。後來，我在睡覺前嘗試巴德・溫特（Bud Winter）的「大腦清空法」，把腦袋清空，總算快速入眠，並且8小時都睡得很好。這是一個好的習慣，但我直到93歲的時候才養成。」

最關鍵的因素就是快速入睡——「大腦清空法」。上床睡覺時，請深呼吸3次，然後嘗試以下方法，持續5分鐘。任何一項都可以幫助你，只需要選一項即可，如果不行就選另一項：

1. 想像一下，一個和煦的春日，你正躺在寧靜湖面上的一艘獨木舟上，仰望美麗的藍天與雲朵。不要有任何其他想法，只要專注這個畫面10秒鐘。
2. 想像一下，你在完全黑暗的房間裡，躺在一個黑色天鵝絨的大床上，專注這個畫面10秒鐘。
3. 在腦海中浮現「不要想、不要想、不要想……」這三個字，持續10秒鐘。

一旦你身體放鬆了，只要頭腦10秒鐘內沒有任何活躍的想法，你就會睡著。快速入睡的關鍵就在於「停止你腦中奔騰的想法」，你必須停止反思當天的遺憾、憂慮、問題，頭腦中的任何想法，都會妨礙睡眠。所以，想像一下你是靜止的。如果你每天練習幾次，5週後你應該可以隨意入睡，快速進入夢鄉。

CBT-I比安眠藥更有幫助，而且CBT-I更安全。一項由美國政府醫療保健研究與質量局（AHRQ）贊助的詳盡文獻研究得出結論，CBT-I 比安眠藥更能明顯改善睡眠。美國醫師學會指南在解釋AHRQ證據時得出結論，失眠的治療應從CBT-I開始，而不是任何安眠藥。現在已經有數十項CBT-I與安眠藥的隨機試驗比較，表明從長遠來看，CBT-I 比安眠藥更有幫助、更安全。一款名為「CBT-I Coach」的智能手機應用程序已可從Android（Google Play）和 iOS（Apple Store）下載站點免費獲得。它是由美國專家在退伍軍人管理局的支持下開發的。

天生可以睡得少睡得晚

瑞士洛桑大學（University of Lausanne）有一群專家在《科學》（Science）期刊發表了研究論文〈How much sleep do we need？〉研究結果顯示，睡眠的需求量取決於基因和環境的互動，也就是基因需要有環境的配合，才能表現出特徵來。

達文西每天只睡90分鐘

歷史上也有許多知名人物擁有短眠基因，拿破崙一天只睡3、4個小時，因為他需要打仗，因此睡眠時間比一般人來得少。愛迪生也是只睡4小時，英國前首相邱吉爾活了91歲，他雖然說過「能躺著絕不坐著」，但是他每天晚上睡眠的時間只有4個小時，卻保持著每天午睡1小時和晚餐後小睡的習慣。美國具有這類短眠基因的人約占1%～3%，就以美國幾位總統來說吧，川普精力旺盛，每天只睡3～4小時，柯林頓每天睡5小時，歐巴馬每天睡6個小時。除此之外，英國前首相柴契爾夫人，每天睡3～4小時。在知名人物之中，睡覺時間最少的是《蒙娜麗莎》畫像的作者著名畫家達文西，每天只睡90分鐘！

國外就有學者做了研究，人類其實有所謂的「短眠基因」，只要睡個3、4個小時就夠了，已足以展現一整天的活力。這是每個超級成功者的夢想：一種基因突變，使他們能夠在每晚只睡4～6個小時，而不是正常8小時的情況下，正常運作。1996年，美國加州大學舊金山分校（University of California, San Francisco）威爾神經科學研究所（Weill Institute for Neurosciences）神經學教授、睡眠和遺傳學研究先驅傅穎慧（Ying-Hui Fu，華裔）博士，意外發現影響睡眠時間長短的基因（hDEC2），因而發布了稀有的短眠基因研究：世界上真的有人天生可以睡得少！並在2009年8月14日的《科學》

（Science）雜誌上發表：「在一個家庭中發現母親和女兒2個人身上有名為hDEC2的基因突變，其他的家人並沒有這種基因突變。這一對母女晚上11點～12點睡覺，但在早上5點起床。她們並非訓練自己早起，而是天生就這樣」。遺傳這種基因突變的人，每晚平均睡眠時間僅為6.25小時，而缺少基因突變的人，自然睡眠時間平均為8.06小時。

2014年12月2日，國際頂尖精神病學雜誌《分子精神病學》（Molecular Psychiatry）也發表了一項研究，表明每晚睡多長時間在一定程度上取決於基因。英國愛丁堡大學（The University of Edinburgh）和德國慕尼黑大學（University of Munich）的研究人員發現，一個名為ABCC9的基因會影響人們對睡眠的需求。該實驗收集了奧克尼群島（Orkney Islands）、克羅埃西亞（Croatia）等地，1萬多位參與者的睡眠時間和血液樣本，結果發現睡眠需求差別極大：有些人睡4個小時就已滿足，有些人則要睡11個小時才夠。ABCC9是一種古老的基因，廣泛存在於哺乳動物中，在果蠅身上也能找到類似的基因。研究者阻斷果蠅神經系統中與ABCC9類似的基因，發現果蠅夜間睡眠時間明顯縮短。項目參與者德國時間生物學教授蒂爾·倫內伯格（Till Roenneberg）表示，在很多完全不同物種之間，基因對睡眠時間長短的控制，很可能是基於相似的機理。

傅穎慧博士實驗室的一項新的小鼠研究，於2018年3月12日發表在《美國國家科學院院刊》（Proceedings of the National

Academy of Sciences, PNAS）上，揭示了人類短眠者中的DEC2基因突變，如何讓他們在短短幾個小時的睡眠中生存、茁壯、成長。研究人員對小鼠進行了改造，使其具有與人類短睡眠者相同的DEC2基因突變。研究發現DEC2基因突變有助於控制食慾素（orexin）的水平，食慾素是一種參與維持清醒的激素，睡眠障礙發作性睡病（narcolepsy）就是因這種激素過少引起的，DEC2基因突變似乎是通過釋放部分食慾素產生的作用。DEC2基因突變有助於調節晝夜節律，這是一種自然的生理時鐘，它決定激素何時釋放並影響飲食和睡眠等行為。DEC2基因突變按照晝夜節律震盪：白天上升，夜晚下降。

自然短睡眠

2019年8月28日，最新的一種短睡眠基因被傅穎慧博士領導的研究團隊，發表在《神經元》（Neuron）雜誌上。經過10年的研究，加州大學舊金山分校的科學家們發現了第二種基因ADRB1，這種基因是人類已知的唯一一種促進「自然短睡眠」的基因。「自然短睡眠」指的是人一生中每晚只睡4～6個小時，但卻能讓人感受到已經充分休息的睡眠。「自然短睡眠」一直是個謎，每日睡眠時間長短，可能被各種因素打擾，比如鬧鐘、咖啡、藥物等，均可改變睡眠時間長短，很難區分一個人的睡眠時間少於6小時是自然原因，還是藉助人工手段。

這一次的發現首次提供了決定性的證據，證明「自然短睡眠」至少在某些情況下是遺傳的。但是這種突變是罕見的，所以雖然它有助於解釋一些自然短睡眠的人，但它不能解釋所有的人。正如這項新研究所描述的，當研究人員確定了人群，其中包括連續三代天生自然短睡眠的人，他們都沒有攜帶DEC2突變基因。研究人員利用基因測序和一種稱為連鎖分析（linkage analysis）的技術，梳理了該家族的基因組。連鎖分析可以幫助科學家確定與特定性狀相關的突變染色體的位置，最後終於發現了一個名為ADRB1基因中的單密碼子（codon）突變，和DEC2突變一樣，與自然睡眠時間短有關。研究人員通過基因工程改造了小鼠的基因，讓小鼠的ADRB1基因含有相同的突變。接下來再使用光遺傳學技術，讓細胞可以被光激活。實驗中，將光聚焦刺激小鼠的ADRB1表達的神經元，結果發現觸發這些神經元會立即喚醒睡眠中的小鼠，特別是經歷眼球非快速運動睡眠的小鼠。本來在這個睡眠階段的神經元處於不活躍的狀態，但在ADRB1基因的作用下，可以促使大腦醒來。

這些實驗證明，ADRB1的突變形式可以促進自然短睡眠，在它的幫助下，大腦更容易被喚醒，保持更長的清醒時間。同時，對疼痛耐受性更強，對時差反應不敏感。

雖然他們睡眠更少，但天生的自然短睡眠者，不會遭受任何與睡眠剝奪相關的健康影響。實際上，天生的自然短睡眠者似乎從他們的生理特性中獲益。研究人員發現，這類自然短睡眠的人往往更樂觀，更有活力，更擅長一心多用。傅穎慧博士說：「自然短睡眠者的睡眠質量和效率更高，通過研究它們，希望了解如何才能睡個好覺，享受更快樂、更健康的生活」。

你的大腦有特定的生物時鐘

除了天生可以睡得少與基因有關，睡多久，什麼時候上床睡覺、什麼時候起床並非完全靠個人意志決定，而是由人體的基因決定。世界知名睡眠專家麥克．布勞斯（Michael Breus）表示，你是「雲雀型」還是「貓頭鷹型」，很大程度上是基因決定的，並不能通過訓練強制改變，勉強自己早起或者早睡。每個人的大腦中都有一個特有的生理時鐘，而全身則有幾十個較小的生理時鐘。不同的是，並不是每個人的生理時鐘都保持相同的步調。儘管年紀、性別、周圍環境的光照等條件，都會對睡覺形式有所影響，但早睡早起還是晚睡晚起，是一種先天傾向。

因為每個人遺傳基因中的「生理時鐘類型」不同，由此決定了是「雲雀型」還是「貓頭鷹型」的睡眠類型。這就說明了小朋友的睡眠規律是遺傳因素決定的，家裡晚睡晚起或者晝夜顛倒的「小惡魔」，其實是遺傳了父母的基因。根據現代遺傳學創始人，奧地利科學家喬安．葛利果．孟德爾（Gregor Johann Mendel, 1822～1884年）的遺傳學原理，「雲雀型」屬於隱性遺傳特徵，「貓頭鷹型」屬於顯性遺傳特徵。如果父母是「雲雀型」，那麼孩子之中有一半會是「雲雀型」，如果父母有一人是

「貓頭鷹型」，那麼孩子100%是「貓頭鷹型」。

你的父母親及兄弟姊妹們的狀況如何呢？他們是睡得少、也很健康的人嗎？你自己是每天睡個4～5小時身體還很好的人嗎？頭腦清晰且反應靈敏？若是如此，那就沒必要勉強多睡，因為你擁有短眠者基因的可能性很高。然而，若是持續一段時間都睡得少，便覺得痛苦的人，應該就不是擁有短眠者基因。絕大多數人都不具備短眠基因，大可不必以追求短眠為目標。要知道龍生龍，鳳生鳳，短眠者的本事可是來自遺傳啊！

加拿大魁北克市拉瓦爾大學（Laval University）的研究人員在1,000對雙胞胎的研究中發現，有400對雙胞胎的睡眠情況完全一樣。不一樣的雙胞胎都是異卵雙胞胎，因為同卵雙胞胎的基因構成是完全一樣的。研究人員在比較同卵和異卵雙胞胎基因的時候注意到，基因在孩子的睡眠模式中是非常重要的，尤其是對幼兒晚上睡眠模式的影響。這或許可以解釋為什麼有些寶寶能與爸媽同步，白天醒著玩耍，晚上呼呼大睡；但有些寶寶卻是白天睡覺，晚上活蹦亂跳，必須採取「哄+拍+抱」三步曲，才能短暫安撫。甚至有些寶寶是天生的夜貓子，無論父母如何哄騙，他們總在夜裡睜大了好奇的雙眼。

時鐘基因會產生調節失效

美國3位科學家傑弗理・霍爾（Jeffrey H Hall）、麥可・羅斯巴希（Michael Rosbash）、麥可・楊格（Michael W Young）發

現控制晝夜節律的分子機制，也就是找出了控制生理時鐘的關鍵基因，因而獲得2017年諾貝爾醫學獎。他們三人的研究發現，人類體內有一組基因Period，該基因的細胞核中有由Period 基因製造出來的PER蛋白質，PER蛋白量在24小時之間的變化和晝夜節律相互配合。夜晚的時候PER蛋白質濃度會升高，伴隨體溫的調節跟大腦松果體分泌褪黑激素，讓人感覺睡意。白天時PER蛋白質的濃度則降低，人因而保持清醒。

如果出現生理時鐘紊亂，會感覺虛弱、疲倦。如果個人生理時鐘長期沒與「外部生理時鐘」(日出日落)達到和諧的狀態，我們可能會生病。我們是「雲雀型」還是「貓頭鷹型」，也是由基因決定的。如果非要「逆天」(逆基因)行事，比如睏了還不睡，那麼遲早會神經緊張、出現睡眠障礙、罹患胃病、憂鬱症、心臟病。Period基因家族的成員Period-3決定你是「雲雀型」還是「貓頭鷹型」。人體內的Period-3基因，一個來自於母親，一個來自於父親，不同的基因版本，決定生理時鐘「類型」的早或晚。擁有兩個較長版本Period-3的人，一般都是「雲雀型」，擁有兩個較短版本Period-3的人，通常都是「貓頭鷹型」。具體來說，「雲雀型」不貪睡，是因為皮質醇(cortisol)等促使人們清醒的激素分泌水平，更早地出現升高。「貓頭鷹型」要更長時間才能清醒過來，是因為他們的清醒激素，例如：催產素(oxytocin)、多巴胺(dopamine)和血清素(serotonin)需要通過外界信號來提升。事實上，「夜貓子」的人數比「雲雀型」

要多20%。

這3位2017年諾貝爾醫學獎得主在另一項研究中發現，由於熬夜缺乏睡眠，神經突觸（synapse）部分被星形膠質細胞（Astrocyte）大量吞噬。這些星形膠質細胞像是微型（miniature）的吸塵器，當大腦連接變得衰弱和分裂的時候，就會開始清除神經突觸細胞，從而減少了神經傳導物質（neurotransmitter），導致大腦神經傳導變慢、反射時間變長。所以熬夜將造成大腦開始吞噬自己。

這3位科學家發現，當一個人的生活方式與內在生理時鐘長期不相符時，熬夜不但會讓你變老、變醜、變胖、變傻、變短命，還可能引發一堆病痛：斑禿（Alopecia areata，俗稱鬼剃頭）、肥胖、早衰、失明、耳聾、免疫力下降、糖尿病、老年痴呆、憂鬱症、腫瘤、肝臟、心血管等疾病、影響生育能力。管理睡覺的基因PER2發生了突變，導致他們早起早睡。而且管吃飯的PER1基因也突變了。PER2基因與PER1基因，又被稱為時鐘基因，在正常情況下，它們會在相同的時間打開和關閉，以保持睡眠和飲食週期的均衡。但是其中有一個基因發生突變，就將打破這一環節，從而使得機體的各種生理時鐘無法步調一致。麥可・楊格博士還發現，調節節律的關鍵基因失效後，會促使腫瘤發生。既然有一些人因為基因突變（PER2基因發生突變），變成了比大部分人要睡得早的早睡早起型，那麼就會有另外一些人，因為基因的關係變成晚睡晚起型的夜貓子！

英國《每日電訊報》（The Daily Telegraph）報導，英國薩里大學（University of Surrey）科林・史密斯（Colin Smith）教授將26名參試者分為兩組，要求一組人每晚睡眠時間不足6小時，持續一周，另一組人每晚睡眠時間超過10小時。一周結束後，抽取他們的血液樣本進行檢測。結果顯示，缺乏睡眠的這一組參試者，體內有711種基因的功能發生了改變，其中涉及到新陳代謝、炎症、免疫力和抗壓等功能。睡眠不充足還會擾亂生理時鐘，讓人一天內的精神狀況不穩定。科學家還發現，慢性睡眠限制（連續五天保持熬夜），將導致小膠質細胞（Microglia）激活（刺激有機體內某種物質，使其活躍地發揮作用）的跡象增加。由於小膠質細胞的低水平持續激活，可導致嚴重的腦部疾病，例如阿茲海默症（老年痴呆症）。

你需要多少睡眠時間

為什麼到了晚上，人會很自然地想要睡覺？科學家發現，有兩個內在的生理機制決定何時應該睡覺。第一個是晝夜節律（Circadian rhythm），這個晝夜節律的發現是在1938年5月6日，美國芝加哥大學（University of Chicago）「睡眠研究之父」納瑟尼爾・克萊特曼（Nathaniel Kleitman）博士和他的學生布魯斯・理查森（Bruce Richardson），深入肯塔基州西南部一個名為猛獁洞（Mammoth Cave）的國家公園，研究他們的體溫波動和其他由黑暗引起的正常睡眠／覺醒週期的變化，這是現在蓬勃發展的晝夜節律領域的開創性研究。

另外一個生理機制叫做睡眠壓力。其核心是一種名為腺苷（Adenosine）的化學物質，清醒的時候，腦中會不斷的分泌腺苷，清醒的時間越久，腦中腺苷的的濃度就會越高，讓人越想睡覺。所以當你清醒十幾個小時之後，腦中高濃度的腺苷，就會對你形成壓力，呼喚你該睡覺了。而且，晝夜節律跟睡眠壓力這兩個系統是獨立的。

半球腦睡眠現象

美國史丹佛大學醫學院（Stanford University School of Medicine）研究團隊，最近一項發表在全世界最權威及最有名望的學術期刊《自然》（Nature）上的論文指出，斑馬魚睡眠時的神經活動特徵與人類相似。這意味著睡眠活動至少在4.5億年前已經演化出來，此時地球上的動物仍然全部生活在海洋當中。科學家指出，動物睡眠方式的多樣性，主要體現在兩方面：晝夜的活動程度和睡眠時間的長短。比如貓頭鷹是晝伏夜出，而雲雀則是清晨很早就出來活動。通常在食物鏈低端的草食性動物，睡眠更短，而在食物鏈頂端的大型食肉動物，如老虎、獅子等，睡眠時間比較長。草食性動物睡眠時間短、睡眠週期轉化快，有利於更長時間的食物攝取，逃避被肉食動物捕獲的危險。而大型食肉動物可以通過睡眠來減少對熱量的消耗，實現機體的有效恢復。

動物睡眠另一個有意思的現象是半球腦睡眠現象，一些生活在水中的哺乳動物以及鳥類，如海豚、軍艦鳥（Fregata）等，大腦可以一半睡眠，另一半保持清醒。通過大腦兩個半球交替睡覺，滿足長途遷徙和避免被捕食的需求。近年來，科學家發現人類在一些特殊條件下，如進入陌生的睡眠環境中，大腦也會表現出類似一半睡眠、一半清醒的現象。

睡眠如此多樣性，讓那些想給睡眠找出一個通用終極解釋的研究者十分苦惱。不過，有專家指出，諸多物種的睡眠都有一個共同點——大腦的變化。例如睡眠中全部或部分意識會喪失，睡眠不足損害認知功能。要搞清楚睡眠，必須研究大腦和神經，但在神經科學領域還有待進一步研究，一切仍是撲朔迷離。

多年來，科學家進行了很多推測和猜想來解釋為什麼人類每天晚上需要睡覺。目前對睡眠的研究取得了一些重要成果，例如近年的研究顯示，不同的睡眠階段，功能卻有所不同，深層睡眠（slow-wave sleep，眼球非快速運動睡眠的第三階段、第四階段）偏重進行大腦的系統鞏固（systems consolidation），而眼球快速運動睡眠則進行突觸鞏固（synapse consolidation）。不少內源性荷爾蒙（endogenous hormones）的合成和代謝，都與睡眠週期相關，兒童的生長荷爾蒙水平在入睡後會升高，深層睡眠期分泌達到頂峰，淋巴細胞(lymphocyte)的有絲分裂(mitosis)及骨骼增長，均在睡眠時最快。白天體力活動量大者，深層睡眠的比例增加等。

科學家為了弄清楚睡眠的原因，觀察了自然界動物的睡眠方式，發現問題更複雜了。因為睡眠在動物中也很常見，但牠們睡覺的方式各有不同。蝙蝠一天睡覺20個小時，而馬的睡眠是「達文西睡眠法」，一天內打幾個盹就夠了，加起來才3小時。甚至連爬行動物、魚類、果蠅和線蟲，也有對外界刺激，反應降低的安靜休息階段，科學界對於是否要將之定義為「睡眠」，仍然猶豫不決。各國的調查資料顯示：像大多數生物學特徵一樣，睡眠需求曲線呈「中間高兩邊低」的鐘形，屬於常態分布(normal distribution)。

人每天的睡眠時間分布在4.5～10.5小時的區間內，平均值6.5～8.5小時，取中間值的人群包括65%的成年人。很多人認為，每晚睡8小時，占用了一天中三分之一的時間，是對生命極大的浪費。代表人物就是發明大王愛迪生和天才軍事家拿破崙，他們每晚的睡眠時間不超過5小時。但是，世界上也不乏需要長睡的天才，如愛因斯坦，愛因斯坦每天要睡10個小時。瑞士洛桑大學(University of Lausanne)有一群專家在《科學》(Science)期刊發表了研究論文《How much sleep do we need？》，研究結果顯示，睡眠的需求量取決於基因和環境的互動，也就是基因需要有環境的配合，才能表現出特徵。

我國前第一夫人蔣宋美齡女士從小就體弱多病，49歲時還罹患癌症，先後動了兩次乳腺癌的手術，卻奇蹟般的活了106歲（1897～2003年），橫跨三個世紀，令世人嘖嘖稱奇，莫不想一窺她的養生祕訣。「生死自有天定，但是一個人的身體健康與否，卻是取決於生活作息是否規律。」這是蔣宋美齡女士經常談到的養生觀點。蔣宋美齡女士晚年的時候，一直保持著規律的生活作息，她的睡眠類型不是早睡早起的「雲雀型」，而是晚睡晚起的「貓頭鷹型」，晚上一直都是午夜12點之後才上床睡覺，早上不到9點從不起床。她還有一個健康的生活習慣，那就是每天曬太陽。

那些硬撐著熬夜、通宵的人，已經想睡覺了，卻還是勉強自己撐到半夜不睡，這種情形就是「睡眠剝奪」。強迫自己不睡覺，不僅會使自己欠下睡眠債，反應力、創造力與記憶力都會變差，一旦反應力變差，開車時容易發生車禍。研究指出，年紀越大，晚上的睡眠時間可能越少，但許多年長者在白天打瞌睡，整天的睡眠總時數，並沒有減少太多。新生兒一天有20小時都在睡覺，4歲幼童一天約12小時，成年後就會固定在7～8小時，隨著年紀增長，生理時鐘會使身體對睡眠的需求減少。若想建立正常的生理時鐘，最好的方式就是在固定的時間上床睡覺和起床。至於如何知道自己需要多少睡眠時間呢？

改善睡眠是最好的健康投資

事實上，每個人的身體內都有自己的生理時鐘（晝夜節律），引導日夜24小時的作息，決定何時自然入睡、何時自然醒來。能夠配合生理時鐘的睡眠模式，才是獲得良好睡眠品質的關鍵。美國約翰·霍普金斯大學（Johns Hopkins University）神經學教授瑞吉爾·莎拉絲（Rachel Salas）博士專注研究睡眠藥物和睡眠障礙。她表示：「如睡眠充足，你會感覺良好，精力充沛，有更好的靈感。如果睡眠不足，你可能會發現自己體重增加，看起來非常疲憊，眼睛下有眼袋。長期睡眠不足可能導致『微睡眠』。所謂微睡眠，是指你的大腦可能在白天會短暫停止運行幾秒鐘，有時你的眼睛甚至是睜開的（這對司機就是一個明顯的危險因素）。」莎拉絲博士說：「如果你的作息不符合自己的生理晝夜節律，也就是說，除非你的作息與你的自然入睡、自然醒來的生理節奏同步，否則你可能無法獲得一晚有高質量的睡眠。即便你睡10個小時，也會感覺像一個缺乏睡眠的人。」

賓夕法尼亞大學睡眠及晝夜神經生物學的醫學教授西格麗德·維熙（Sigrid Veasey）指出，「人們對自己到底需要多少睡眠通常搞不清楚，直到有一天你睡夠之後，不禁想到：我這一天精神飽滿猶如飛人，做完所有的事情，對人興致勃勃，情緒沒那麼波動起伏，注意力也很集中。」這時才知這就是你需要的睡眠時間。如果你在獲得足夠多的睡眠之後仍然嗜睡，可能預示著你有更緊迫的健康問題。莎拉絲博士說，改善你的睡眠是所有重大的健康決定中，最能讓你「有投入就有回報」的一件事。「這是每一個醫學領域都認同的共識。」

花一點時間來發現自己的身體到底需要多少睡眠，然後嚴格遵守，這可能就是你最好的健康投資之一。工作時頭腦清醒是一件很棒的事，感覺自己充滿活力甚至比頭腦清醒還好。莎拉絲博士說：「缺乏睡眠的人總是出車禍。你能想像一個缺乏睡眠的腦外科醫生在替病人做腦部手術的後果嗎？那宛如就是一場生死之間的賭局。」

睡前收起電子設備是健康睡眠的關鍵，大多數筆記型電腦、平板電腦和智能手機發出的藍光，不僅會導致身體產生較少的褪黑激素，而且會增加再發送一封電子郵件或繼續瀏覽社交媒體的誘惑。「我們的好奇心是睡眠殺手，請盡量堅持相對固定的睡眠時間表，如果你今天在晚上11點睡覺，然後明天是凌晨2點，後天又回到晚上10點或午夜，你的大腦就會失去你應該醒著還是睡著的訊息。」莎拉絲博士說：「這會改變你的晝夜節律（身體的內部時鐘），使入睡更加困難。」

美國哈佛大學睡眠健康中心的醫生勞倫斯·杰弗里·艾普斯坦（Larence J. Epstein）建議：你可以在假期測試一下自己的睡眠時間。晚上早點上床，一開始可能會睡不著，但是慢慢地你會在固定的時間感覺睡意，然後進入夢鄉，並且在第二天早上固定的時間醒來，簡單算一下，就知道你所需要的標準睡眠時間。

美國國家睡眠基金會的一項大規模調查統計顯示，成年人的建議睡眠時間是6～8小時。重要的是，要順應睡眠類型：「雲雀型」的人適合「早睡早起」，而「貓頭鷹型」的人適合「晚睡晚起」。如果反過來，硬要和遺傳基因對抗，強迫「貓頭鷹型」的人早睡早起，結果可能是災難連連。早上床躺著卻睡不著，強行睡著睡眠質量也不高，而天剛亮就被叫起來，會使得整天疲憊不堪、無精打采，也更容易生病。

研究指出：每晚睡眠不足4小時的成年人，其死亡率比每晚能睡7、8個小時的人要高出180%。睡眠不足的人衰老速度是正常人的2.5～3倍，危害已經大大超過吸菸。但是睡眠時間也不能多，臨床證明過多的睡眠對人體並不好，因為人體是有生理時鐘的，人體機能在一定時間內需要放鬆休息，但其他時間則需要活動。而睡覺時間過長，明顯減少了身體的活動，長期如此可能引發糖尿病、肥胖等症狀。

追求好的睡眠質量

世界衛生組織（WHO）指出，「睡得香甜」才是最高品質的睡眠質量。健康的睡眠不是睡的越多、越早越好，而是要有好的睡眠質量。

2017年1月美國國家睡眠基金會（National Sleep Foundation）在《睡眠健康》（Sleep Health）期刊上發表了來自

18位小組成員，回顧277篇睡眠相關文獻後，針對「睡眠品質」定義所達成的共識。這也是有史以來第一份比較嚴謹，關於睡眠質量的推薦指標。

美國賓夕法尼亞大學（University of Pennsylvania）精神病學副教授、睡眠專家菲利浦・格爾曼（Philip Gehrman）博士指出，如果有人擔心自己的睡眠質量有問題，就可以利用這些新標準進行自測。它不僅能讓人知道自己的睡眠質量是否良好，而且也能讓一些自以為睡眠質量很差的人明白，自己的睡眠質量其實還是在正常範疇的。（格爾曼博士並未參與這些新指導標準的製訂）這些指標包括入睡所需的時間、每天夜裡醒來幾次、從醒來到再次入睡的時間，以及睡眠時間與床上時間的比例等等。

美國國家睡眠基金會指出，好的睡眠品質包括以下四點，讀者可以利用它測試一下自己的睡眠質量。

1. 入睡耗時<30分鐘：躺上床後30分鐘內睡著。
2. 半夜醒來≤1次：半夜醒來的定義是醒來5分鐘或更長的時間。
3. 半夜醒來20分鐘內再入睡。
4. 睡眠效率≥85%：睡眠效率是指睡眠時間除以躺在床上時間的百分比（睡眠效率＝睡眠時間/在床上的時間）。

格爾曼博士提供了一些關於如何實現這些目標的建議：

1. 睡前1小時最好不要做跟工作有關的事，不要玩電腦、手機。如果這樣也不管用的話，可以稍稍推遲一些睡眠時間，等你真覺得累了再上床睡覺。

2. 如果你夜裡醒來幾次，都是翻個身又睡了，代表沒有問題。65歲以上的老年人，每晚醒來兩次也屬正常。
3. 半夜醒來後10～15分鐘，一般身體還保持放鬆狀態，更容易重新入睡。一旦過了這個時間點，身體就會觸發一系列反應，讓你越來越清醒。如果是超過這個次數，應該考慮是否因睡眠呼吸中止症，或其他疼痛、不適導致，建議去醫院就診。如果只是偶爾出現問題，格爾曼建議下床做一些放鬆活動，如看書等，但不要玩電腦。經常不能快速入睡的話，建議就診。
4. 臥室只能用來睡覺，盡量不要移作其他的用途，尤其要少看電視、玩手機或是做任何與工作相關的事。

讀者一定也想知道什麼是不好的睡眠品質，它的條件如下：

1. 入睡耗時>45分鐘（老年人則為>60分鐘）。
2. 半夜醒來4次或以上（青少年則為3次或以上）。
3. 半夜醒來51分鐘以上才能再入睡（6～13歲兒童、18～64歲成人，41分鐘以上才入睡即為睡眠品質不佳）。
4. 睡眠效率≤74%（18～25歲成人睡眠效率≤64%，才定義為睡眠品質不佳！）。

睡眠品質檢核表

1入睡耗時＜30分鐘
2半夜醒來20分鐘內再入睡
3半夜醒來＜1次
4睡眠效率＞85%

（圖表製作：林慶旺）
資料來源：美國國家睡眠基金會最新共識

健康的睡眠最好符合下面幾個條件：

1. 在晚間10～11點左右睡覺。
2. 正常成年人睡眠時間應該是6～8小時，但也因人因年齡而異。
3. 醒後第二天精神狀態很好。

美國國家睡眠基金會（National Sleep Foundation, NSF）於《睡眠健康》（Sleep Health）期刊上發表了一項「我們所需要的睡眠是多少小時？」的統計報告。

彙整各國專家說法，該基金會召集了18名涵蓋12個不同團體的專家，組成專業團隊，檢閱312篇、橫跨10年間與睡眠週期相關的科學文獻，並評估偏離建議睡眠的影響程度。包括美國兒科學會、美國老年醫學會、美國精神醫學學會等醫療組織都在其中。歷經為期9個月、4次會議、2次投票後，終於決議出在身體健康狀況良好的情況下，不同年齡階段的最新理想睡眠時數，這是至今全世界唯一的正式報告。結果如下表：

美國國家睡眠基金會和疾病管制與預防中心（CDC）的建議

年齡階層	年齡	建議每天的睡眠時間
新生兒	0～3 個月	14～17 小時
嬰兒	4～12 個月	12～16 小時（包括小睡）
學步的兒童	1～2 歲	11～14 小時（包括小睡）
學前班	3～5 歲	10～13 小時（包括小睡）
學齡	6～12 歲	9～12 小時
青少年	13～18 歲	8～10 小時
成人	18～60 歲	7～9 小時
老年人	61～64 歲	7～9 小時
老年人	65 歲以上	7～8 小時

資料來源：https://www.cdc.gov/sleep/about_sleep/how_much_sleep.html

說　　明：本表格主要是針對歐美等國家的西方人。2021年9月3日，日本國家癌症中心（National Cancer Center）一項進行14年，參與人數超過32萬人，針對東北亞國家（包括台灣）所做的大型睡眠追蹤調查，首次在《美國醫學會雜誌》（The Journal of the American Medical Association, JAMA）上發表。這項調查發現，每天睡7小時是成年人和 老年人 最佳睡眠時間。

Afterword

後記

「上帝為了補償人間諸般煩惱事，給了我們睡眠和希望。」

——伏爾泰（Voltaire，1694～1778年，法國著名的

啟蒙時代思想家，被尊為「法蘭西思想之父」）

睡眠這堂課下課之前，在此歸納整理一些前文，再讓讀者複習一下能夠讓夜晚不再失眠的7項睡眠黃金法則，這些法則都具有科學根據，讓你知其然，也知其所以然。

睡眠黃金法則1

全世界最權威的學術期刊《科學》（Science）報導，人體大腦中的松果體只有在日夜接觸的光照度有足夠大的落差時，才會分泌褪黑激素。白天接受陽光刺激的人，在晚上入睡花的時間更少，睡眠時間也更久。太陽光還能刺激抗利尿激素的分泌，讓你擺脫夜尿的困擾。早晨的陽光似乎特別有影響力，可

以調節身體內在的生理時鐘和晝夜節律同步，如果一個人在每天的適當時間，沒有曝曬足夠的陽光，可能會使體內的生理時鐘和晝夜節律失去同步，影響到夜晚的睡眠。所以，最好在早上至少曝曬陽光30分鐘，夜晚盡量減少光照度，最好關燈睡覺，大腦的松果體才能夠正常順利的分泌褪黑激素，讓人體獲得深層睡眠。美國芝加哥大學生理學系名譽教授、當代睡眠研究之父，納瑟尼爾·克萊特曼博士發現，想找回日夜作息的最好方法就是「曬太陽，重置生理時鐘」。

睡眠黃金法則2

在睡前1～2個小時內洗澡，可以平均加快10分鐘的入睡速度。最佳洗澡水溫為攝氏40～42.8度，此舉不僅有助稍後入睡的速度，且較容易順利進入深層睡眠。另外，泡澡的效果會比淋浴來得好，時間控制在10分鐘內為宜。可以改善整體睡眠質量。熱水淋浴或泡澡可以刺激身體的體溫調節系統，使得血液從身體內部核心到手、腳等外圍部位循環顯著增加，這促進了身體熱量的有效排出以及體溫下降，可以讓一個人更快入睡。如果是臨睡前洗澡，體內核心溫度沒有降低，同時體表是熱的，反而不利於入睡，適得其反。臥室的溫度與睡眠質量也密切相關。人體在睡覺前喜歡23度的臥室溫度環境，睡覺時更喜歡26度的臥室溫度。不僅如此，在臥室二氧化碳濃度低的水平下，睡眠更舒適。

睡眠黃金法則3

每個人的身體都有內在的生理時鐘（晝夜節律），引導日夜24小時的作息，決定何時自然入睡、何時自然醒來。能夠配合生理時鐘的睡眠模式，是獲得良好睡眠的關鍵。所以，建立規律的夜晚就寢時間、早晨起床時間，這將有助於加強調節睡眠和覺醒的生理時鐘。我們從一出生開始，身體便自然形成恆古不變的晝夜節律，不妨好好思考一下，選擇晚上固定上床的時間以及第二天早上固定的起床時間，然後堅持做到自己的要求，即使是週末假日也要嚴格遵行。一開始也許你需要一個鬧鐘，但是不久之後會忽然發現，你的身體竟然在你設定的時間自動醒過來了，從此之後就再也不需要鬧鐘叫你起床了。

睡眠黃金法則4

各種人造光，尤其是發出波長較長（470nm）的電子設備（智能手機，平板電腦和電視螢幕中的LED顯示器），會造成睡眠問題，對身體影響較大。主要原因是，眼睛裡有一種藍光受體，叫作「內生性感光視神經細胞」（ipRGC），這種受體接受到藍光後，會向腦部的視交叉上核發出訊號，壓抑大腦松果體分泌褪黑激素。若在睡覺前長時間（1小時以上）使用3C產品，會使眼睛接收過多藍光，讓體內生理時鐘的晝夜節律混亂，促使交感神經興奮，反而更睡不著，甚至失眠，不僅傷眼也影響睡眠。很多人喜歡關燈玩手機，在暗處瞳孔放大，進入眼睛的光量也會大增5～6倍，對身體影響更大。當外面很暗而室內很亮時，會妨礙褪黑激素的分泌，使人更難以入睡。光線越亮，抑制褪黑激素分泌的能力越強。

睡眠黃金法則5

地球的晝夜循環帶給人「光明」與「黑暗」的環境，正是這種規律的光暗變化在調節人體生理時鐘的晝夜節律。如果這種晝夜節律遭到破壞，人就容易生病，可能罹患肥胖症、糖尿病、癌症與各種慢性疾病。因此「黑暗」是人體獲得充分休息的最重要條件，唯有在黑暗的環境下睡覺，才能夠達到最優質的睡眠。在黑暗的夜晚，人的體溫會下降，新陳代謝減緩，褪黑激素的分泌濃度逐漸增加，人自然就睡著了。因此，想要擁有最優質的睡眠，一覺到天亮，夜晚記得關燈就寢。

睡眠黃金法則6

想要擁有良好的健康，下列生活習慣必須避免：

1. 晚上吸菸、喝酒：除了會破壞褪黑激素的分泌之外，還會干擾褪黑激素進入人體血液中循環的能力。
2. 睡前運動：夜晚睡覺前應該盡量保持身心輕鬆，就寢之前的劇烈運動卻有礙睡眠。因為運動會提高新陳代謝，並增加腎上腺素與其他刺激性荷爾蒙的分泌。美國睡眠基金會建議，睡前3小時要避免運動，才不至於破壞褪黑激素的循環。

睡眠黃金法則7

無關乎眼球快速運動（REM）及眼球非快速運動（NREM）週期，睡眠的品質取決於開始入眠的前90分鐘。只要「一開始的90分鐘」睡眠品質好，其餘時間的睡眠品質也會呈正比地好。反之，若一開始就睡得不安穩，那麼，即使睡得再久，依舊會造成自律神經紊亂，支撐白天活動的荷爾蒙分泌也會失調。無論再怎麼忙，再怎麼沒時間，只要「一開始的90分鐘」能夠徹底熟睡，便可算是最好的睡眠質量。

如果你臨睡前依然思緒雜亂、焦躁不安、亢奮緊張，身心無法放鬆下來，不妨嘗試一下：1.美國哈佛大學醫學博士安德魯．威爾（Andrew Weil）所提倡的「478呼吸法」，幫你放鬆身心。其原理是當壓力和焦慮，使得人體處於緊繃難以入睡時，利用細柔綿長的呼吸方式，去調整壓力和焦慮造成的急促或短淺的呼吸，讓人進入放鬆的狀態，容易睡著。2.美國超級金牌教練巴德．溫特（Bud Winter）的「大腦清空法」。3.日本著名睡眠醫學博士西野精治醫生的「耳朵按摩法」。

478呼吸法

先用鼻子吸氣4秒，屏氣7秒，再從嘴巴吐氣8秒，重複4次就能有睡意。經常練習可以在較短的時間內入睡。找個舒適的地方坐下或平躺，將舌尖放在口腔頂部。在整個練習過程中，舌頭必須緊繃，避免移動舌頭。具體步驟如下：

1. 張嘴，盡力呼出所有的空氣。
2. 閉嘴，用鼻子吸氣4秒。
3. 屏住呼吸，在心中數1-2-3-4-5-6-7。
4. 吐出一大口氣，同時心中默念1-2-3-4-5-6-7-8。

一開始每天可以做2次，然後慢慢增加次數。第一次嘗試，可能會有點頭暈，但是不必擔心，只要每天練習，效果會越來越好。

大腦清空法

請深呼吸3次，然後嘗試以下方法，持續5分鐘。任何一項都可以幫助你，只需要選一個就行，如果不行就選另一個。

1. 想像一下，一個和煦的春日，你正躺在寧靜湖面上的一艘獨木舟底部，仰望美麗的藍天與雲朵。不要有任何其他想法，只要專注這個畫面10秒鐘。
2. 想像一下，你在完全黑暗的房間裡，躺在一個黑色天鵝絨的大床上，專注這個畫面10秒鐘。
3. 在腦海中浮現「不要想、不要想、不要想……」這三個字，持續10秒鐘。一旦你身體放鬆了，只要頭腦10秒鐘內沒有任何活躍的想法，你就會睡著。快速入睡的關鍵就在於「停止你腦中奔騰的想法」，你必須停止反思當天的遺憾、憂慮、問題，頭腦中的任何想法，都會妨礙睡眠。所以，想像一下你是靜止的。如果你每天練習幾次，5週後你應該可以隨意入睡，快速進入夢鄉。

耳朵按摩法

睡前30分鐘，進行耳朵按摩，可以促進全身的血液循環，幫助夜晚入眠。耳朵按摩共有5個動作，5個動作必須一次做完，睡前30分鐘重複做3次。

1. 用手指捏住兩邊耳朵，輕輕向外拉，維持5秒。
2. 手指抓著耳朵上方的軟骨位置，輕輕向上拉，維持5秒。
3. 用手指抓住耳窩中央，輕輕地順時針轉圈，同樣維持5秒。
4. 用手指和拇指將耳朵上下摺起，維持5秒。
5. 用雙手掩蓋兩邊耳朵，順時針轉5秒。

睡眠是最好的創意春藥，我衷心期盼本書所闡述的內容，能夠證實一項科學事實——配合自己的生理時鐘（晝夜節律）作息、多曝曬陽光，是這個世界上失眠者的「天然安眠藥」。

睡眠這堂課，下課了！

參考資料

1. 《Daily Rituals：How Arists Work》by Mason Currey
2. 維基百科
3. 《康健雜誌》202期
4. 華爾街日報（wall street journal）
5. 《亞洲商業領袖》2021年2月8日
6. 「賈伯斯的創意之源」楊惟雯2017年7月4日 https://nmart.pixnet.net/blog/post/65709709
7. 美國成就學院 www.achievement.org/achiever/larry-page
8. 《Relax and Win》by Bud Winter
9. 香港經濟日報《Let it be》www.topick.hket.com
10. 台灣睡眠醫學學會 www.sleep 321.com.tw
11. 《愛因斯坦相信上帝嗎？》中國廣西科學技術出版社2009年8月
12. 美國衛生研究院 https://www.nih.gov
13. 美國大紀元時報「改寫科學的夢」https://hk.epochtimes.com/news/2018-07-31/30755888
14. 《史密森尼雜誌》（Smithsonian magazine）https://www.smithsonianmag.com/science-nature/the-stubborn-scientist-who-unraveled-a-mystery-of-the-night
15. 今日美國（USA TODAY）
16. 美國醫學會網絡 https://jamanetwork.com

17. 騰訊大浙網 https://ppfocus.com 2020年12月14日
18. BBC中文網https://www.bbc.com
19. 紐約時報中文網1997年1月9日
20. 紐約時報中文網2014年4月30日
21. 紐約時報中文網2016年1月24日
22. 諾貝爾獎得主期刊 https://Jofnpw.wordpress.com
23. 新華社2019年7月20日
24.《今日衛報》(The Guardian Today)www.theguardian.com/news/1999/aug/25
25.《科技新報》https://Technews.tw
26. 美國全國廣播公司新聞 https://www.cnbc.com
27.《國際神經病學期刊》(Neurotherapeutics)2019年12月
28.《美國心臟病協會雜誌》(American Heart Association)2020年3月
29.《科學雜誌》(Science)2009年8月14日
30.《美國醫學會雜誌》(The Journal of the American Medical Association, JAMA)2021年9月3日
31. Vocus.cc/bass/home 2020年1月20日
32. 中央社「台積電35週年」2022年2月22日
33.《美國國家科學院院刊》(Proceedings of the National Academy of Sciences of the United States of America, PNAS)2018年3月12日
34.《神經元雜誌》(Neuron)2019年8月28日
35.《歐洲心臟期刊》(European Heart Journal)2021年11月8日

身體文化172

不懂睡眠就失眠：睡太多或睡太少，你都正在謀殺自己

作者　林慶旺
圖表提供　林慶旺
主編　謝翠鈺
封面設計　兒日設計
插圖　林采薇
美術編輯　趙小芳

董事長　趙政岷
出版者　時報文化出版企業股份有限公司
108019 台北市和平西路三段二四〇號七樓
發行專線｜(〇二)二三〇六六八四二
讀者服務專線｜〇八〇〇二三一七〇五｜(〇二)二三〇四七一〇三
讀者服務傳真｜(〇二)二三〇四六八五八
郵撥｜一九三四四七二四時報文化出版公司
信箱｜一〇八九九　臺北華江橋郵局第九九信箱
時報悅讀網　http://www.readingtimes.com.tw
法律顧問　理律法律事務所｜陳長文律師、李念祖律師
印刷　勁達印刷有限公司
初版一刷　二〇二二年四月一日
初版二刷　二〇二二年六月六日
定價　新台幣三八〇元

時報文化出版公司成立於一九七五年，
並於一九九九年股票上櫃公開發行，於二〇〇八年脫離中時集團非屬旺中，
以「尊重智慧與創意的文化事業」為信念。

不懂睡眠就失眠：睡太多或睡太少,你都正在謀殺自己/林慶旺作. -- 初版. -- 臺北市：時報文化出版企業股份有限公司, 2022.04
面；　公分. -- (身體文化；172)
ISBN 978-626-335-139-4(平裝)

1.CST: 睡眠　2.CST: 健康法

411.77　111002775

ISBN 978-626-335-139-4
Printed in Taiwan

모든 요일의 여행

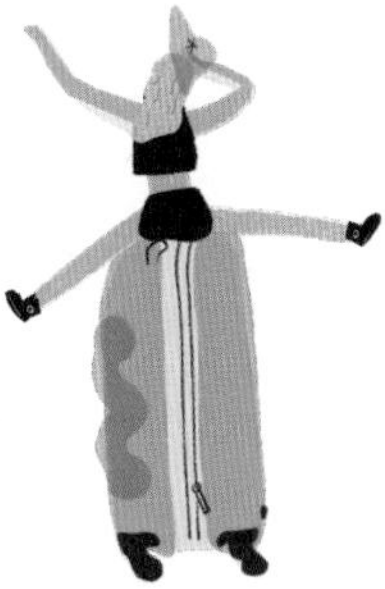

不只是遠方，把每一天過成一趟旅行。

金旼澈——著　陳品芳——譯

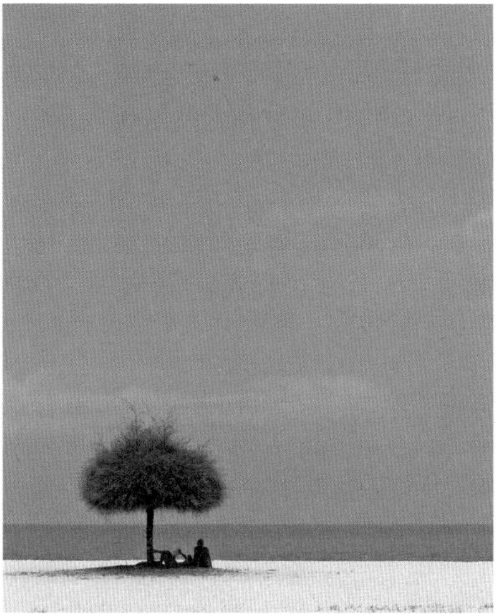

還有什麼行為，

能比旅行更加露骨地，

表達我們朝幸福前進的姿態？

目錄

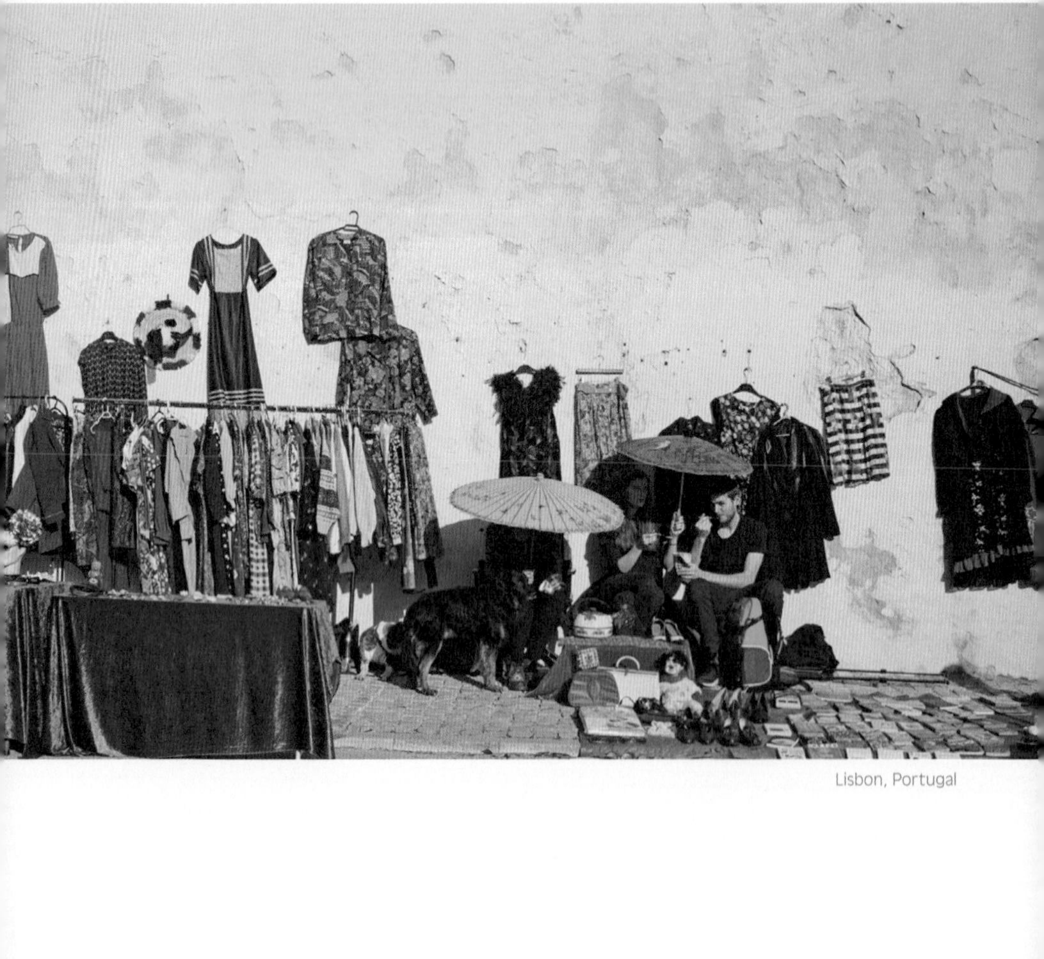

Lisbon, Portugal

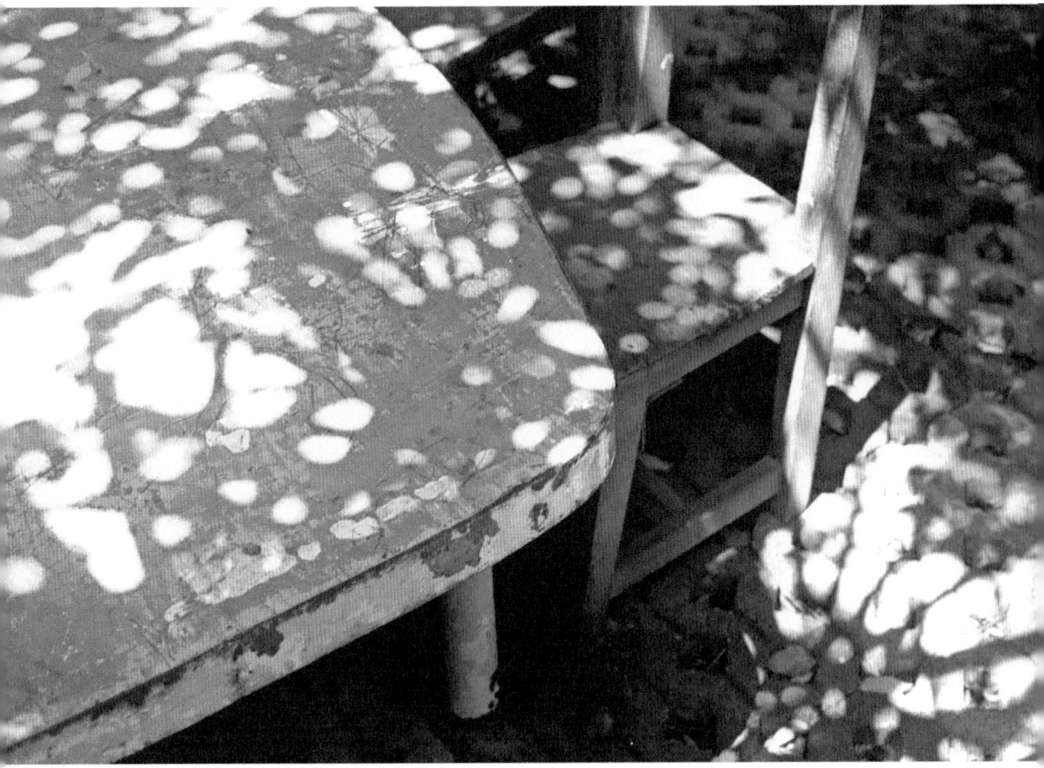

Chiang Mai, Thailand

前言

我的光芒，我的寶石，我的旅行

我喜歡旅行。

這句話老套到根本沒必要浪費紙寫下來，不過如果把這句話改成這樣呢？

我為什麼喜歡旅行？

這樣一來，句子瞬間就變得豐富許多。旅行能讓不同的陽光滲入生活，連空氣的質感都變得溫柔。令人心底搔癢難耐，開始想去談論下午五點的天空，甚至產生想在大白天喝冰酒的衝動。陌生巷弄裡充斥著歌聲，腦海中浮現許多張陌生的臉孔，甚至連那狹窄的下榻處都顯得多情溫柔。每個被風雨困住的驚險時刻，在旅行中都能被包裝成人生的冒險。旅途上，有人站在瀑布前，有人站在巷尾，也有人站在無盡的鄉間小路上；有些人會與過往戀人的面孔重疊，也會有人以格外刺耳的音量放聲大笑。只不過是換句話說，我們就能用不同的描述使旅行更加亮眼，方才還微弱無比的光芒，變得耀眼奪目。

每個人的旅行，都閃耀著屬於個人的光芒，這是我在每一趟旅程盡頭的結論。我們明明去的是同一個地方，卻每次都抵達不同的地方。我的巴黎與你的巴黎，再也不會出現在任何人面前，我的寶石將不會是你的寶石。然而造成這個結果的，真的是旅行地點的問題嗎？還是旅行時間點的問題呢？會是偶然遇見的人們所造成的差異嗎？我在想，這或許是我的問題也說不定。到頭來，我也只是盡我所能地去旅行罷了。

因此，我想記錄屬於我的光芒，這也是因為那道光芒讓我看見自己。在旅行的光芒之下，我看見自己不曾察覺的喜好、努力忽視的懶惰、無法擺脫的乖寶寶習慣、動不動就爆炸的脾氣、會天真地任意用樂觀的態度，解釋一些平凡無奇的事物——原來我是喜歡這種東西的人、原來我是受不了這些事的人、原來我是可以為了這些放棄其他事物的人、原來我喜歡那樣的人……我透過旅行，認真學習跟自己有關的事物，旅行對我訴說著我自己。

所以現在，輪到我來說說關於旅行的事了。明知道任何的遊記都不可能比旅行更加精采；明知道最後會以失敗告終，我仍想慢慢訴說我的旅行。我知道這很老套，也實在不必浪費紙把這些事寫下來，但我這麼做，只是因為我喜歡旅行。

2016年7月

金歐澈

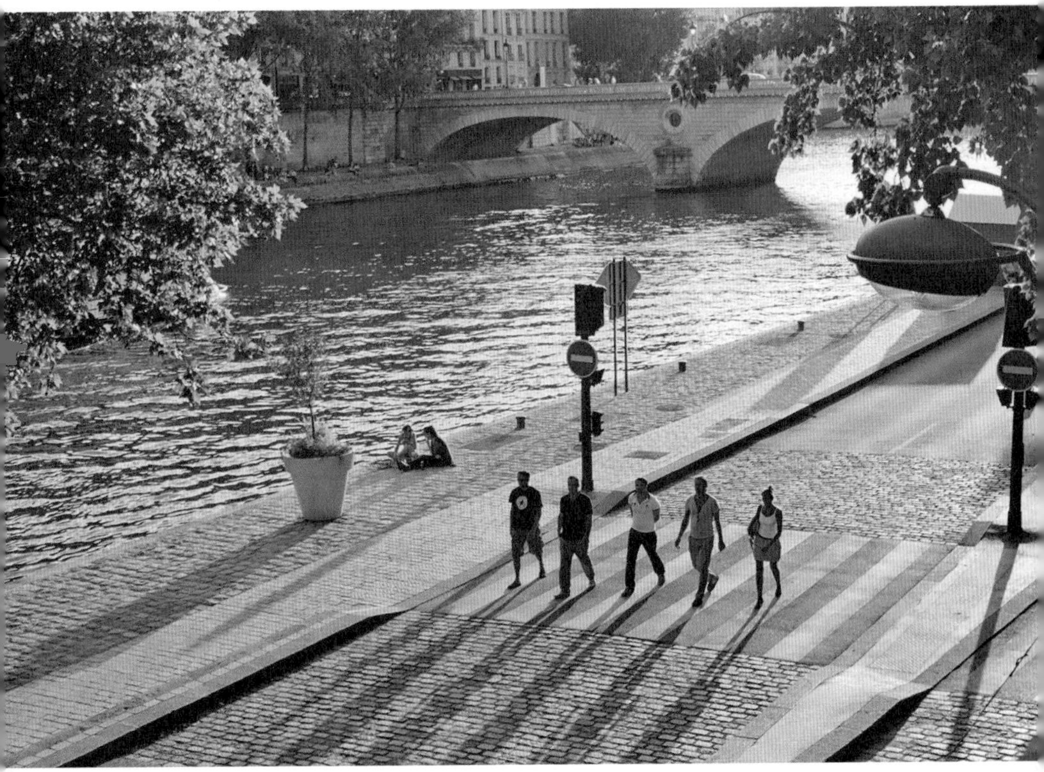

Paris, France

離開日常，抵達日常

我們有生存的時間，也有驗證人生的時間。

——《婚禮・夏天》，阿爾貝・卡繆

生存的時間比比皆是。與我們想不想活下去無關，社會已經建立起一個完美的系統，讓我們能夠自動地生存：早上睜眼便出發去公司，一到午餐時間便有如幽靈般帶著錢包到公司前面的餐廳吃飯，加班直到凌晨，雙眼才開始變得炯炯有神，最後在看見第一道曙光時入睡。然而，早晨仍不留情地到來，我們再反射性地起床、洗頭、化妝、衝出家門搭上公車。即便每天都在煩惱是否真得繼續過這種生活，回過神來卻發現自己仍在上班的通勤公車裡打盹。你不需要下太大的決定，也能自動地活過一天又一天的人生。

公司裡，我們這組共有五個人，其中有三人分別被診斷出憂鬱症和頸部、腰部椎間盤突出。明明什麼都不做就能活下去，即便憂鬱、即便頸部不適、即便腰部疼痛，我們仍有辦法活下去，組長卻果斷宣布休假一個月。這樣活著根本不算活著，他說。不過縱使嘴上這麼說，他也不知道什麼叫作休息，雖知道世上有其他形式的人生，他卻不知道該如何把自己的人生轉換成其他形式。連組長都這樣了，組員自然好不到哪去。這從天而降的一個月休假，讓我們所有人不知所措。

雖然這難以置信的好運教我目瞪口呆，不過我也很快打起精神坐回電腦前，打開旅行社的網頁，訂了一張去東京的機票。那時是四月，我腦中浮現的就是東京，有朋友住在那裡。人們都問我為何選東京，我總說：因為我一直很想在東京住上一個月。其實就算不是東京，而是其他地方也沒關係，我只是需要「驗證人生的時間」而已。僅只是「活著」，根本不足以驗證人生，這我早已了然於心。

我抵達東京的朋友家，展開二十二天的旅程。此前早已習慣清晨入睡、接近中午時分才起床的我，總在清晨便被朋友叫醒。朋友準備好日式味噌湯、豌豆飯、高麗菜沙拉，以及煎得恰到好處的火腿、泡菜與燉牛肉，還有一大堆小菜，把眼角還沾著眼屎的我叫醒坐到餐桌邊。餐桌擺設得井井有條，甚至還有能讓我喝個過癮的咖啡。吃完飯後，朋友準備去學校，我則坐在一旁不斷碎念：今天要去哪？要做什麼？你的學校在哪裡？附近有什麼值得去的地方嗎？何時下課？要去接你嗎？話說回來，我今天要去哪啊？我沒有任何計畫，更沒有什麼要做的事。

這裡不是首爾，不是我什麼都不做也能活下去的城市，是只要我打定主意什麼都不做，就不會有人來干涉我，能讓我發呆到天荒地老的地方。用更有系統的方式說明，東京的精緻程度約莫是首爾的二四一七倍，但東京沒有一處的系統是為我而打造，也因此我必須為了自己，建立屬於自己的系統。

從某個角度來看，我現在在賭的確實是我自己的人生。

——《婚禮·夏天》，阿爾貝·卡繆

我漫無目的地在日暮里站下車，這是個觀光手冊上沒有介紹的地方，只有無盡延伸的老舊巷弄。只要沿著自己喜歡的巷弄不斷走下去，就會出現一隻貓帶我走進另一條小巷，接著發現某人的家旁有一座公墓，寧靜的巷弄中只有我和那隻貓。四月的陽光令貓的雙眼瞇成一條細線，我也瞇著雙眼靜靜佇足，感受生與死之間模糊的界線。郵差大叔騎著腳踏車經過公墓旁，也將我帶往另一條巷子。每一條巷子都開著幾朵花，爺爺奶奶們靜靜走過我身旁，擁有生命的、不曾擁有生命的，一切都無比靜謐。

我在這陌生的巷弄裡閒晃了四小時，直到過了午餐時間，才走進一間咖啡廳準備吃飯，沒想到裡頭一名客人也沒有。要跟聽不懂「咖啡」的老闆點餐簡直是天方夜譚，於是我蓋上根本看不懂的菜單，用簡單的日文說出「咖啡」兩個字。我在筆記本上寫下：「這是個奇妙，卻令人喜愛的社區」。

每當我在想現在是不是該離開的時候，就會有其他風景向我搭訕，我總是能看到和剛才不同的自行車、不同的花圃與花朵、不同的巷子。雖沒有什麼知名景點，但除此之外什麼都有了。花圃、花朵與老舊巷弄，營造出一股緩慢的氛圍，我非常喜歡。即便沒有什麼事要做，也沒有非去不可的地方，但在這趟為了擺脫日常生活的強迫感而展開的旅行中，我卻仍被必須做點什麼、必須去個什麼地方的觀念困住。我甩了甩頭，將這個想法甩開，並告訴自己：沒關係，什麼都不做也沒關係，這裡可不是首爾，這是專屬於我的時間。

我一直散步到接近傍晚，到地鐵站跟朋友碰面。我們回到家附近買了晚餐、繞到超市買了些食材，還買了醃梅子、鮭魚跟幾瓶罐裝啤酒，兩人嘻笑著說要做頓日式早餐來吃。接著就在這一瞬間，我明白了自己來到東京的理由。

我領悟到這一刻，就是我在首爾最渴望的日常生活。不必因為必須出門去公司而躺在被窩裡哀號；不需要清晨起床準備，更不需要覺得委屈；不用在通勤路上買三角飯糰或牛奶隨便填飽肚子，回家前能夠簡單採買明天要吃的東西，也不用因為累到動彈不得而癱坐在電視前；不必去想必須要做這個、做那個，不必被各式各樣的強迫觀念困住，享受能讓身體好好活動，讓腦袋暫時休息的日常。這是多虧了疲憊的身體、多虧了不必不停運作的腦袋，讓我能夠早早入睡，也不需逼迫自己早早起床的日常。

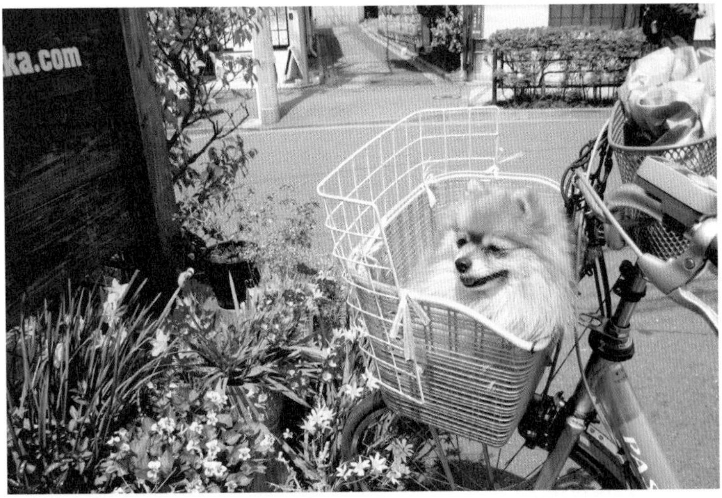

Tokyo, Japan

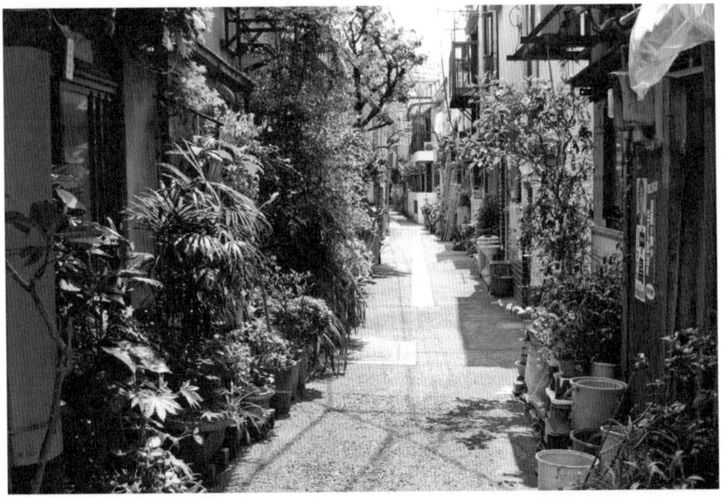
Tokyo, Japan

什麼都不做也沒關係，

因為這裡不是首爾，因為這段時間只屬於你。

在這個渴望脫離日常的旅行地，我正在尋找渴望已久的日常節奏。或許光是過著渴望已久的生活，或許只要能夠從中找到幸福，我們就能充分驗證自己的人生也說不定。

我已經完成了所有身而為人應負的責任。即使我整天都在享受喜悅這件事，並非亮眼的成就，但我認為在某些情況下，我已經動人地完成了「變得幸福」，這個人生的必要條件。

——《婚禮・夏天》，阿爾貝・卡繆

每一天的旅行 01

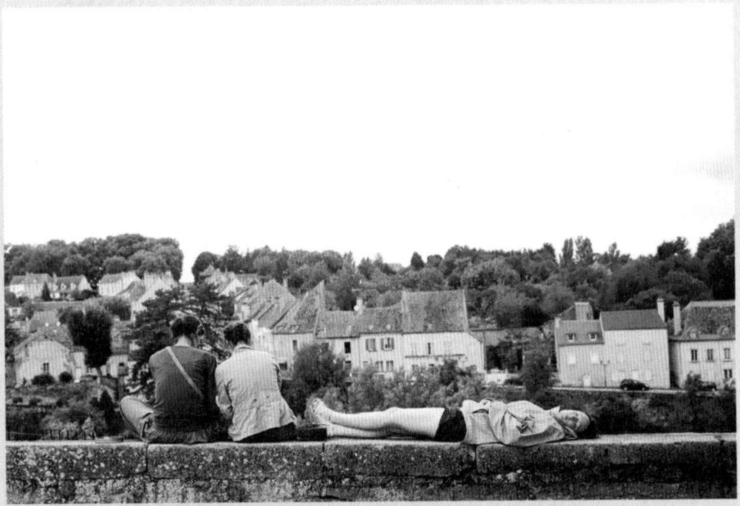

Semur-en-auxois, France

以前我曾在書上寫下：
「在這裡會幸福」
這樣一句話。

有人跟我說：
「在這裡會幸福」，
縮寫就是—— 旅行[1]。

真是超級贊同。

1 在韓文中「在這裡會幸福（여기서 행복할 것）」可以縮寫成「여행」，正好是「旅行」的意思。

好料理與壞住宿

「出發」這個詞，必然會連接到「抵達」。就像沒有「沒有目的的遊牧民族」一樣，也沒有不斷「出發」的旅行者。我們出發，總會抵達某個地方，這就是旅行者的宿命。問題在於我們抵達了什麼地方。

雖然我出發去旅行，想抵達的地方卻不是目的地，而是日常。我已經在東京領悟到，抵達日常是多麼迷人的一件事。離開日常又想再次抵達日常的矛盾，就是我必須解開的課題，也在不知不覺間成了我旅行的目標。若真想達成這目標該怎麼做？首先，必須採取不同的方法。

我首先調整了旅行的住處。住飯店肯定是一種美德，可以享受雪白的床單、乾淨整潔的房間以及豐盛的早餐。那些日常生活中少見的美好風景，讓人只要走進飯店，就有開始旅行的感覺。不過我需要的，不是無論首爾、巴黎還是東京都如出一轍，沒有名字且乾淨無暇的飯店房間，而是讓一個沒有經過徹底消毒的空間，直接與我展開最親密的接觸。

最好的答案，就是去租別人的房子住。即便只有幾天，我們仍然需要屬於自己的家；我們需要到那些看似一成不變，卻又有著些微差異的市場走走，然後踏上回家的小路；我們需要雙手提著陌生且令人好奇的食材走入家門，需要大展生疏的料理實力，再把廚房弄得一團亂；我們需要端出味道新奇的料理，布置出能搭配一杯好酒的餐桌；我們需要比眼前的料理更加美味的窗外風景。太好的房子會讓我們很有壓力，不需要太昂貴的住家，因為那樣的房子並不屬於我們的日常。唯一的條件是必須乾淨，因為我不想清理別人的垃圾，畢竟無論如何渴望日常，這終究是趟旅行。

艾倫．狄波頓曾經問過世人：在「好料理與壞飯店」和「壞料理與好飯店」中選一個，你會怎麼選擇？某次公司的午餐時間，有人提出這個問題，大家的選擇都不一樣。我仔細想過，我無論如何都會選擇前者。考量到我比起飯店更偏好住家、比起市中心的昂貴住處，更偏好遠離市中心的廉價住處，我想我肯定不會對好飯店有任何眷戀。

不過之後每次去旅行時、每次抵達新住處時，這個問題總如影隨形地跟著我。我真的是會選擇好料理與壞飯店的人嗎？眼前這個花費好幾個月精心挑選的普通住宿，對我來說超級完美耶！如果讓我在要價上萬元的飯店跟這間房間之中選擇，我肯定會毫不猶豫地選擇眼前的房間。而這個問題一直跟著我的原因很明顯，那就是我其實會選擇好料理跟「對我來說好的住宿」。只是就像好料理並不代表昂貴的料理，對我來說好的住宿標準也不是那麼高、那麼貴。

我想起去巴黎時住的那個房間。當時因為要在那停留超過兩週，不能挑太貴的住宿。當時是學校放假期間，有個留學生要回韓國，就把房間租給我們。讓我們竟然能用一晚三萬元[2]的價格，入住位在巴黎熱門地區的公寓！我當時覺得自己運氣真好。

這名二十歲出頭的男學生總把乾淨掛在嘴邊，他不斷提醒：「最後離開前，一定要洗一次棉被，還有洗馬桶時請一定要用旁邊的清潔劑……」他如此重視清潔，又讓我覺得自己運氣真的好得不得了。我向他保證，絕對會弄得乾乾淨淨再還他，甚至還有些緊張。不過當推開公寓大門，入內仔細檢視每個角落之後，我便笑了出來。二十歲出頭的男生的清潔標準，和三十歲的主婦實在有著很大的落差。我一邊打開窗戶讓室內通風，一邊說：「哎唷喂呀，他把環境弄成這樣，卻一直提醒我要把房子打掃乾淨？」

從結論說起，那間公寓糟透了。床墊都是扁的，害我只睡了一天就腰痠背痛，屋內甚至沒有一張像樣的椅子。住在那間房子裡時我們才發現，原來被子太老太舊會無法保暖，某天晚上我還因為太冷，直接把老公當成暖爐抱著睡。即便如此，那間公寓對我們來說仍是最棒的住宿。我們每天早晚都會把窗戶打開，在窗邊享用早晚餐，傍晚時看著晚霞喝一杯，早上則看著一樓的警衛大嬸為花圃澆水。我們會慢慢地散步到公園，喝杯小酒後再回來。

那間小小的公寓很適合晒衣服，某個陽光普照的星期日，我們花了一整個下午窩在裡頭打滾，把音樂開得很大聲，經常望著天空發呆。在那間公寓裡，時間過得非常緩慢，我們也在那裡拼湊出完美的巴黎樣貌。

2 編按：本書中寫到的金額均為韓幣表示，臺幣與韓幣匯率約為一比四十。

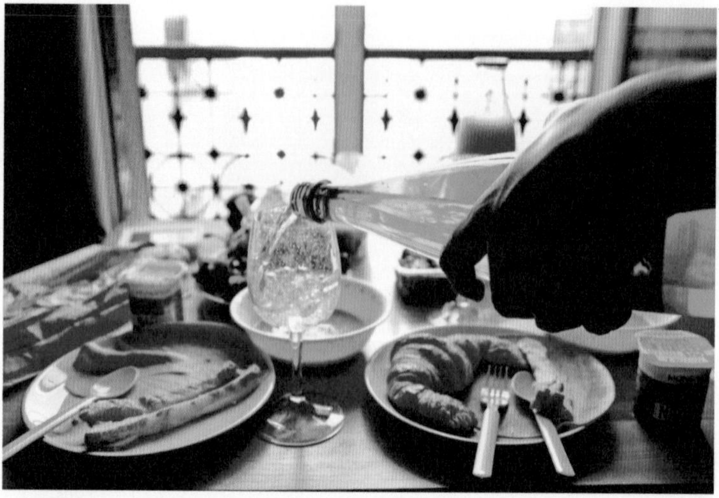

Paris, France

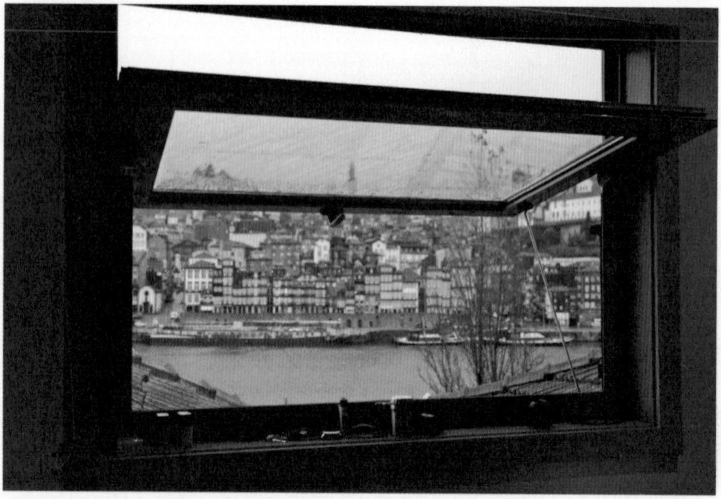

Porto, Portugal

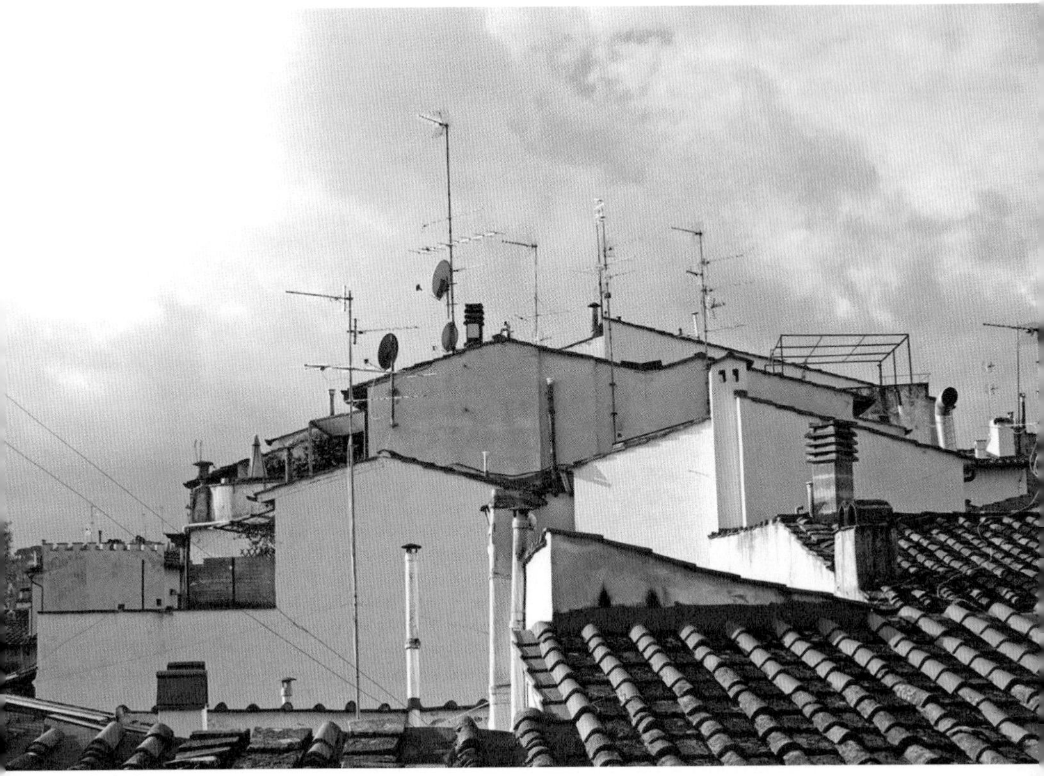

Paris, France

雖然出發去旅行，
想抵達的地方卻不是目的地，而是日常。

好的住宿很重要，足以媲美美食在旅行中的地位，只是好的住宿並不一定是昂貴的住宿。對現在的我來說，好的空間是能讓我舒適放鬆的空間，即使蓮蓬頭有些故障、即使廁所有點小、即使杯子根本不成對、即使木地板嘎吱作響、即使床墊有點硬。

對我來說的好住宿，就是像日常生活的住宿。是看起來雖不完美，但當我委身其中會感到心靈平靜的住宿；是才剛抵達，就像住了好幾天一樣熟悉的住宿；是結束漫長的一天回到家時，能放心鬆一口氣的住宿。即使不完美，對我來說仍是完美的住宿，我能瞬間想起好幾個曾經住過的家。我有時會想，或許我就是為了抵達那些家，才會再次踏上旅程。

我想起我們一起住在布里亞克的時候。時間無法進到屋子裡來，只能蹲低身子站在屋外。真不知道時間怎麼會被訓練得這麼好，直到去村子裡的她到深夜都還沒回來，才開始吠叫。

——《女性之光》，羅曼・加里

每一天的旅行
02

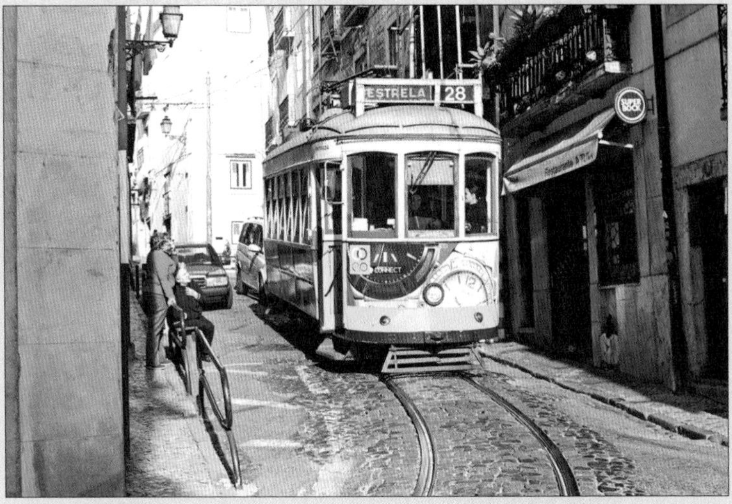

Lisbon, Portugal

纜車停下，門開了。
明明還沒到站。

沒有人下車，也沒有人上車。
只有社區的媽媽們與乘務員的閒聊。
上來，又下去。

我不是為了看什麼了不起的東西才來旅行。
或許，只是為了遇見一顆心，
讓我能夠將微不足道的一切
不再看作微不足道，
我是因此才啟程的。

在艾菲爾鐵塔下寫反省文

艾菲爾鐵塔下，老公在睡覺，而我在寫反省文。我坐在等待欣賞艾菲爾鐵塔施放煙火的人群中，打開筆記本，落筆不停地寫著反省文。今天是旅行的第一天，到底是從哪裡開始出了差錯呢？

這天的開始明明很完美。我們從仁川出發，歷經六小時的飛行抵達馬來西亞後，又等了八小時轉搭前往巴黎的飛機。這是趟總長二十七小時的大長征，我們順利抵達巴黎、順利從機場抵達預定的住處，而這次的住宿也完全符合我的預期。正好住處附近的傳統市場有開，我們便去購物，買了一些令人好奇的市場料理嘗鮮。

我們用剛買回家的食材煮了午餐，整理行李並稍事休息，接著又出門到知名的冰淇淋店買冰吃，再到星期日也有開門的藥局買了必要的各式藥妝。這時因為有點累了，便到附近氣氛不錯的咖啡廳陽臺坐著，喝了杯要價跟泡沫一樣多的啤酒，讓體力稍稍恢復。接著又走了好長一段路，不知不覺來到艾菲爾鐵塔附近，在草地上打開毯子、倒了杯紅酒，擺好白天在市場買的起司、櫻桃、法國麵包與抹醬，一切都非常完美。那麼，究竟是哪裡出了問題？

問題在於我太貪心。歷經二十七小時的飛行抵達這座城市，而且這裡是巴黎，我們抵達的時間是清晨，偏偏那天還是法國大革命紀念日，所以艾菲爾鐵塔會施放煙火，巴黎加艾菲爾鐵塔加煙火！於是我起了貪念，明明可以再休息一下、明明可以慢慢走、明明我該承認老公明顯累了。老實說，艾菲爾鐵塔的煙火這種東西根本可以放棄，在韓國時我連自家門前的煙火都能放棄了，何必大費周章地跑這麼遠看煙火？艾菲爾鐵塔附近人實在太多，每條巷子都被警察封住，人潮洶湧到我們連地鐵都搭不了，只能繼續走著。好不容易抵達艾菲爾鐵塔附近，步行過程中，我還得不斷努力忽視老公疲倦的面容，最後我到底獲得了什麼？好不容易在只能微微看到艾菲爾鐵塔尖端的草地上找了個位置，我到底想怎樣呢？煙火要太陽下山後才會開始施放，我們還必須在這等上五小時，我來這裡到底想幹嘛？我叫老公睡一下，他說沒關係，結果卻不停打瞌睡。

「還要再等至少五小時，距離太陽下山還很久。」

「那我睡一下。」

看著躺在草地上睡覺的他，我對自己失望到了極點。我到底想幹嘛？為什麼這麼想看煙火？我掏出筆記本，開始寫下反省文。為何我總是這樣？為何巴黎總會成為我的課題？我為何無法放棄？為何唯有在巴黎，我總是學不會調整自己的節奏？

敵人是無形的，不，敵人就在他們裡面。會將他們淘汰、使他們腐敗、令他們的精神荒蕪。他們被騙了。這個世界挖苦他們，但他們仍是這世界溫馴且忠誠的奴僕。他們頂多只能得到點心的渣渣，卻深陷其中無法自拔。

——《東西：六〇年代的故事》，喬治・佩雷克

喬治・佩雷克這本名叫《東西》的小說，以為了渴望的事物而典當人生的男女為主

角，對他們來說，「巴黎整座城市就是永恆的誘惑」，他們所執著的是「持續增加自己擁有的符號」。他們對每一件東西都有著相似的喜好，渴望發財致富的人們相互結交，重視東西更勝自己的生命。這相當奇怪，只要來到巴黎，我便感覺自己彷彿成了喬治·佩雷克小說裡的主角。更奇怪的是，我只有在巴黎才會這樣。對物質的慾望、想要活得煞有其事的慾望、想讓人看見這趟旅行的慾望、想讓人羨慕這趟旅行的慾望，令我不知所措。

我想起四年前獨自造訪巴黎的事，當時巴黎對我來說就像一道巨大的習題。大學時曾短暫造訪的我，一直將巴黎視為我的故鄉，所以再次來訪時，絕對要是一趟很棒的旅程。因為這裡是我的故鄉，雖然我跟這故鄉語言不通，也沒有任何熟人居住在此，但有什麼關係？我漫無目的蒐集資訊，網路上、書上，巴黎的資訊比比皆是，一點也不困難。巴黎是座視線所及之處都很有味道的城市，光是想像我置身其中便悸動不已。網路上所看見的每張食物照都十分美味，令我下定決心也一定要品嘗那些美食。帶著這樣的豪情壯志抵達巴黎的我，卻總是迷失方向，不，應該說是失去了目標。為何要特地為了做這種事跑來這裡的想法湧上心頭。一定要好吃、一定要幸福，既然都來到巴黎了，我好不容易來到這裡了，怎麼能夠不幸福？怎麼能夠懷疑幸福？不知不覺間，我成了演繹幸福的演員。

第四天傍晚，我又失去了目標。自始至終都當個傻傻的遊客，其實也是件累人的事。我坐在公園長椅上，慢慢翻看自己蒐集的資訊。我注意到一個音樂節，想像自己在這裡觀賞爵士表演的模樣，好像很不賴，於是我搭上地鐵前往會場。想當然耳，門票早已銷售一空，正當我在想是否要乾脆離開時，一名長得很帥的員工補了一句：

「妳要不要去那等等看，不過我是覺得不太可能有多的票。」

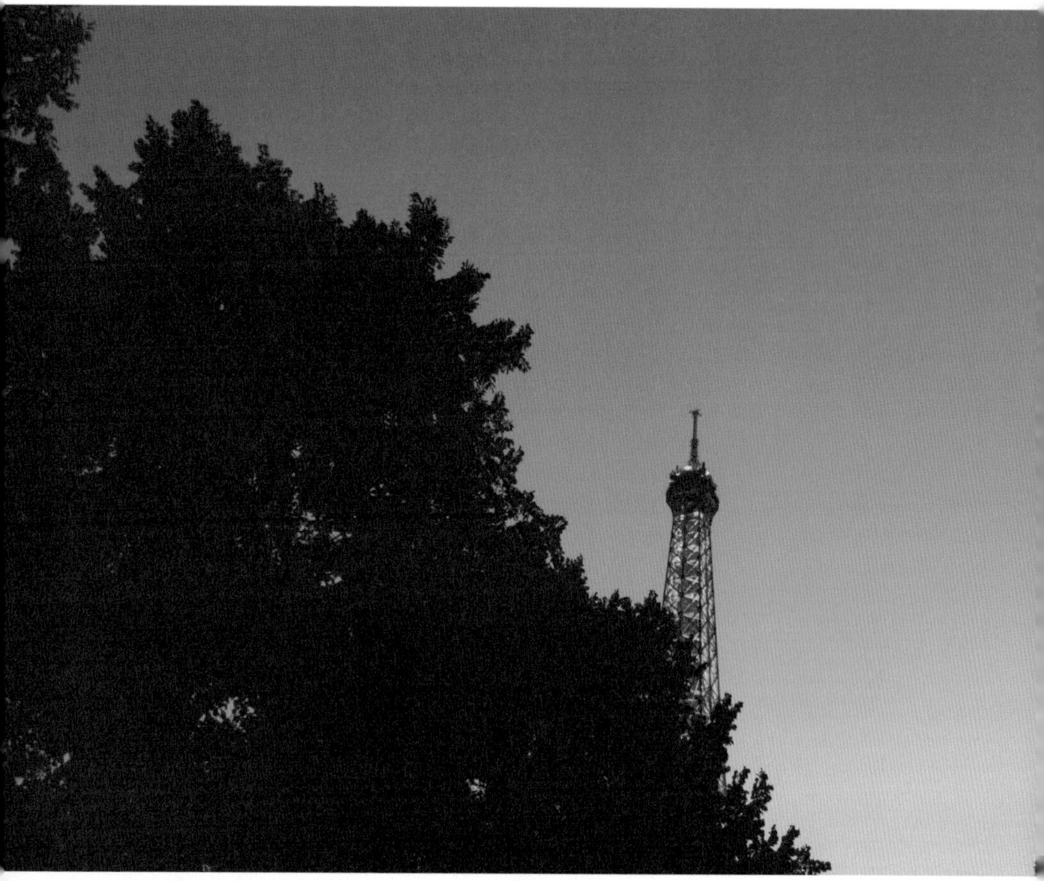

Paris, France

都來到這裡了，我怎麼可能不幸福呢？

我哪還敢去質疑幸福呢？

我順著他手指的方向看過去，發現那裡約有二十個人在排隊，於是我便乖乖排在隊伍的尾端，畢竟也沒什麼別的事可做，我也花了很多時間才決定要來這裡。就這樣靜靜等了一個小時，竟突然有票了。我帶著激動的心情進入場內，發現第一首歌已經開始，音樂卻十分陌生。我期待的是最適合巴黎浪漫氛圍的爵士表演，沒想到卻是場非洲風格的爵士樂演出。

一開始我覺得一切都毀了，畢竟我第一次聽這類音樂。我了無生趣地看著舞臺，卻看見有名興致高昂的觀眾跳到舞臺正下方開始跳舞，接著保全人員立刻衝出來抓住他。瞬間，上千名觀眾開始噓那些保全，臺上有點年紀的音樂人緩緩地唱著歌，隨著音樂慢慢擺動身體，走到被保全抓住的那名男子面前。他慈祥地看著那名男子唱著，接著越來越多人跳上前去，人數多到保全難以管控，音樂人也站在觀眾這一邊，保全實在沒有選擇的餘地，最後只好站到一旁。

那一刻，整個會場便火熱燃燒了起來，我們獲勝了！每個人在音樂的陪伴下都有跳舞的權利，我們守護了這個理所當然的權利！這股勝利感在會場內爆發開來，人們不停向前跑，一起跳舞、歡呼。至於我呢，則是在自己的位置上跳著，邊叫、邊笑、邊擺動身體。因為實在是笑得太開心了，甚至流下了眼淚。就在那時，我感覺有什麼從體內跑了出來。

啊，這是一場死靈祭[3]。我從首爾帶到這裡的超我，終於在四天後，終於在這個地方離開我的身體。她連在旅途中都不斷督促我、監視我，讓我不要有一絲失誤。她豢養著我，讓我不是專注於「當下」，而是活在「不久前─當下─接下來」的巨大食物鏈中。我明明可以呆坐在那什麼也不做，超我卻不停鞭策著我，讓我覺得不做點什麼就會出事。讓我感覺巴黎像個巨大課題的超我，終於在此刻離開我的身體。於是我更用力地喊叫、更盡情地跳舞、更痛快地哭笑。

四年後的今天，我在艾菲爾鐵塔下，將那領悟再度掏出來檢視。

3 씻김굿，為安慰並洗滌死去的靈魂、祈禱能極樂往生的祭祀儀式，為韓國第七十二號重要無形文化財。

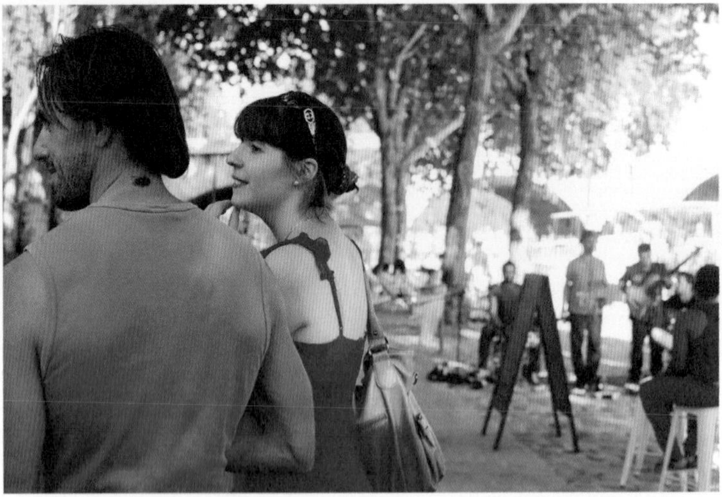

Paris, France

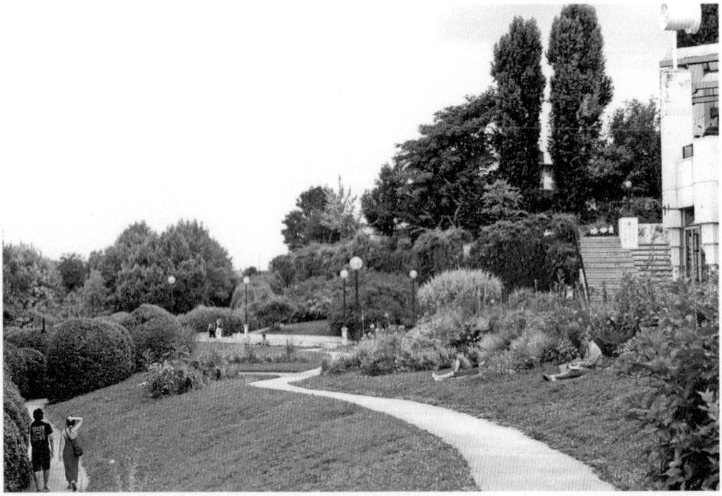

Paris, France

這次的巴黎仍然是我的巨大課題。在職場打滾九年，好不容易有了一個月的休假，這次一定要在這裡待上一個月。我帶著一無所知的老公，抵達這個充斥著昂貴、奢華氣息的城市。我們絕不能只觸及這座城市的表面，這次絕對不能只是蜻蜓點水。我不給這座城市機會親口訴說她自己，也不想聆聽這座城市的故事，只希望自己別像無頭蒼蠅般的觀光客，在這座城市漂泊、穿梭在她的華麗之中。因為這裡是巴黎，是我最愛的巴黎，因為這是我不斷稱其為故鄉的巴黎。

不過我必須承認，今天是第一天，而我依舊是個觀光客，對這座城市感到很陌生，即便已經來訪第三次，我仍是個異鄉人。擠入觀光人群當中，欣賞著一部分艾菲爾鐵塔的此刻，或許正凸顯了我在這座城市裡的定位，這是再理所當然不過的結果。即便如此，我仍無法忍受這個真相，我拒絕接受事實。

老公在小睡一小時後醒來，這時已過了晚上十點，太陽仍不下山。太陽必須下山煙火才會開始，我們才能回家休息，還是現在就回家休息如何？百感交集的我連忙跟老公道歉。接著到了晚上十一點，煙火終於開始了。我們把帶來的東西打包好，走到艾菲爾鐵塔正下方，鐵塔開始展露我未曾見過的一面，燈光明滅、煙火此起彼落，空中一下瀰漫煙霧，一下燈光變換與音樂更迭，然後是煙火不斷在空中綻放，我們就這麼看了大概十五分鐘。雖然距離煙火施放結束還好一段時間，但我毅然決然地轉身對老公說：

「這樣就夠了，我們回家吧。」

我牽起老公的手，背對著煙火大步前進。我背後的巴黎轟隆作響，天空的顏色七彩變幻，煙火綻放的光芒讓巴黎的建築物拉出長長的影子，每棟建築物的牆面上，都映著煙火不斷燦爛迸發再消失的影子。但我沒有回頭，只是不斷朝地鐵站走去。路上我一直告訴自己，彷彿害怕我又再次遺忘般地反覆咀嚼：「絕對不要再有今天這種情況。要放慢速度，不要太貪心。過猶不及，千萬不要操之過急。放下地圖與資訊，找出我們的喜好、我們的觀點、我們的速度。今天才剛開始，剛起步的不成熟總能被原諒。首先，我們要回家洗個澡，好好睡一覺，從明天開始當個旅人。讓我們尋找偶然的幸福，展開一趟真正的旅行。」

所有幸福都是偶然相遇，就像你走在路上遇到的乞丐，每一瞬間都出現在你的面前，你為何會無法察覺？若因為你所夢想的幸福並不是「那樣子」，便認為你的幸福消失無蹤，且始終認定唯有符合你的原則與期待，才能稱之為幸福的話，那你便是不幸的。

——《地糧・新糧》，安德烈・紀德

假使人生是一本史書，
旅行或許就屬於書中全盛時期的章節，
神采奕奕，華麗非凡。

「出發去航海！」
「那些驚險刺激的經驗！」
「某張難以忘懷的臉龐！」
「若能再次品嘗那滋味！」
「只要能再次踏上旅途！」

這段全盛時期絕不會屈服於時光。
不會輕易褪色，可以反覆咀嚼良久。
無論在哪個季節掏出來檢視，都會生動地躍然紙上；
無論在誰面前拿出來談論，都能以專屬於我的色彩，璀燦華麗。

每一位旅人，
都是為自己的史書記錄全盛期的人；
是寫下不朽人生篇章的人；
是夢想著更燦爛的全盛期，再次出發去冒險的人。

旅人就是這樣的人。

每一天
的
旅行
03

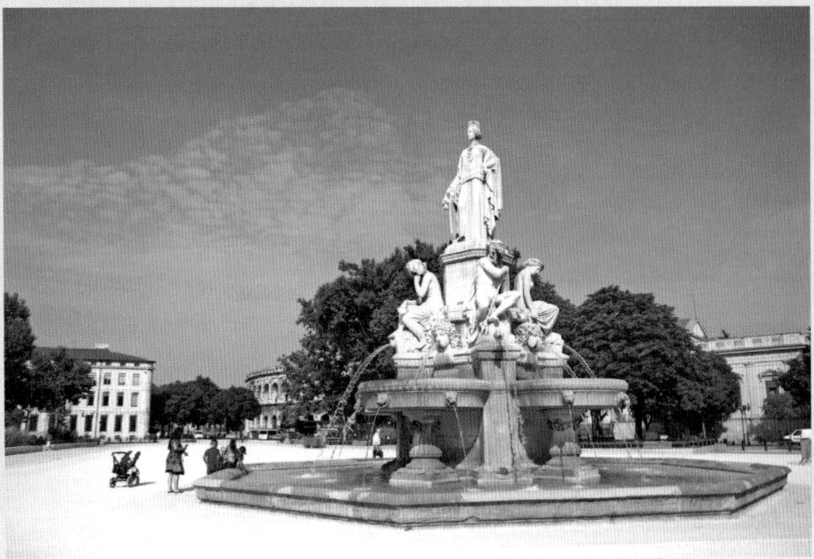

Paris, France

出發！前往我的故鄉

不會有人忘記初戀與初次出遊的回憶。我的初次出遊，是二十一歲獨自一人的歐洲背包旅行。那是我第一次自己一個人、第一次搭飛機、第一次到歐洲、第一次嘗試背包旅行。旅途一直很困苦，因為沒錢，沒錢就沒東西可吃。沒找到住宿的時候，還經常露宿在火車站，這也使得我帶的襪子、T恤、鞋子，沒有任何一件完好無缺。而兇狠的陽光過敏，也讓我幾乎體無完膚。

結束這超過一個月的旅行後，我搭上前往機場的巴士，整個人說不出話來。我實在無法接受自己必須回國這件事。到底為什麼？為什麼要離開這塊土地，才能抵達另一塊土地？我實在無法接受。我不怎麼想念韓國料理，倒是很想念民宿大叔掏出來讓我吃個夠的起司；我不怎麼想念朋友，倒是想再去看因為念念不忘而三進三出，在美術館角落流連忘返的雕塑；我甚至忘了單戀的對象，反而更喜歡在火車上遞給我沒完全加熱的微波白飯，問我要不要吃的路人大叔。我為什麼非回去不可呢？但無論我如何捶胸頓足，都不可能改變任何事情，我必須回去。這裡曾是我的家，我決定在這個我曾經回來過的地方當個異鄉人，因為我真正的家，其實在遙遠的彼方。

這只是開始。我腦中的地球儀開始不斷轉動，不斷想像下一個旅行的地點、想像在那裡過著幸福生活的我、想像在那裡過著日常生活的我。我想，或許那裡就是我的故鄉也說不定。巴黎的後巷、義大利的小村、不知名的島嶼村落，我想像著除了這裡以外的所有地方，或許都是我的故鄉。光是這般想像，有時便能使首爾更加有趣。因為我在這裡是異鄉人，是隨時都要回到故鄉去的人。

我想，有些人會出生在不是自己出生地的地方。那些人只是偶然而被放在不合適的環境中，他們總是思念著不知道在何方的故鄉。

——《月亮與六便士》，威廉．薩默塞特．毛姆如果我像《月亮與六便士》的主角史崔克蘭一樣果決，或像某些成功故事裡有能力做出決定並付諸實行的主角一樣，那麼故事的發展或許會有些不同。若真是如此，或許我現在會在義大利的某座小城市，利用等待衣服洗好的時間來寫這篇文章；或許我會在巴西某個窮鄉僻壤，一邊探險一邊寫著這段文字。

不過現在的我，是在星期日下午好不容易有時間把衣服丟進洗衣機，一邊埋怨著隔天還必須上班、一邊寫著這段文字。我的個性謹慎小心，更沒有能隨意賭上人生的魯莽自信，我不是那種能把整個人生，賭在「萬一」這個可能性上的人。要到了約莫三十七歲，我才終於對自己有這點程度的了解，同時也終於明白，說到頭，此刻所在的地方才是我的故鄉。如果我每天過生活的這個地方不是故鄉，那麼也不會有其他地方是我的故鄉。

即便如此，雖然我想結論大家都知道了，但即便如此；雖然這是無法改變的事實，但即便如此；雖然我知道現在生活的地方是我的故鄉，但即便如此，我仍不斷夢想著旅行；即便如此，我仍像在準備另一段人生一樣準備著旅行；即便如此，每次旅行時我都會夢想著，不知在這生活會是什麼樣子。

此等佳餚、此等陽光、此等空氣、這番慵懶的感受、這令人著迷的一切，我試著想像，若我所遇見的一切都化作日常，會是什麼模樣，我試著想像這裡會不會其實就是我的故鄉。宛如沒有不會醒的夢一般，沒有不會結束的旅行，但即便如此，即便如此……

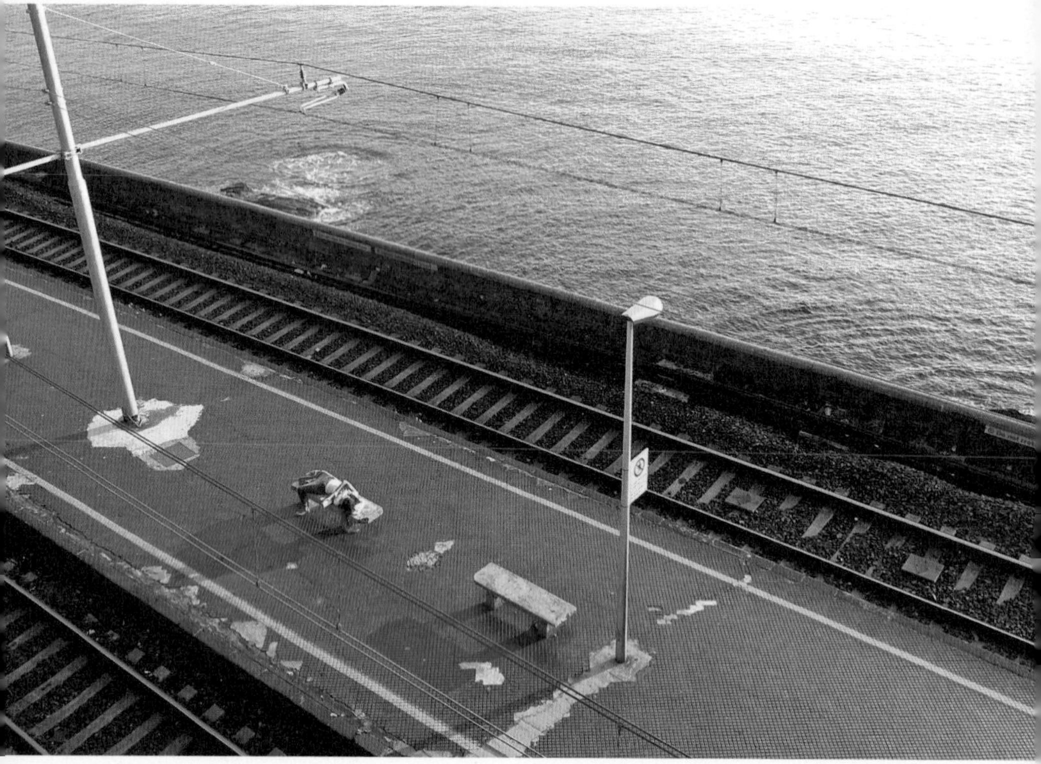

Paris, France

此等佳餚、此等陽光、此等空氣、

這番慵懶的感受、這令人著迷的一切。

我試著想像，若我所遇見的一切都化作日常，

將會是什麼模樣。

跟著書去找肉神

這次回到義大利，我決定一定要停留久一點，至於究竟是多久，我也不清楚。一下子？一下子的兩倍？還是更長的時間？（但一下子又是多久？）待到腦中那感覺、這機會永不從頭的念頭消失為止。馬克打算待上幾年，至於我，待個幾年是有點困難，（何必去說不可能的事？）但無論會待多久，我確實會短暫回義大利一趟。否則，我想我的餘生將會活在後悔之中。

——《煉獄廚房食習日記》，比爾．布福德

當我買好飛往義大利的機票之後，我便拿出這本書來。終於是時候了，可以見識一下十年前讀的這本書——比爾．布福德的《煉獄廚房食習日記》中提到的肉神。作者曾任《紐約人》的記者，為了向有肉神之稱的達里奧・塞基尼學習與肉有關的知識，前往義大利鄉下一個名叫潘薩諾的地方。那裡只有剛榨好的橄欖油、剛生下的新鮮雞蛋、用當地葡萄製成的奇揚地紅酒，以及不是為了大量生產肉品而飼養的家畜，他在那個除此之外一無所有的地方住了七個月，終於做出一個結論：他想要的一切都在那裡。比爾・布福德辭去工作，只為迎接肉神，而我則只要獻出假期中的一天就能夠見到肉神。我會在我腸胃能力所及的範圍內，盡量與肉神相見歡。

我們搭巴士前往托斯卡尼地區的小鄉村，也就是位在潘薩諾的塞基尼肉舖。我在韓國就已經預約好那間店的經典晚餐。那是一個十五人圍坐在一張桌旁，花超過三小時品嘗肉料理的行程。當晚我們好不容易坐下，就撇見桌巾上大剌剌寫著：「餓著肚子來，我們不喜歡只吃一點點的人！」

除了老公和我，其他客人都是義大利人。他們來自米蘭、南義，他們說自己為了吃這餐而不惜開車好幾個小時。我們的對話就停在這，因為他們不諳英語，而我們也不會義大利語，我們的交流自然只剩下肉。

餐桌上雖然備置了許多蔬菜，但那只是用來壓抑人們心中的罪惡感，我們在乎的，只有份量多到嚇人的肉！

「我們要把這些全部吃完嗎？」

「要一百個人才吃得完吧！」

雖然一開始我們就驚呼不可能，但肉神可不理會。我們從炭火燻烤過的巨大肉塊開始動手，盤子裡一下子是奇揚地式的生拌牛肉，一下是炭火燻烤的軟嫩肉塊，一下又堆滿每一片都相當於韓國一人份牛排的肉排。這些料理不停端上桌又不停消失，配合肉消失的速度，紅酒也不斷被清空。就這樣過了約莫兩小時，超巨大的丁骨牛排終於離開烤爐。烤肉達人們在這兩個小時之間不斷轉動、精心照料的牛排，很快分裝到每個人的盤子裡，早已經吃飽喝足的我們目瞪口呆，這真的吃得完嗎？我的腸胃還受得了嗎？我一邊摸著好像要撐破的肚子，視線自然地看向身旁的奶奶。

這位和女兒特地來這裡吃肉的義大利奶奶，有著一頭白髮、小小的身子與緩慢的動作，我一開始很擔心這位奶奶，還跟老公說：「你看我旁邊的奶奶，感覺她好像吃不了

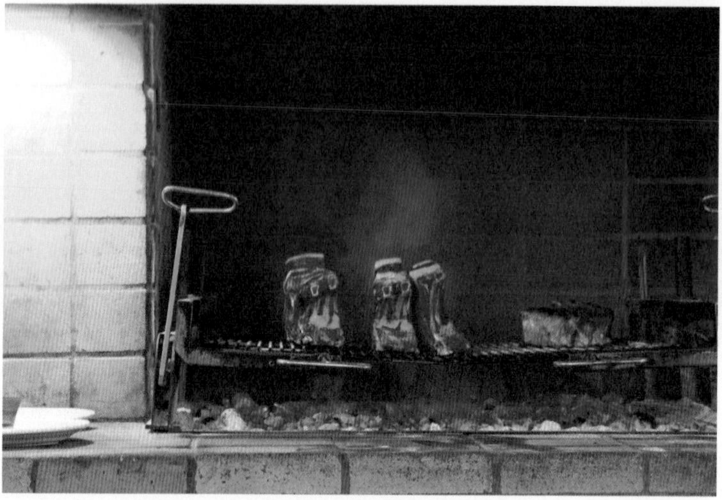

Panzano, Italy

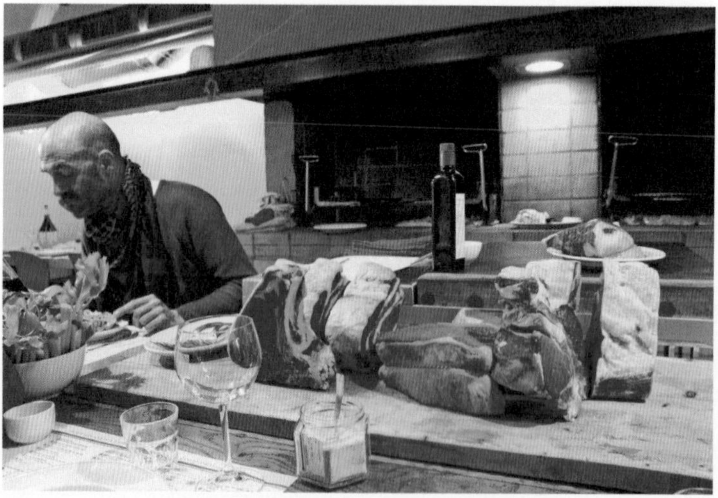

Panzano, Italy

「餓著肚子來，我們不喜歡只吃一點點的人！」

多少。」我偷偷觀察她，她卻果決地遞出自己的盤子，然後開始用相同的速度清空盤裡的肉，我竟然會擔心這位奶奶！奶奶在整個用餐過程中一直沒有落後，我也不可以在這裡就放棄，於是我把肉塞進嘴裡。已經連續吃肉超過兩個小時，沒想到這一口又令我折服。肉竟然可以是這個滋味！

我花了超過三小時迎接肉神的降臨。餐桌上的每個人相互對視時，總會忍不住笑出來，因為我們知道自己吃肉吃得很誇張。這三個小時裡，一直跟這群語言不通的義大利人交換眼神，我都感覺我們已經成了朋友。最愛說話的大叔拿著酒杯和酒瓶，朝我們踉蹌走來。無論在韓國還是義大利，酒鬼都是同一個模樣。我們或許素昧平生，但還是先喝再說。來，喝一杯吧！

大叔幫我們倒酒，並問：「你們怎麼來這裡的？」

「搭巴士來的⋯⋯」

瞬間，在座所有男性都大笑了起來。什麼啊，我們喝成這樣還要開車回家耶，你們居然是搭巴士來的？那就再喝啊！猶豫什麼！那位幫我們倒酒的大叔也露出「逮到你們了吧」的表情，豪邁地往杯裡倒酒。這時，好幾個小時來一言不發、只顧著上菜的員工，突然說了一句話：「人家是開巴士來的啦。」

本來在幫我們倒酒的大叔假裝嚇了一跳，胡扯了一堆既然是開巴士來，那不喝也沒關係。就在那瞬間，在場所有人不分你我，甚至那名白髮老奶奶也笑了起來，彷彿吃了三小時的肉瞬間消化完畢，大家開心地笑著，一起乾杯，紀念屬於我們的嘉年華。我們一起拍照、唱歌，又一起喝酒。

吃完這頓飯離開餐廳，已經是至少四小時之後的事了。吃撐了的肚子，是我認真讀完那本書所得到的獎賞。我沒有忘記十年前在書上讀到的這個地方，還千里迢迢跑來這裡。我認定自己是個很特別的人，同時我也決定要相信，肉食主義者都有屬於他們自己的哲學。不，應該說我不得不這麼相信，畢竟大家泛紅的臉頰、被肉撐飽了的肚子都證明了這點。我與這群熱情的人們肚子碰肚子相互問候，若說我們不信有肉神的存在，那還有什麼可信的呢？

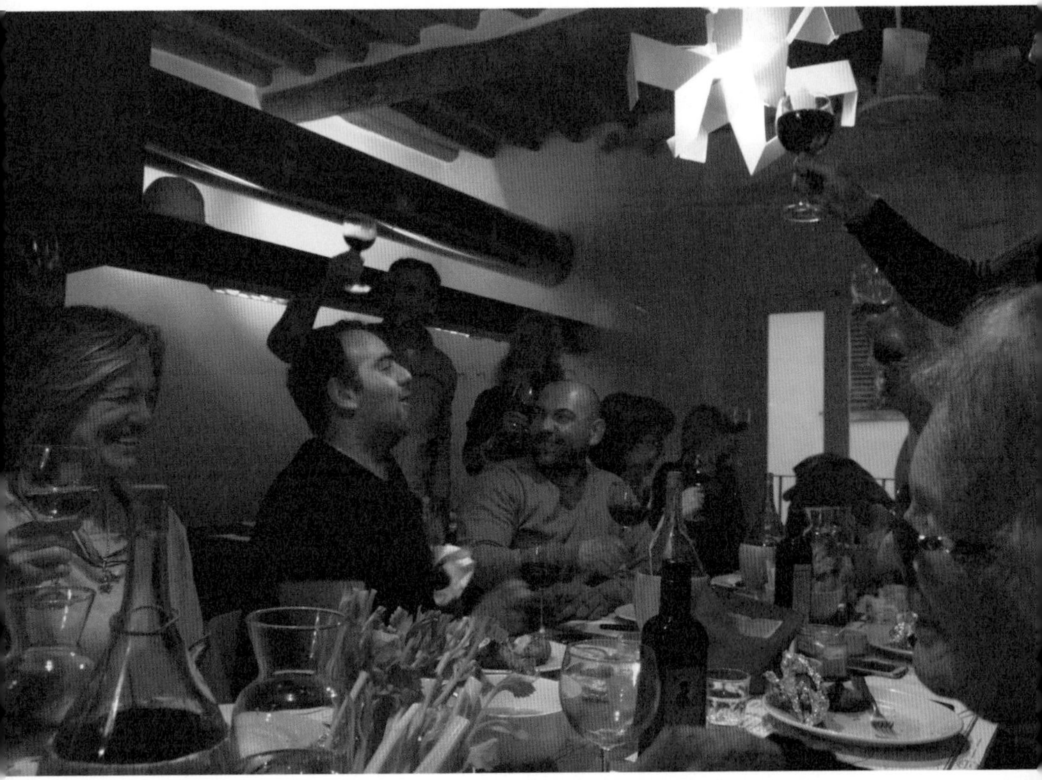
Panzano, Italy

離開家，
是勞力。
但不離開家，
卻是勞心。

懷念適當的徬徨、適當的辛苦，
以及適當的陌生。
我有一顆
隨時都在呻吟的心。

偶然地，
擁有了一顆旅人的心。

每一天
的
旅行
04

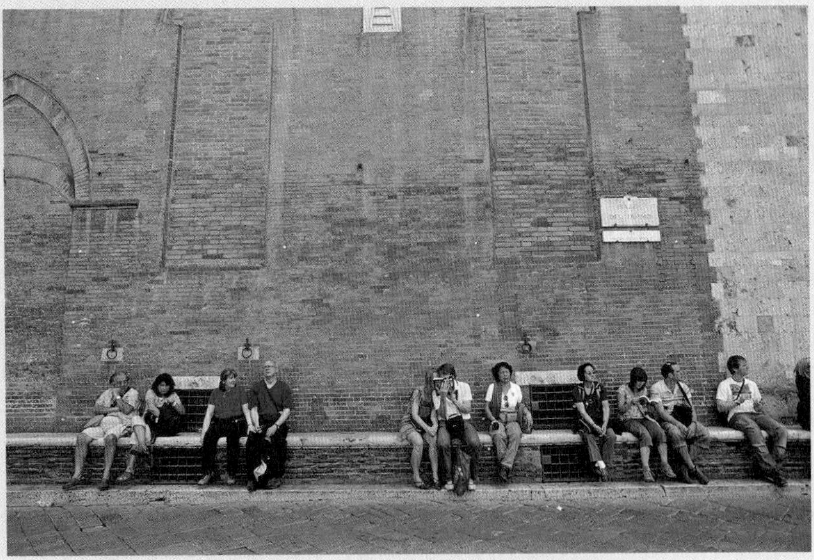

Paris, France

旅行是永不結束的單戀

久違地接到朋友的電話，她禮貌性地問候了我的近況後，突然說：「喂，聽說這次Busker Busker[4]的新歌叫〈麗水夜海〉耶。」

我有點敷衍地回：「是喔？」然後又不著邊際地聊了幾句便掛上電話。我一如往常地忙於工作，雖然好久沒接到朋友的電話，但實在沒有餘力熱情回應，以至於沒能注意到潛藏在話中的種子。那晚我加班到一半，突然「啊」一聲發出陌生的嘆息，接著便立刻拿起手機到公司陽臺，看著漆黑的夜空回撥給那位朋友。

「妳剛才是因為麗水夜海才打給我的吧？」我說。

朋友靜靜地回了句：「嗯。」

是因為麗水，我們的麗水。

這件事始自我二十二歲那年，當時我說要獨自環遊全國，便沿著西海岸南下，行經南海的海角村進入甫吉島。因為我在旅途中去了趟親戚家，拿到一大筆零用錢，也使這趟旅行越來越長，而那趟旅行的終點便是麗水。我聯絡住在大邱的高中同學，叫她現在過來麗水，我提議一起在麗水旅行，然後再一起回大邱。天性懶惰的這位朋友，不知為何答應了我的提議。那是我們第一次去麗水、第一次去向日庵、第一次欣賞自南海升起的朝陽，那使我們驚豔不已。無論是南海，還是在山頂上俯瞰大海、欣賞日出，都是我們此生頭一遭的經驗，令我們驚嘆連連。瞇著眼坐在山頂上正面迎接陽光，一言不發的我們就這麼坐了好一陣子才出發回大邱。那次旅行就是開始。

後來我們每年都會去麗水，人們總問：「又要去麗水？」

我總是始終如一地回：「因為冬天到啦！」

就像綠葉有向光性，每到冬天我便引頸期盼著前往麗水。我會在緊湊的行程中硬是

4 韓國三人男子樂團，〈麗水夜海〉為其知名歌曲之一。

空出一段時間，想盡辦法去一趟麗水，朋友也會從大邱來麗水跟我會合。無論是她還是我，都不曾討論過為何被麗水吸引。我們就只是冬天在麗水見面、戴上毛帽跟手套，一邊說著「好冷，麗水怎麼總是這麼冷」，一邊走向市場的餐廳。那是某次在市場賣橘子的阿姨告訴我們的餐廳，我們不知道那間餐廳的名字，只知道走進市場裡，經過水果批發店後打開白鐵門走進去，就可以抵達。在寒冷的冬天裡，我們坐在店裡溫熱的地板上，接下奶奶送上的飯菜。背靠著奶奶的櫃子，一屁股坐在熱燙的地板上，吃著剛煮好的白飯配剛做好的小菜，立即感覺到一股奇特的安慰從嘴裡進入體內。那份餐點維持三千元的售價十年，接著從三千元漲到了五千元，但從這頓飯中得到的慰藉，無法以金錢量化。

我們在奶奶的地暖房裡吃完她做的鍋巴飯，再出發前往梧桐島。其實比起梧桐島，我們更愛的是梧桐島入口處的小遊樂園。那個小遊樂園裡有三、四樣遊樂器材，我們一直都是唯一的遊客，畢竟會在隆冬之中坐上海盜船大尖叫的瘋子實在不多。在民風純樸的麗水，只要有我們兩個瘋子就夠了。我們甚至還曾經帶彼此的男友來，四人一起在麗水搭海盜船。下了海盜船後還能維持人樣的只有我跟朋友，男人真的，很弱。該怎麼說呢？這兩個傢伙竟然會被海盜船擊垮，我們一邊發出不齒的嘖嘖聲，一邊交換失望的眼神。不過這故事已經成了過去式，那是一去不復返的永恆過往，因為遊樂園不知何時消失了。

其實無論是梧桐島、遊樂園、突山大橋、清蒸牡蠣還是生魚片，麗水的那些知名事物都與我們無關。對我們來說，麗水最重要的東西只有一個，那就是向日庵。那是個讓我們與麗水墜入情網的地方，是一座矗立在海岸峭壁上，面向朝陽的庵堂。在向日庵看見的南海不是藍色，而是銀色、天藍色與淡綠色絕妙混合的耀眼色澤。那裡，才是我們的最終目的地。

路線總是一樣，到向日庵山腳下隨便找間民宿睡一晚，隔天清晨再拚命爬起來登上向日庵，這就是我們的麗水公式。背對向日庵站在峭壁上，便能看見大海、生長在峭壁上的火紅樹木。我深深愛著向日庵的那棵樹，我不知道也不曾詢問過它的名字，對我來說它就是向日庵之樹。每每見到它，總讓我感覺內心一陣熱燙。跟學姊一起去向日庵的某一年，我跟學姊聊了那棵樹的事。

「學姊，我有件事想跟妳說。」

「什麼事？」

「其實來麗水這麼多次，我還是沒看過這棵樹有葉子的樣子。因為我們都是冬天來的，所以無法想像綠意盎然的向日庵，我覺得很不真實。」

「那又怎樣？」

「所以我說啊，即便如此，就算是在首爾看見這棵樹，我也會開心地有種『喔！是南海耶！』的感覺。」

「這是什麼樹？」

「我也不知道。」

總是同行的朋友也不知道這是什麼樹。我們對向日庵的愛是單向的、模糊的、片段的，無法得知冬天以外的向日庵是什麼模樣。即使喜歡卻也不知道那是什麼品種的樹，這是典型的單戀。我們單方面決定自己的心意、自顧自地解釋對方的行徑，創造出屬於我自己的他。我曾經單戀向日庵，朋友跟我都對向日庵有著深深的眷戀。

接著就像一場玩笑——

向日庵被燒毀了。

朋友打電話來、久未聯絡的姊姊也跟我聯絡，公司的人傳簡訊給我，每個知道我有多愛麗水的人紛紛跟我聯絡，說向日庵失火了，問我還好嗎，我當然不可能好。沒有向日庵的麗水，向日庵那棵火紅的樹也沒能安然無恙……於是，我開始不再每年都去麗水。我實在沒有自信面對大火肆虐過的向日庵，如果看到重新粉刷的嶄新向日庵，彷彿我的過往也會被漆上奇異的色彩。我只祈求著平安無事、不要有太大的損失，希望我的麗水、我的向日庵能徹底恢復昔日面貌。

今年冬天，我鼓起勇氣又去了一趟麗水。山海與火紅的樹依舊，我凝視經過巧手修復，一點也不光彩奪目的向日庵好一陣子，發現向日庵也依舊。我不自覺地脫口說出：「太感謝了，真是太感謝了。」我又有了每年都來麗水的勇氣，我再度確信自己能夠重新展開對麗水的單戀。比起短暫愛過後便遺忘，長期以誤解的角度觀看、愛著一座城市，感覺很不賴啊。

直到那時我才想起朋友的電話，想起第一次聽那首歌時，內心產生某種東西被他人搶走的感覺。麗水明明不是我的，但我竟然有被搶走的感覺。不，麗水根本無法被誰搶走，我卻感覺被人搶走，就連我自己都覺得這份感受荒謬無比。而直到我再次親眼看見變得更美麗的向日庵之後，那份感受便如融雪般瞬間消失，甚至覺得知名歌手發表了一首與這座城市有關的歌曲，也是件十分浪漫的事。真是奇怪，我很確定，第一次聽到那首歌時肯定不是這個心情。

那年冬天，我打電話給朋友，叫她來麗水，還跟她說向日庵沒事，我們可以繼續來這裡，這趟旅行可以永遠重複下去。旅程中我一直在哼歌，不分時間地點，就算別人看我我也不在乎。

「麗水夜晚的海灘～」

麗水，向日庵（2015）

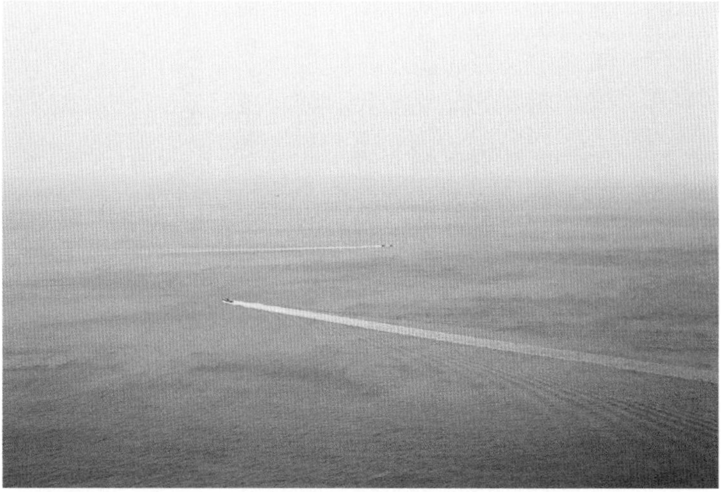

麗水，向日庵（2015）

比起短暫愛過後便遺忘，

長期以誤解的角度看著、愛著一座城市，感覺很不賴啊。

旅行也需要星期日

旅行為了讓我們幸福，做足了萬般準備；旅行也為了讓我們不幸，而做足萬般準備。不過是下雨，我卻有種被世界遺棄的感覺；只不過是幾間店沒營業，我卻有種整個世界對我關上門的感覺；只是一間店的老闆對我不太親切而已，我卻有種整座城市對我都不親切的感覺；只是走錯一條路而已，我卻有種整趟旅行都走錯路的錯覺。這種心情上的誇飾法，會絆住旅人的腳，讓他們瞬間跌倒在地。

也不是別人，這其實就是我在葡萄牙的遭遇。外頭突然下起了傾盆大雨，絲毫沒有要停下來的意思，而且今天又是星期天，每間店都沒開門，即便我鼓起勇氣出門也無處可去，只會害自己淋濕。我想起昨天這座城市陽光普照的模樣，感覺當下這份不幸更加強烈。昨天我還是全世界最幸福的人，今天卻成了全世界最不幸的人。我內心的誇飾法，狠狠地絆倒了我。

如果是在首爾，我會知道這種天氣能去哪間咖啡廳、哪裡能從白天就開始喝酒，最重要的是有什麼都不做也沒關係的住家。只是此刻我是身處陌生城市的異鄉人，手上根本沒有任何資訊，無論如何在街頭閒晃，都有種彷彿除了我之外，所有人都不知道聚在哪度過愉快時光的錯覺，而我也不知道那個聚會地點在哪。我只是站著不動，就會被雨淋得全身濕透。突然，我想起當我說要出去旅行很長一段時間時，有人回說「應該會很累吧」。當時我完全不明白這是什麼意思，旅行怎麼會累呢？甚至還產生了反抗心態，現在卻超同意他的話。

旅行會使我們不幸，而且沒有人知道該如何因應這份不幸，我們只能當下靠自己找答案。查理布朗說：「人生這本書，背面沒有正確答案。」這個結論真是精闢。旅行這本書也沒有正確答案，只有我在那一刻、那個地點的選擇而已。

渾身濕透的老公開口了。他用堅定的語氣對一邊說肯定還有哪裡能拯救我們，一邊翻著旅遊書的我說：

「旅行也需要星期日。」

那句話讓我瞬間拋開了自己的貪念。就像只有平日的日常很殘酷一樣，被「認真的旅行」塞滿的旅行也十分殘酷。旅行也需要星期日。在波多這個下著雨的星期日，我們的選擇就是「像個星期日一樣地」過完那天。我們去超市外帶炒飯、買了新奇的零嘴、跟著偶遇的爺爺拿了同款的紅酒。我們買了很多東西回家，坐在床上吃飯、躺在床上下載綜藝節目來看，如願以償地浪費了大把光陰，咯吱咯吱地笑說我們竟然跑來這裡耍廢。

夕陽西下時，焦慮又毫不遲疑地湧上心頭。「這樣真的可以嗎？何必特地跑來這裡耍廢？」其中甚至還參雜著罪惡感。我雖努力想拋開這些念頭，卻不如想像中容易。明明沒有人說我什麼，我卻拚命不讓自己好過。可是此刻太陽已經下山了，我也不能再做些什麼。我好不容易拋開罪惡感，自信滿滿地說服自己：「我大膽地來到這裡耍廢」，還嘗試以「反正在這場雨當中，無論去哪都無法好好觀光」來合理化耍廢的行為，甚至有些倔強地想：「在這場大雨之中，出門想看點什麼本身就是浪費時間。」

直到這時我才終於放下心來。我一直對自己說：今天是星期日，星期日之所以令人痛苦，是因為明天就是星期一，但如今我的明天可是能繼續旅行的星期一啊，所以就把星期日晚上的煎熬收起來吧，因為我還要繼續旅行。

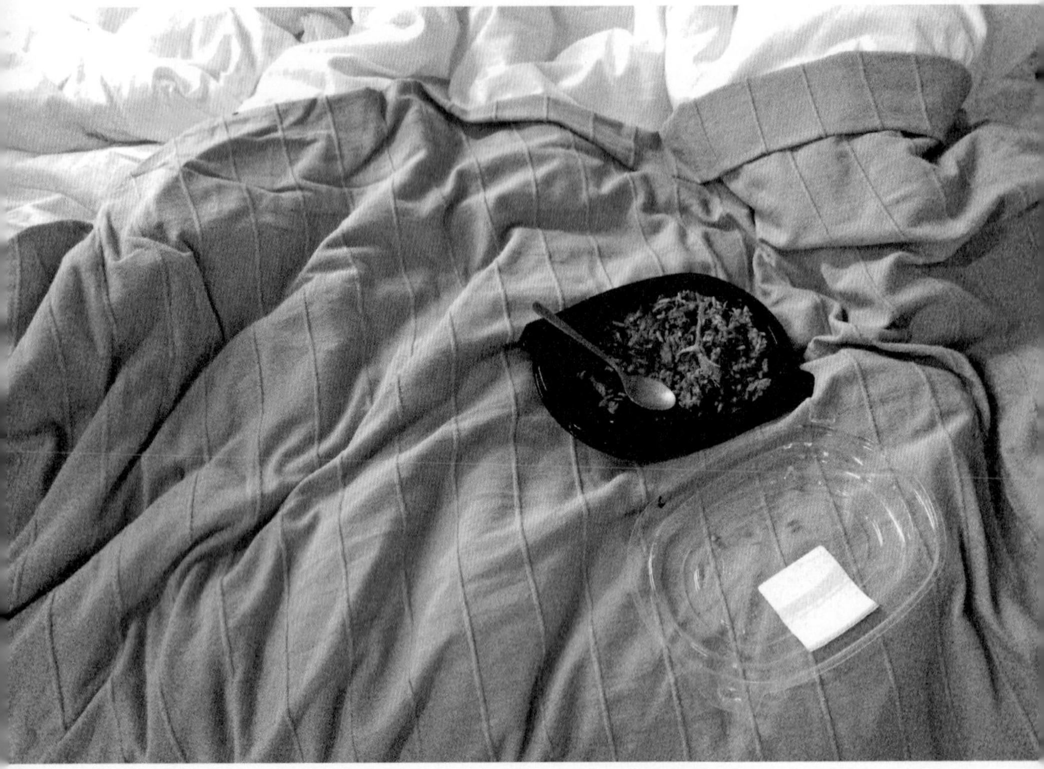

Porto, Portugal

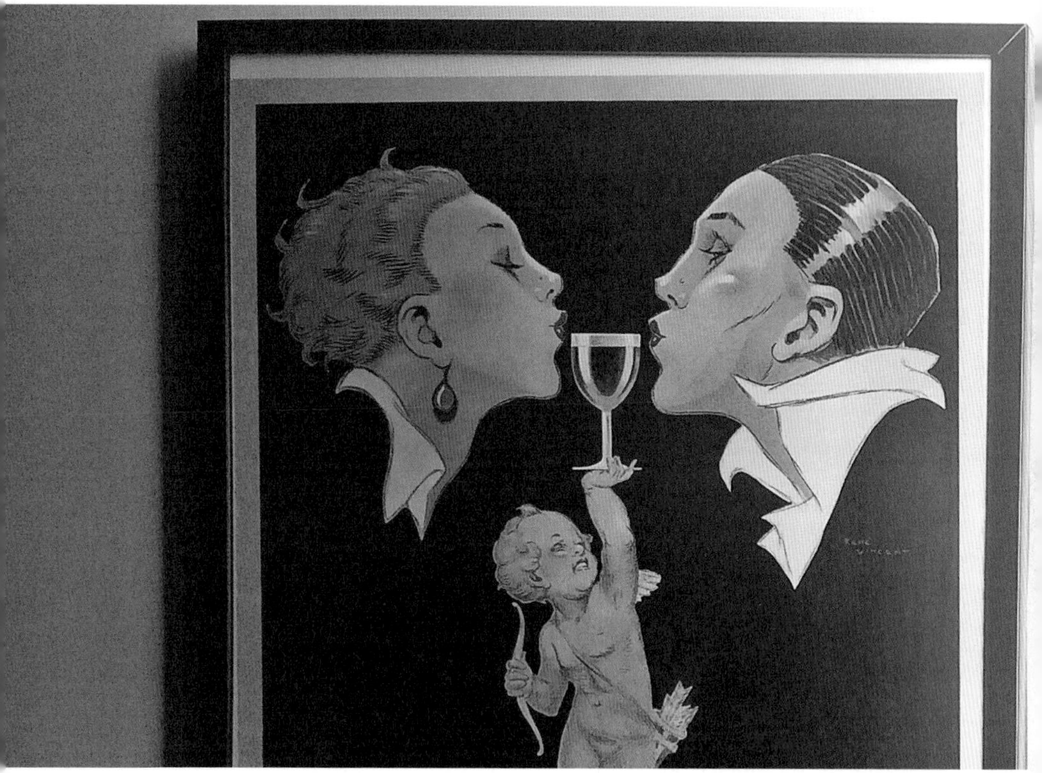

Porto, Portugal

那句話讓我瞬間拋開了自己的貪念。

就像只有平日的日常很殘酷一樣，

被「認真的旅行」塞滿的旅行也十分殘酷。旅行也需要星期日。

一步之遙，
將產生決定性的差異。

只要靠近一步，
在那一瞬間放慢步伐。

就像坐在橋上欄杆邊的
那個女人，
再靠近一點，
再放慢一點。

橋上的她，
將會記住這道陽光很久；
她不會遺忘這縷微風；
不會遺忘這瞬間。

每一天的旅行
05

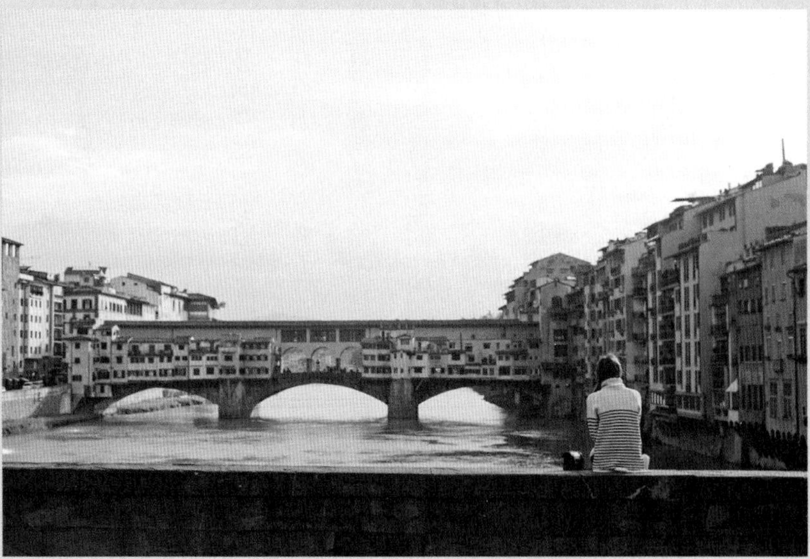

Firence, Italy

里斯本愛店忘了我

有些旅行，在出發前就已經知道結局，這次就是這樣的一趟旅行。二〇一五年十二月，我們再次出發前往里斯本，準備去三年前的里斯本之旅中，成為我們愛店之一的馬塞利諾。我們準備去見馬塞利諾的老闆盧諾，以及每天都在那裡彈吉他演唱的荷黑，並把我的書《每一天的紀錄》送給他們。因為那本書裡有他們的照片和故事，當然，他們完全讀不懂那本書。

這整件事光想就讓我緊張。當我們再次走進店內，他們肯定會驚訝地睜大雙眼，如果送上我的書，他們則會激動地雙手接下。看著他們幸福的模樣，我們就能更幸福地喝酒。荷黑會毫不猶豫地拿出吉他來羞澀地唱歌，並在我們鼓掌時靜靜以西班牙文說「謝謝」，接著我們會再點酒，喝到酩酊大醉。好不容易回到我們的愛店，這趟旅程的結局早已注定，肯定會非常美好。

我們過了午夜才抵達里斯本，搭上計程車後便將地址拿給司機看，那是荷黑家的地址。我還留著三年前分開時他給我們的名片，這次便是租用他家當我們的落腳處。計程車司機彷彿不懂我們想飛快抵達目的地的心，在荷黑家附近不斷徘徊，找不到正確的路。

「已經快到了啊，我搞不清楚這是哪個廣場……等等。」

不敢置信的是，計程車司機就恰巧停在那間酒館——馬塞利諾前面，並走向在那裡喝酒的一群人問路。

「請問梅尼諾迪烏斯廣場在哪？」

其中一人回答：「從那條路再往上走就到了。」

回答的那個人讓我們嚇了一跳，他就是馬塞利諾的老闆盧諾，就是那個盧諾！我真的太開心了，差點從計程車上跳下來。當然，冷靜的老公抓住了我，勸我說反正明天就要見面，今天就先去住處放行李吧。沒錯，我差點忘了荷黑在等我們。

照著盧諾指的那條路往上走，立刻抵達荷黑的家。我們按下門鈴，大門終於開了。

荷黑，那個荷黑大步大步朝我們走來，伸出手來想跟我們握手。我開心地帶著滿臉笑容，但總覺得哪裡有點怪。他看著我們的眼神，充滿著陌生的情緒。不會吧？他該不會沒認出我們吧？我走進他租給我們的房子裡，努力往好處想。介紹完環境後，我把書拿出來給荷黑，就是那本為了送給他而特地從首爾背來的書。

「這是什麼？」

「是書，我出了一本書，裡面有你的故事！你看這裡。」

我把書翻開，努力無視他那不明所以的表情，把印有他照片的那一頁拿給他看，他露出更加疑惑的表情。這裡為什麼會有我的照片？這是怎麼回事？

「這是上次來的時候拍的照片，那天晚上……」

「啊，對了！你們說之前有來過里斯本對吧？」

這到底是什麼意思？我的想像瞬間都成了現實。你那持續到凌晨兩、三點的表演在我們心中一直是個傳奇，我們還買了你的唱片一聽再聽，最後一天要分開時，我們還把你在桌邊演唱的歌錄下來帶回去一直重播，我們記得你所有的事，你怎麼可以……

「他怎麼可以不記得我們？」

「也是有可能不記得啊。」

「盧諾會不會也不記得我們？」

「說不定喔。」

跟平心靜氣的老公不同，我傷心欲絕。

隔天，在前往馬塞利諾的路上，我一直很努力讓心中的希望之火不要熄滅。盧諾不一樣，盧諾會認出我們的，我想。恰巧荷黑也在店裡，荷黑以「你們在這裡啊」問候並迎接我們，然後把盧諾叫過來。他向盧諾介紹我們，「介紹」，竟然是介紹，到底是怎樣！

荷黑用我們聽不懂的葡萄牙語向盧諾介紹我們兩個，介紹的過程中盧諾一直用非常有趣的表情打量我們。這是怎樣？結束長長的介紹之後，盧諾說了一句：「Looks familiar.」居然說好像有見過，換句話說不就是不認得我們的意思嗎？我們昨晚看到你的臉，還差點從計程車上跳下來耶，你竟然只用一句 Looks familiar 帶過？我的臉上瞬間浮現失望。

「三年前的這個時候，我們幾乎每天都來這裡報到，那段回憶太過美好，我還寫進書裡。」

他尷尬地笑說：「太多人來來去去了……其實我真的不太記得。」

如他所說，的確很多人進出這間店，這間三年前才開幕的店，如今規模已經擴大了兩倍。牆上掛滿了我們沒見過的照片，過去收納荷黑唱片的碗櫥，現在也塞滿了沒見過的紅酒。荷黑說他買了杯咖啡，正要去電影院，意思就是說他現在不在這間店演奏了。我們不曾想像過沒有荷黑演奏的馬塞利諾，這間店究竟還留下什麼，足以讓我稱它為我的愛店？我們先點了杯酒，點了三年前每天都會喝的覆盆子桑格利亞。畢竟除此之外，什麼對我們來說都很陌生。

我們默默喝著桑格利亞，看見一名二十多歲的年輕男子開門走進來，跟盧諾握手後買了瓶啤酒離開。接著又目擊爺爺奶奶來到店裡，跟盧諾擁抱並點了三明治，也有不少人站著聊完天就離開。人們進進出出，不斷與盧諾握手、擁抱、問候，期間偶爾有觀光客入內消費。

一直到這時，情況才終於明朗起來。我們是他人生中的過客，是短暫來到後遠去的觀光客；是將瞬間當成永恆，誤以為碎片就是全部的觀光客。無論我們如何假裝這是我們經常造訪的愛店，仍有個不變的事實：我們無法成為盧諾的日常。

對他來說，他的日常是其他東西，是那些無論有沒有特別的事，都會隨時進來問候、喝咖啡、聊天、分享食物的人，那才是他的日常。直到現在，我才終於注意到這極為理所當然的事。對我們來說，三年前的那晚已經是神話，是我將那晚變成了神話。我珍視著三年前的那個夜晚，時時擦拭上頭的灰塵，將其化為文字、照片、出版成冊並向世人炫耀。盧諾卻不記得，因為對他來說，那只是人生中一個平凡的夜晚，是他的日常。

消化了荷黑帶來的打擊後，我繼續坐在那排解盧諾給我的打擊，終於讓我看清一件事，我的自私讓我自己都忍不住大笑出聲。我是不是希望他們變成什麼古蹟？是希望他們絲毫不動、不改變，像個經過上百年仍一模一樣的古蹟嗎？希望他們像一座將過去一掃入袋，迫切渴望牢牢記住過往的博物館嗎？三年來我變了這麼多，怎麼能如此無法容忍他們的改變？我自己都遺忘了很多事，他們為什麼就不能忘了我？我究竟在期待什麼？

我只是說出真實。記憶中的真實。
在記憶中，只有記憶是特別的現實。
——《午夜之子》，薩爾曼・魯西迪

同時我也想通了一件事，那就是我口中的「我在里斯本有間很常去的酒館」這件事，其實是「屬於我」的真實。就像薩爾曼・魯西迪說的，那是我記憶中的真實。在那段記憶中，音樂人的演奏、荷黑的笑容、盧諾的覆盆子桑格利亞都清晰如昨。那現實並不屬於他們，而是屬於我，那份情緒也是我的，無法被他人搶奪、否定。在我的記憶中，仍然存在著屬於我的馬塞利諾，那是屬於我的，不是屬於馬塞利諾的老闆盧諾。

在里斯本的最後一天，我們又去了馬塞利諾。本來是想去打聲招呼，說我們要回韓國了，沒想到開門的瞬間，卻接收到非常開心的眼神，那是盧諾的太太麗塔。她跑過來握住我們的手，說很高興能再見到我們。

「妳記得我們？」

「當然記得，聖誕節時我們不是一起吃飯嗎？」

一股悲傷突然湧上心頭，於是我開始跟她打小報告。

「我們只見過一、兩次面，妳卻記得我們，妳知道妳老公怎樣嗎？他說looks familiar耶，居然說looks familiar，我真的大受打擊。」

「男人就是這樣。」麗塔用失望的表情說。

我突然感到暢快無比，於是我也高聲說：「男人就是這樣！」

她幫我們帶位，問我們想吃什麼，然後端上工作人員做來當晚餐的炒飯要我們嘗嘗。接著又用自豪的表情掏出手機，讓我們看不久前出生的兒子馬修斯的照片，盧諾之前也跟我們炫耀過。麗塔自豪地說他才剛會開始爬，應該很快就會走路了，問我們不覺得很可愛嗎？一聽到我說兒子很像她，眼睛又大又漂亮，麗塔連鼻孔都帶著笑意。那是我不曾見過的表情。她成了媽媽。

聊了一陣子之後，麗塔問我們記不記得三年前聖誕節一起吃飯的德國先生，我問：「是不是那個烤麵包的先生？」麗塔瞬間溼了眼眶，說那位先生不久前因癌症去世了。麗塔哭著說他有去醫院接受治療、動手術，還有請人來照顧自己，最後還是不敵病魔，麗塔說，他就像我們的家人一樣。最後她努力擠出笑容，問我們還想不想再多吃一點，我說我們已經吃得很飽，並向她道謝，這是出自真心的感謝。

真的很感謝荷黑、盧諾與麗塔讓我們知道，移動的不只是旅人，在地人的人生也正持續往某個地方移動。烤麵包的德國先生過世、馬修斯出生，這些事情讓我們又哭又笑，這就是人生，人生會不斷流動，我們在這段旅程中相遇，有些人會與我們分開、有些人會遺忘我們，有些人會記得我們。真的很感謝他們，讓我們領悟到這件事。

我跟老公說：「真是意外的結論，出發來旅行前都沒想到，居然會有這種結論。」

「我喜歡這個結論，雖然妳對盧諾和荷黑很失望，但盧諾跟麗塔在炫耀馬修斯時，我第一次看到盧諾那種表情，我真的沒看過他們那種表情。」

「聽你這麼一說，好像真是這樣。」

「而且她竟然哭了！我們才見過幾次啊？她竟然在陌生的我們面前哭了，真難以想像。所以我們之間真的不是什麼都沒有。」

「嗯。」

「下次見面，馬修斯就能在這裡跑了。不過也有可能大家都離開這裡，都不在這裡了。」

「嗯，雖然希望不要變成這樣啦，不過，這才是生活啊。」

老公補上一句讓我咀嚼良久的一句話。

「真相並非總是悲劇。」

真相並非總是悲劇。我們遭遇的真相，跟來旅行之前的想像完全不同，但我非常滿意，這個真相比想像中要更加豐盛，有著新生命與淚水。如果沒有來這一趟旅行，我絕對不會知道這些事情。這麼說來，我只能為了尋找不知道的真相而不斷出發去旅行；我只能永遠當個旅人，這就是我的真實，而我非常喜歡這個真實的「真實」。

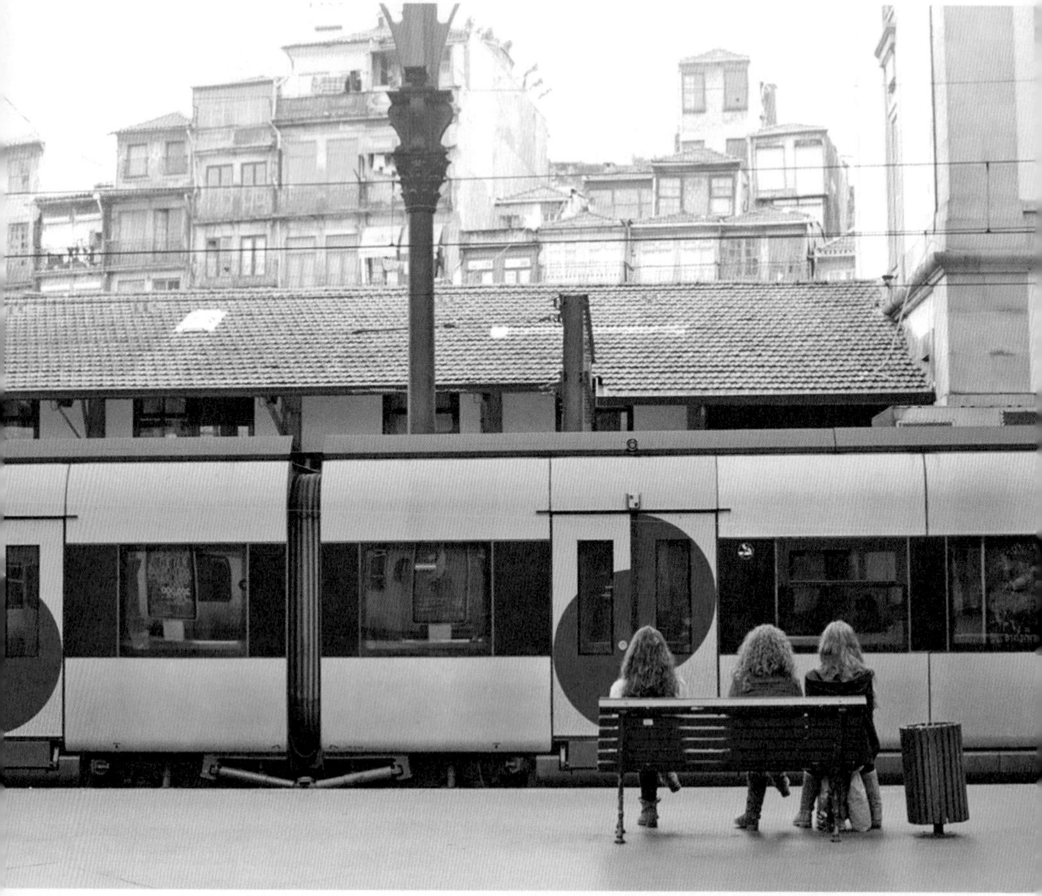

Porto, Portgual

真相並非總是悲劇。

我以為我都懂了。

我決定隔天要前往另一座城市，
我對這裡瞭如指掌了，都待九天了。

我喝著酒，
對熟悉的里斯本說再見。
走進如微血管般細小的巷弄，
發現一切都好陌生。

我們好像跑到了很遠的地方喝酒，
「往這方向走看看吧。」我說。
隨意跟著一條巷子一直走下去，
終於抵達我們的住處。

不過停留了幾天，
我就開始只走那幾條熟悉的路。
明明住處附近就有沒走過的陌生路徑，
但我總以為答案在很遙遠的地方。

隔天，我沒有去另一座城市，
繼續留在里斯本。
因為我要找回那顆旅人之心。

我竟然以為我都懂了。
真是可笑的想法。

每一天
的
旅行
06

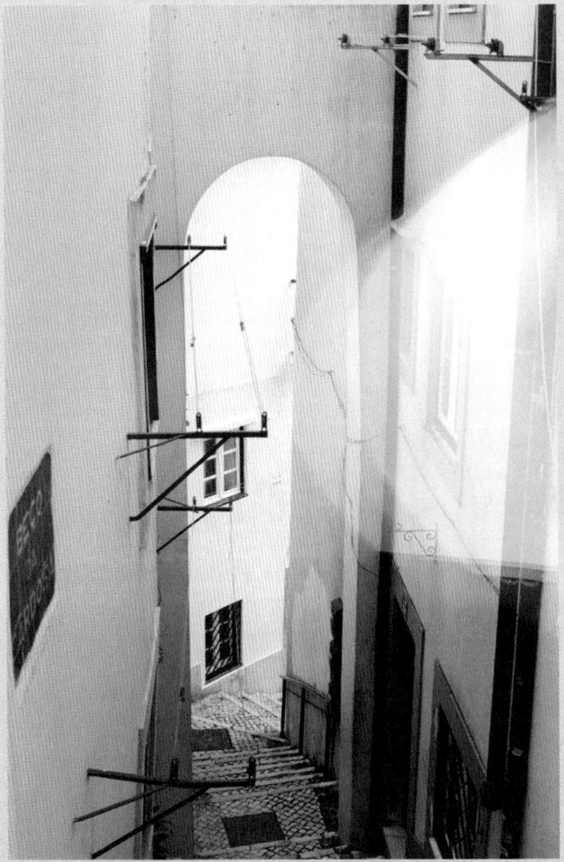
Lisbon, Portugal

旅途萬用魔法提問

我這輩子從來就不喜歡實用書，以後大概也不會喜歡，因為實用書對我來說，始終不實用。之所以沒頭沒腦地說出這句話，是因為我想在這個時間點坦承，這本書根本不是實用書。如果你想抗議：我是抱持著可能會有什麼實用資訊的心情才讀到這裡，妳現在卻跟我說這不是實用書，是想怎樣？那我建議你稍微忍忍。即使你已經生氣了，我也建議你平息一下怒火，因為接下來你說不定會覺得忍耐很有價值。

我現在打算要告訴各位，什麼是旅途中最實用的一句話，是句以後無論去哪，都絕對能派上用場的超實用對話！當然，後面的章節我應該不會再提供這麼實用的情報，所以我想這一部分或許就是整本書最實用的一篇也說不定。

什麼？你要我趕快講重點嗎？我要講一個這麼重要的祕密，當然不能直接跳到重點啊。不過我覺得也是時候了，該是時候講重點了。咳咳，讓我清一下喉嚨。接下來，我要公開旅行中最實用的一句話，那就是——

What's your favorite?

就這樣嗎？對，真的就這樣。該不會真的就是這句話？對。這算什麼重要的祕密，你要在那裡賣關子賣這麼久？這很重要。我在許多國家、許多城市、對許多人使用過，結果發現這句話從來沒有行不通的時候。這句話像咒語，能夠瞬間讓一切變得真誠，能讓每個人苦心思量，想盡辦法幫助你擁有完美的旅程。無論是素昧平生的人、未來不會再見面的人，所有人都會。就是字面上的意思，所有人，都會因為「你最喜歡的是什麼」這平凡的一句話而費盡心思。

那是在里斯本發生的事。那天所有觀光景點都免費開放，我們一早便開始奔走，結果到了晚上，我累到一步也走不動。當時一間二手唱片行如救世主般出現在我們眼前，讓我老公瞬間有了力氣，他靠著一張一張地挑CD找回自己的精力，對音樂一竅不通的我則在旁邊無所事事。我隨意看著CD封面，卻不經意地跟店員對上眼。店員帶著笑容，看著用要把整間店搬空的氣勢在翻找CD的老公。

我沒有錯過她的笑容，鼓起勇氣走上前去問：「那個……我們現在想去這間餐廳……這間餐廳怎麼樣？」

「那間喔？很華麗喔，而且很貴，很多觀光客。」

「妳應該不太推薦吧？」

「老實說我覺得不值這個價格，不過去看看也不錯啦。」

「妳有推薦的餐廳嗎？」

店員說出了幾間店的名字後，我又多問了一句，就是那句咒語：

「What's your favorite?」

「你們要吃魚？還是一般的肉？」

「魚。」

「啊……那有間真的很可愛的餐廳，超級超級棒！現在去搞不好根本不用等，那是這附近最棒的餐廳。」

她的雙眼閃著光芒，緊接著開始上網搜尋，確認那間餐廳的營業時間，並打電話去問是否還有空位，還畫了地圖給我們，說那間店的魚最好吃。

我們買了一堆二手CD，然後前往那間餐廳。店內的日光燈下擺著六張桌子，牆上貼著很有葡萄牙風格的藍色花紋磁磚，餐盤也是藍色的花紋，實在沒什麼特別之處。我們看了菜單好一陣子，我再度使用那句咒語，接著瞬間，店裡的大叔走進廚房，接著拿出一隻眼睛睜得老大的魚，而這間餐廳便從這一刻開始變得特別。

「這是今天抓到的魚，從左邊……」

「我們對魚一竅不通，請您推薦吧。」

「那就吃吃看這種魚吧，很好吃。」

既然相信唱片行的店員來到這裡，現在就該相信大叔的話了。我們在他的推薦下點了烤魚，也點了他推薦的紅酒，那是只有在葡萄牙才能喝到的紅酒。我們決定相信今天把我們帶來這裡的旅行之神，靜靜等了好一陣子，最後等到兩條長度足足超過三十公分的魚，放在我們面前。

「咦？我們不是只點一條嗎？」

「這是一條啊。」

「這是兩條。」

「可能主廚覺得一條不夠吧，所以就烤了兩條。不過你們只點了一條，所以這就是一條，祝你們用餐愉快喔。」

我們呆看著彼此，隨後忍不住爆笑出聲，那位大叔則對我們眨了眨眼，然後我們又看著彼此大笑。我們真的找對地方了，看看這份量，我們吃得完嗎？先來拍個照吧。我瞬間感到有些混亂，這間餐廳是怎麼回事？先來吃吃看吧。啊，真是緊張，這個味道光聞就覺得不得了。看看這裡面的肉，好軟、好軟、好軟啊！要怎麼做才能烤得這麼多汁？這紅酒跟魚真的超搭！真的要跟唱片行的店員下跪道謝，這我們絕對要吃光，我吃得完，誰有辦法剩下來？

我們飽餐了一頓，那是讓人完全停不下來的美味。不知不覺間，桌上只剩下兩條巨大的魚骨，那位大叔又笑了，我們則舉起手指向他致意，而他則鄭重地點了點頭回應。

從那時開始我注意到，無論去哪裡、無論要問什麼，只要加上這句咒語，人們的表

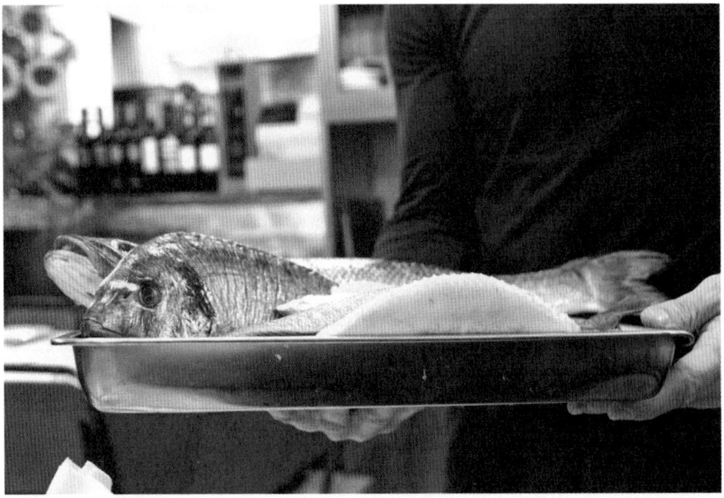
Lisbon, Portugal

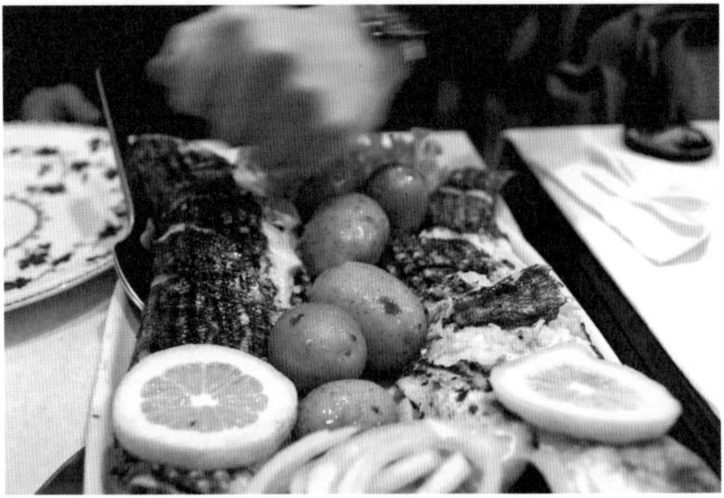
Lisbon, Portugal

情就會多了點真摯。好幾次我都發現，我只是問「你最喜歡的是什麼」而已，對方卻以「你是在問我人生有什麼意義」的真摯表情思考。我無數次親眼見證人們同時回想自己的經驗、時間與喜好，慎重決定該如何回答這個問題。不為什麼，就只為了我，為了一個問「What's your favorite?」的陌生人，因為這句話等於對方真的會相信你所做的決定。

後來在旅行時，我總會用到這個魔法提問。一次在一間紅酒店，我請老闆推薦紅酒，他推薦了三、四支不同的酒，我再度誠心提問：「What's your favorite?」老闆一一看著自己推薦的酒，煩惱了好一陣子。思考著我喜歡這瓶嗎？還是喜歡這瓶呢？我究竟喜歡哪一瓶呢？思考到最後，他終於選出了一瓶酒。當我說「那就買這瓶吧」並決定結帳的瞬間，老闆邊刷條碼邊笑著說：

「這瓶酒現在剛好特價，原本要十三歐的，現在特價只要八歐元。」

至於酒的味道如何？隔天我又去那間店再買了一瓶同樣的酒帶回韓國，因為從沒喝過這麼美味的紅酒。

無論你是誰、無論你有多糟，我都愛著你想展現的你，我都愛著你想說出口的話，即使那全是謊言也無妨。你想展現的你，我想將其稱之為你；你想說的話，我想將其認定為你的真心。因為我想跟你一起，相信你想相信的一切。

——《Siot 的世界》，金素妍

我的名字是旅人，我們不會再見面，不過現在我們在這裡相遇了，那就短暫交換真心吧。能讓我看看你的寶石嗎？我的名字是旅人，我會比任何人都要珍視你的寶石。我相信，那會是整座城市最耀眼的寶石，我已經準備好全心全意地相信你。

我的名字是旅人，想以 What's your favorite 這句話了解你的真心，我將我的旅程，完全賭在你經由 What's your favorite 展現出的真心。我是有勇無謀的人，我是還相信真心的純真之人，我的名字是旅人。

我的名字是旅人，我們不會再見面。

不過既然現在在此相遇了，那就短暫地交換真心吧。

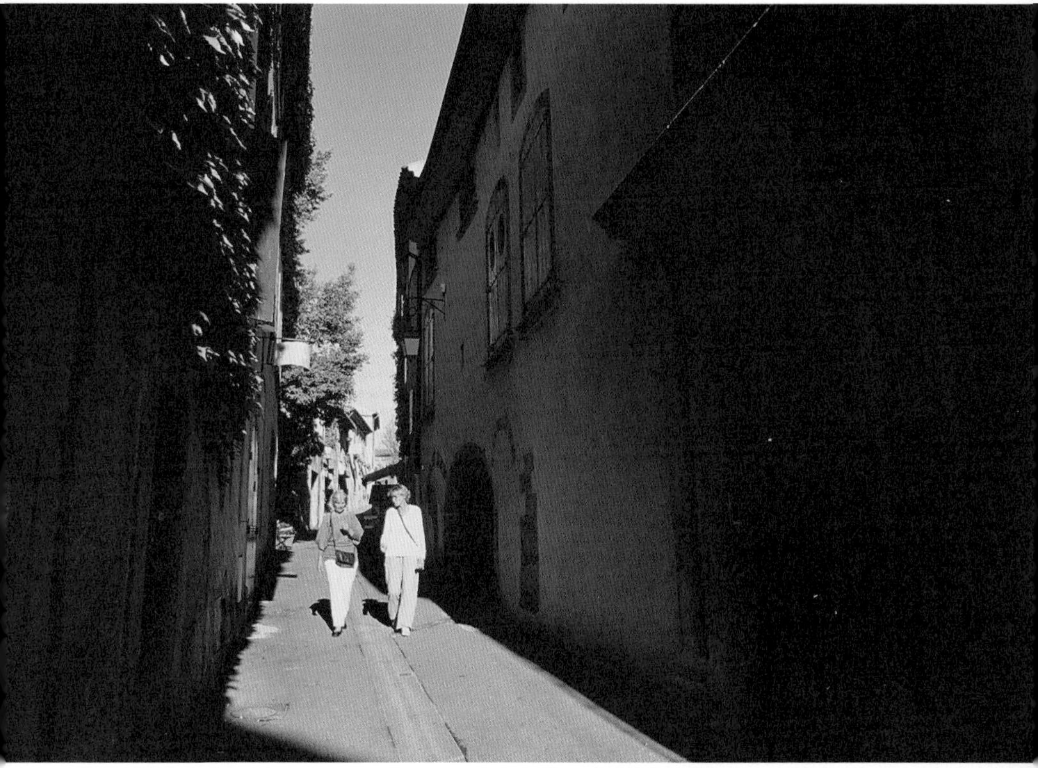

Lourmarin, France

為了「它」出發去旅行

是誰提出這麼奇特的建議？而我又為何會接受這麼奇特的建議？在準備第一次海外旅行時，有人跟我說：「選個旅行的主題吧，美食或什麼的。」

聽了這項建議的我仔細思考，我喜歡什麼呢？我是會甘願為了什麼花錢的人呢？答案很明確，是畫。於是我開始重新檢視自己喜歡的畫作，準備探訪展出那些畫作的博物館。沒錯，我決定來一趟美術館紀行。我把展出那些畫作的美術館整理出來，並將這些美術館串聯起來，完成這趟歐洲旅行的地圖。

德國科隆最有名的雖然是科隆大教堂，但我可不關心，林布蘭的自畫像才是我的目的。那可以說是林布蘭最後一幅自畫像，不是有著華麗裝飾、帶著自信、開朗表情的自畫像，而是醜陋、看起來有些自卑的微笑自畫像。不，自卑這個詞能夠精準形容那個表情嗎？我們要怎麼感受畫家在完整將那種表情畫下來時的心情呢？

我坐在林布蘭那被奧斯卡・柯克西卡、安德烈・馬爾羅等大師盛讚的表情前，度過了一個下午。在那幅只有黑色與黃色的自畫像裡，有的不只是一位畫家，還有個站在畫家身後的黑暗之中，不知其真實身分的黑色人影。林布蘭就像已經察覺到人生即將結束一樣，將那個彷彿從遙遠國度來將自己帶走的人影一併畫了進去。畫家在那個人面前所露出的笑容難以言喻，彷彿濃縮了林布蘭波瀾萬丈的一生，而我深陷其中。後來我推薦去科隆出差的朋友去那座美術館，朋友說他漫無目的地在美術館裡閒晃，轉過頭的瞬間便發現那幅自畫像，他下意識地驚呼了一聲。那幅畫讓他太過驚訝，他更是第一次看到這樣的一幅畫。

在荷蘭阿姆斯特丹，我花了一天泡在梵谷美術館裡。我帶著「梵谷的畫我可是略知一二」的表情走進美術館，沒想到親眼見到的畫與透過電腦或書籍看到的截然不同。其中最令我難以承受的，便是梵谷的〈The Bedroom〉。我能從中完完整整地讀出畫家那不得不陷入瘋狂的心境。二十一歲的我坐在那幅畫前良久，接著掏出筆記本，寫下：「親眼看見〈The Bedroom〉給我的感覺和以前最像卻也最不像。畫裡的黃色看起來蒼白、滿是瘋狂也有些病態。為何梵谷如此執著於那生動且充滿活力的色彩？我不得而知。我真的能夠承受得了他嗎？」我的心不斷在那幅畫前徘徊，即使已經去看下一幅畫了，卻又忍不住走回來站在這幅畫前。走了又回來、走了又回來，我不斷重複這個過程直到入夜，才終於能離開美術館。

神奇的是，巴黎的奧賽美術館也有同一幅畫。同一幅畫竟然會同時存在於兩座美術館！也就是說其中一幅是假的。在美術館——而且是知名美術館——竟展出假畫？令人不敢置信。我帶著懷疑的目光仔細端詳那幅畫，卻發現兩幅畫其實有著細微的不同。在阿姆斯特丹看到的〈The Bedroom〉地板邊緣是草綠色，奧賽美術館的地板邊緣則是灰色，此外還有其他小細節的不同。也因為在阿姆斯特丹花很多時間看那幅畫，我才能看出這些差異。後來才知道，梵谷畫好這幅畫之後寄給弟弟西奧，身為畫商的西奧叫他再畫一幅一模一樣的畫，因為覺得這幅畫似乎可以賣得很好。得知此事的我非常高興，彷彿我是全天下第一個得知這件事的人。

我繼續這趟美術館紀行。連吃飯的錢都沒有，卻有錢去參觀美術館；連買個鑰匙圈的錢都沒有，卻揮霍地買下美術館的明信片。只要有滿意的畫作，我會無數次地前往那座美術館，在畫前坐上好一段時間，再回到住處。有些藝術家的名字我這輩子從沒聽過，卻總會注意到他的畫作，我跟宗教的距離很遙遠，卻總能在某些畫家的宗教畫前淚流滿面。我喜歡上了奧斯卡．柯克西卡的畫作，過去從沒想過我會喜歡馬奈的畫，如今卻也覺得他的作品正中我的喜好，為之瘋狂。旅程越長，我熱愛的畫家就越來越多。

跟現在不同，當時的我熱愛克林姆的作品，非常想一窺他的金箔畫。出發前，曾有人如此形容：「站在克林姆的〈吻〉之前，任何人都會產生親吻他人的慾望。」而我正好會在旅途進行到一半時，前往收藏〈吻〉的奧地利維也納，於是我自豪地說：「到那時候我應該已經有男友了，我就親吻那個男人就好。」當時的我夢想著在美術館紀行途中交到男友，並在克林姆的〈吻〉前面獻出初吻。當年二十一歲的我，心中滿是豪情壯志。仔細想想，當時真的太不懂事了，男友這種東西才沒那麼容易就交到。

最後我跟在當地認識，後來變成朋友的八名韓國女孩一起欣賞了那幅畫。不知道是不是因為不切實際的期待使我的心態扭曲，親眼欣賞克林姆的作品後，才發現實在太閃亮了，根本不符合我的喜好，反而是在一旁散發陰鬱氣息的埃貢．席勒更得我心。

如果要繼續這樣說下去，那真的沒完沒了。我是個曾經去過美術館紀行的人，跟美術館有關的小趣事自然不勝枚舉。在那之後，我還去了愛爾蘭啤酒紀行、法國勃艮第紅酒紀行、南法卡繆紀行。

很多人都會進行這種設定好一個目的，不去管其他事情的旅行。無論目的是什麼都好，我尤其敬佩那些只為美食出走的人，想為他們細膩的味覺與盲目的追求鼓掌；我也認識為棒球而旅行的人，雖然我對棒球一竅不通，那趟旅行卻有許多驚奇之處；我還遇過為浮潛出遊的人，那個人為了浮潛賺錢、為了浮潛休假，計畫著每一次浮潛的旅行並從中獲得幸福。那樣的熱情能使他不被消耗殆盡，能不斷燃燒下去，甚至使在旁觀看的人都羨慕不已。

每次在國外看到知名美術館前大排長龍的人群，我總會想：這些人平時就這麼熱愛美術館嗎？看到那些在首爾不曾去過美術館、甚至這輩子從來沒去過美術館的人，因為來到了巴黎、因為是羅浮宮才花大把時間排隊、只為進館參觀的人，我總想對他們說：

其實可以不用這樣，不是有名就非去不可，你們也不喜歡畫啊。你喜歡酒嗎？那這附近有間店的紅酒真的很好喝。你喜歡復古的東西嗎？那還有比這座城市更值得你遊歷的地方嗎？多在城市裡走走吧。你說你什麼都不想做嗎？那你真的來對地方了，隨便找間咖啡廳坐下，呆呆地觀察人群吧，你會從中發現旅行真正的樂趣。

讓我們為了自己所喜歡的事物，不要在乎他人的觀點，只為了那些自己所熱愛的事物出發吧。光是尋找我所愛的事物，就已經讓我的旅行擁有和別人截然不同的起點了。

我還能再來嗎？

幸福湧上心頭。
每當我快要平復好心情後，又忍不住想問：
我還能再來嗎？

雖然心中有個理想的答案，但那很可能是錯的。
雖然很想忽視，但正確答案其實是「可能不能再來了」。

這裡將不復存在。
人會變、光影會變、風景會變，
最重要的是，
我也會變。

昨天那個風光明媚的城市不存在於今日。
昨天那個超級樂天的我也已然消失。

古代的智者早已言明真理——
「人不能踏進同一條河流兩次。」
關於旅行，我成了赫拉克利特。
人不能踏進同一座城市兩次。

所以，結論很明顯，
我們要毫無保留地活在當下。
不會再來的此時、此地，
和獨一無二的我。

每一天
的
旅行
07

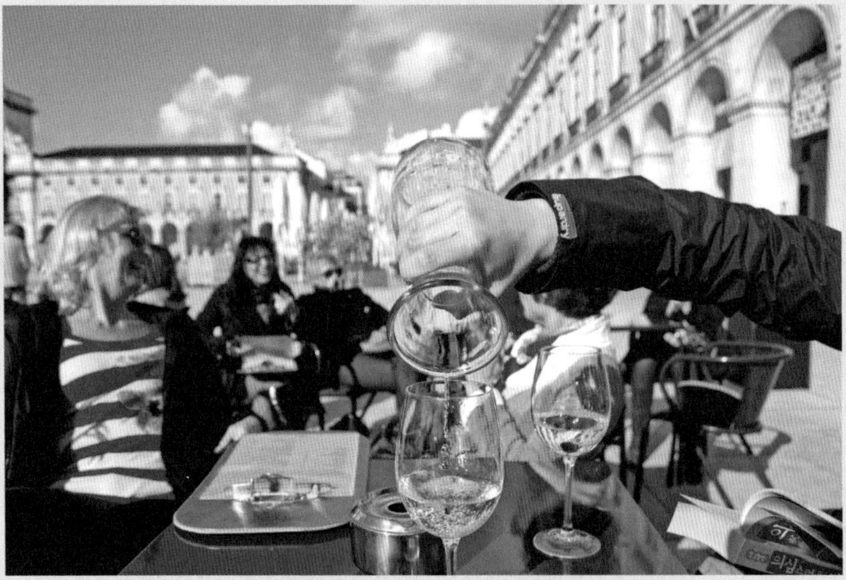

Lourmarin, France

喜歡我的旅行充滿可愛缺陷

沒有人能同時出現在好幾個地方，也沒有人能同時活在好幾個當下，因此我們必須選擇。現在該待在哪裡、要在那個地方待到何時，旅行就是這兩個問題不斷交錯。選擇「我的時間」與「我的空間」，兩者交織出「我的旅行」。這塊布上的花紋，完全是我的選擇、我的責任，因此愛著那花紋就成了我的義務。

二〇一五年跨到二〇一六年的瞬間，我和老公在葡萄牙里斯本。說得更精準一點，我們正在住處附近的酒館裡喝著紅酒。二〇一六年一月一日零點零分那一刻，外面響起了煙火施放的聲音，我反射性地從位子上跳起來衝出去，老公也糊里糊塗地跟著總是隨興的我衝了出來，卻被紅酒吧的老闆馬吉爾攔住。老公瞬間想起「啊，我們還沒付錢就跑出來，他嚇到了」，他轉過身去，卻得到一個超級浪漫的回應。馬吉爾遞了兩杯香檳給他，對他說新年快樂。

煙火施放的聲音響遍整個社區，為何我看不到煙火？每當煙火砰砰炸開的聲音響起，便能聽見人們的歡呼聲，為何我看不到煙火？我惋惜地抬頭四處張望，還急得跺腳。這時老公塞了一杯香檳到我手裡，對我說新年快樂，我才意識到我丟下他自己一個人跑出來。我感到慚愧又抱歉，心想煙火到底有什麼了不起的，便轉身回到自己的位子上。回到位子上後，我想繼續剛才的話題，但外頭仍在放著煙火。砰砰——本以為放完了，接著又砰砰——然後是人們的歡呼聲。砰砰，哇，砰砰砰砰，哇啊啊啊啊。

這真的……不能忍！我請求老公的諒解，然後再次跑到外面，卻感覺好像已經放了一發最精采的。站在門口的馬吉爾看著我聳了聳肩。

「剛才那是最後一發煙火。」

「你看到了嗎？」

「沒有。」

「啊……所以在這裡看不到嗎？」

「對啊，在這裡看不到。」

「剛才大家都往山丘上跑，是為了看煙火才上去的嗎？」

「大家現在要下來了。」

「我怎麼都不知道？要是知道的話我也會上去。」

馬吉爾看著我，噗哧一聲笑出來，說：「別那麼緊張，這又不是最好看的煙火。」

馬吉爾這句話簡直是當頭棒喝，精準地說出我在旅行時的焦慮。沒看到也不是什麼大事，這也不是全世界最棒的煙火；沒去到那個地方也不是什麼大事，這座城市又不是只有那個景點；沒吃到那道料理旅行也不會結束，真正的當地人也不會去吃那些食物；我又不是為了買那件商品才來這裡，為何非得搶成這樣？不是別人都看過你就一定要看到，你不是為了編織屬於自己的旅行才來這裡的嗎？馬吉爾的話變化成不同形式在我心中迴盪，句句都踩在我的焦慮上。

或許有人此刻正在這座城市，以永生難忘的方式紀念新年也說不定；或許有人正被所愛之人環繞，正不斷地擁抱彼此也說不定。不過我並沒有選擇那裡，也沒有靦腆地向老公提議，跨入新年的那一刻要一起高喊：「五、四、三、二、一，新年快樂！」我只是選擇了這間酒吧裡會靜靜倒著香檳，與客人一起慶祝的可愛朋友。也因此即使沒看見煙火、只看見一如往常的天空，其實都是我在那一刻所做的選擇，畢竟，沒有人能同時出現在兩個地方。

沒有能稱得上完美的方法，他說。不過完美本身就沒什麼吸引力，我們愛的就是那些缺陷。

——《A致X》，約翰・伯格

或許有人會說這選擇是我旅途中的缺陷，或許會有人炫耀「那一刻我在里斯本的河邊，人們都在狂歡，真是……」，並責怪我為何要像傻瓜一樣待在那間小酒吧。不過我想說，那一刻正是我最可愛的缺陷。飛奔出酒吧的我手中握著的雖不是要價上萬元的香檳，但反而是那一杯不知名的香檳，讓我的夜晚更臻完美。在這趟旅行中需要永遠珍藏的，不是在夜空中完美綻放的煙火，而是我那沒能看到煙火秀而捶胸頓足的惋惜、是馬

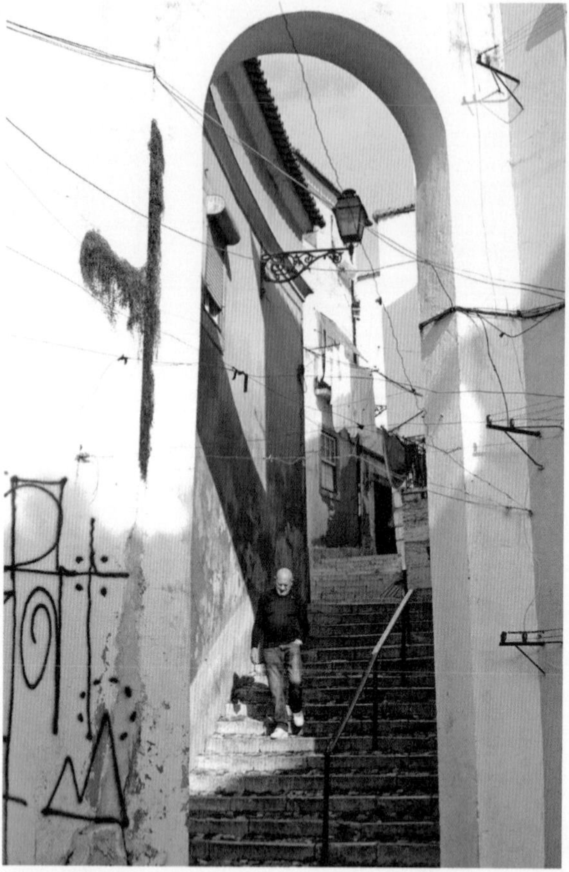

Lisbon, Portugal

不去那裡也不會怎樣。

不會因為沒吃到那個東西，旅行就整個毀掉。

克爾對不甘心的我說的那一句話。所以我必須愛著我所編織的旅行中的缺陷，因為正是那些缺陷，讓這趟旅行完整地屬於我。

一名旅人沒有義務讓自己的旅行，變得有如剛被工廠製造出來的全新絲綢，而且我們又要上哪去找如絲綢般十全十美的不完美旅行呢？我們必須自己創造缺陷、必須做出屬於自己的選擇，並且相信在這趟旅程之中，沒有比那些選擇更正確的事。多虧了那個選擇而迷路、而花更多錢、而無法去到該去的地方，所以才能成就這罕見的一天，正是那個選擇，創造出屬於我的旅行。

旅行並不是從順利抵達目的地的觀光巴士那一刻算起，而是從因為意外而搭上錯誤巴士的那一刻、是從莫名選擇那輛奇怪巴士的那一刻，才開始編織屬於我自己的旅行。

「我在說的是明天的真理。」
「我更喜歡今天的錯誤。」

——《格雷的畫像》，奧斯卡・王爾德

他人的喜好總是最安全的。

在部落格、Instagram、Google上穿梭好幾個月，
在手機地圖程式裡標註了好幾百個星。
因為別人說好吃、說漂亮、說便宜，
那些素未謀面的推薦，使那些星星無限繁殖，
不知不覺畫出一條銀河。

這些推薦，使我陷入了黑洞。
我不是東方三博士，卻不停跟隨那些星星，
從一個目的地移動到下個目的地。
在不知不覺間，我遺失了旅行。
只找些安全的選項，錯過冒險的樂趣。
我明明就不是為了安全才來旅行的。

我決定略過那些星星，轉進後巷，
走進遊客絕不可能涉足的社區小店。
在連英文菜單都沒有的地方，帶著賭一把的心情點餐，
我大大鬆了一口氣，
感覺就像終於脫離黑洞。

我需要的不是別人的銀河，
而是屬於我的，堅定不移的星辰。

每一天
的
旅行
08

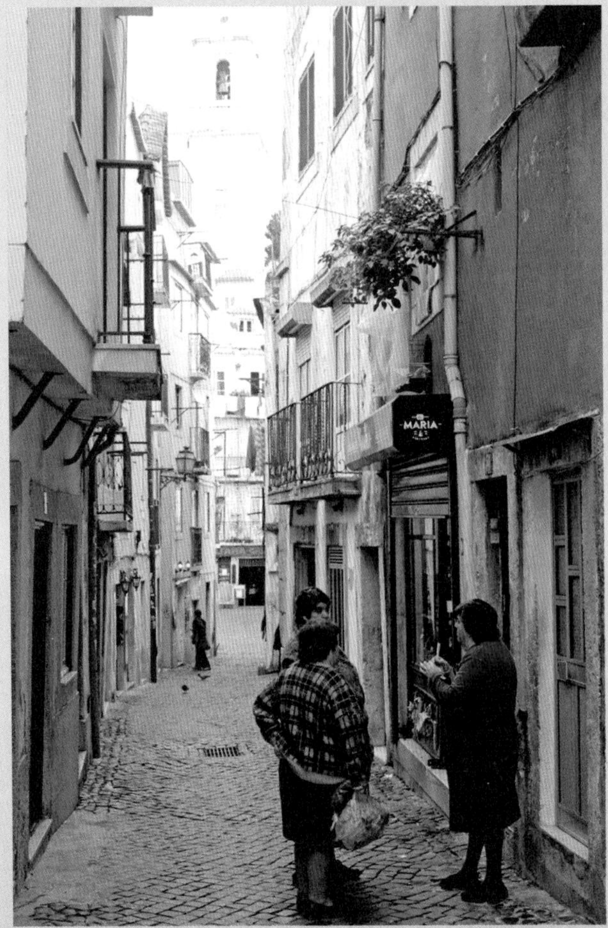

Lisbon, Portugal

在那個地方，也會每天經歷日出、日落，
在那個地方的太陽，也沒什麼不同。

曾經，太陽升起便是早晨這件事，
必須上班這件事，讓我煩躁。
我陷入了太陽下山就能回家、
每天一再捲土重來的死胡同。

在這裡，同樣的太陽
升起，落下。

我卻失了魂，
拿著相機從風景的這一端
奔跑到那一端。
彷彿從未見過夕陽。

那裡和這裡的太陽其實沒有不同，
但那裡和這裡的我卻大不相同。
使得太陽、月亮、星辰都顯得格外特別。

如果能在那裡短暫以旅人的身分停留，
如果能在下班路上花一分鐘；
如果能在上班路上花一分鐘，
讓我變成旅人。
即便只有一瞬間，
我也能夠感受到幸福，該有多好。

每一天
的
旅行
09

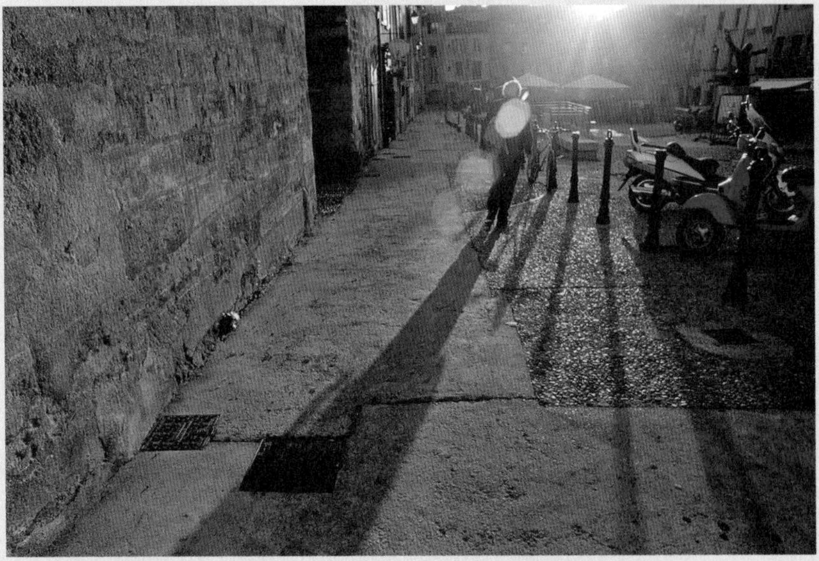

Aix-en-provence, France

為了那些好酒，能不去旅行嗎？

我們說好蜜月要去愛爾蘭。

朋友說：「妳說三個要去愛爾蘭的理由給我聽聽。」

我毫不猶豫地回答：「啤酒、酒吧、健力士。」

朋友用傻眼的表情回答：「這不是都一樣的東西嗎？」

我則用更傻眼的表情說：「完全不一樣。」

沒錯，這三個理由完全不一樣。健力士是愛爾蘭經典黑啤酒，光是健力士就足以構成我去愛爾蘭的理由。「什麼啊？我以前喝的健力士根本都是假的！」首先，這是我在抵達愛爾蘭後喝健力士啤酒的那一刻的感受。而我在旅程最後一天到都柏林的健力士酒廠參觀，當場喝完健力士時也說了一樣的話：「什麼啊？我以前喝的健力士根本都是假的！」彷彿是要證明「好酒不會旅行」一樣，離都柏林的健力士酒廠越遠，健力士就越不好喝。

不過愛爾蘭可不是只有健力士，還有莫非氏、奇健尼、比美鮮等可媲美健力士的特色啤酒，最重要的是，愛爾蘭有可以完全接納這些啤酒的酒吧。這裡的酒吧可不單純只是「酒館」，而是同時擁有熱情的人、熱情的愛爾蘭傳統音樂、熱情的啤酒與下酒菜以及熱情氣氛的空間。如果有一百間酒吧，那這一百間酒吧的熱情色彩與溫度全都不同。所以為了啤酒、酒吧、健力士去愛爾蘭這件事，絕對不是什麼值得傻眼的行為，而是非常合理的選擇，至少對我和我老公來說是這樣。

翻看愛爾蘭旅遊書好幾個月的結果，就是我非常想去丁格爾。不是都柏林也不是高威，而是丁格爾。這是個位在愛爾蘭西邊的沿海小村落，沒有社區公車也沒有計程車，就是個沒必要特別到訪的小村子，要看完整個村子甚至不需要花三十分鐘，我卻非常想去一探究竟。我們要先從高威前往基拉尼，然後再從那裡換兩次公車才能抵達丁格爾。你想知道我為什麼這麼想去丁格爾嗎？因為丁格爾有超過五十間酒吧。這個比首爾江南林蔭道還要小的城市，竟有超過五十間酒吧！這個數字讓我感覺很超現實。

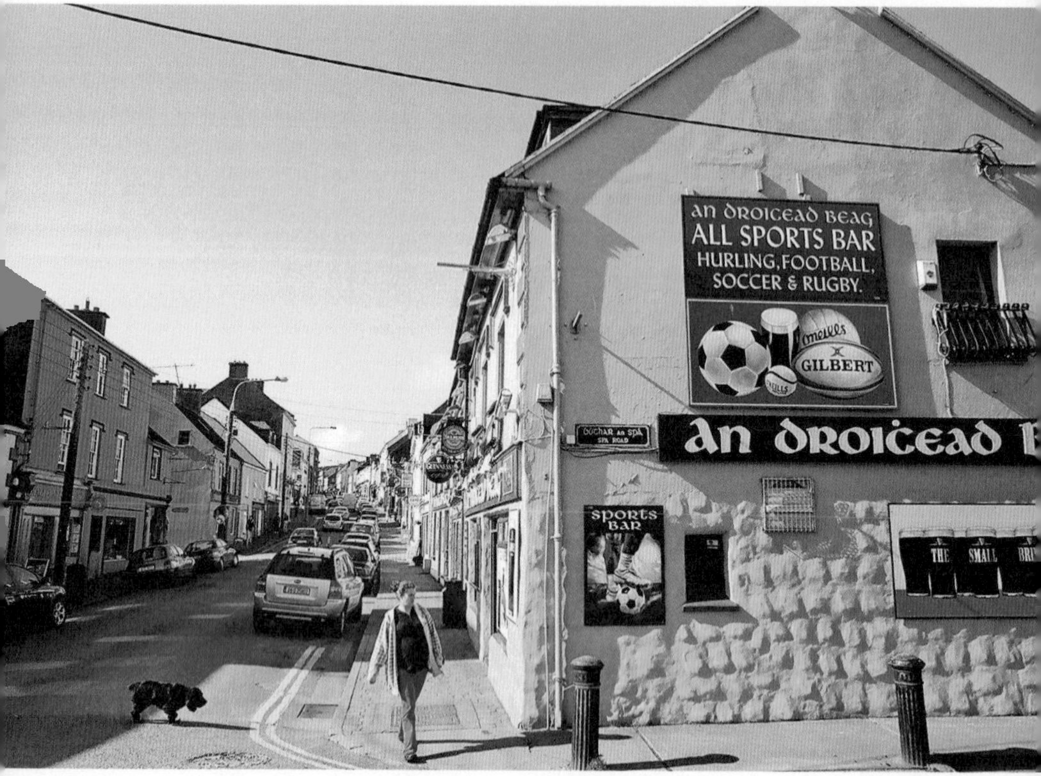

Dingle, Ireland

丁格爾這個比首爾那條林蔭道還小的城市，
竟有超過五十間酒吧。

抵達丁格爾後，我們先去了唱片行，因為來到愛爾蘭後最讓我驚訝的一件事就是在地音樂。我們在每一間酒吧都能遇到愛爾蘭音樂人，他們一如往常地演奏愛爾蘭民俗音樂。明明我從來沒聽過愛爾蘭音樂，那些音樂卻意外地能將所有人連結在一起。輕鬆、有趣的音樂帶來的唯一缺點，就是我們喝的酒也比預期多上許多。但，這真的能說是缺點嗎？

在唱片行逛了一圈，我在愛爾蘭音樂專區選了一張唱片後問：「這是什麼音樂？」

老闆娘靜靜將我手中的唱片拿去，把包裝拆開後放進播放器裡播給我聽。我的腦袋突然一片混亂，她怎麼把包裝拆了？我是不是該買下來？不會吧？應該不會這樣吧？絲毫不管我混亂的思緒，老闆娘只是配合著音樂拿起樂器來一起演奏。接著她說：「如果還有想聽什麼再跟我說。」

「妳怎麼把包裝就這樣拆開了？」

老闆娘聳了聳肩：「沒關係啦。」接著繼續演奏。她後來又拆了好幾張唱片，繼續播音樂、繼續演奏，最後，我好不容易選了幾張唱片結帳。

這時她問：「你們從哪來的？」

「韓國，我們來度蜜月。」

「哇！你們是這間店的第一組韓國客人耶。既然是第一組……」

老闆娘彎下腰，從櫃檯底下拿出了什麼東西，是愛爾蘭威士忌。接著拿出三個杯子，咕嘟咕嘟，瞬間三個杯子裝滿了威士忌。

「很高興認識你們，Slainte[5]！」她說，並瞬間將杯裡的威士忌一飲而盡。

我們必須在搞清楚這究竟怎麼回事之前，就先把威士忌給乾了。在這大白天、在唱片行裡、一口氣、滿滿的威士忌，我們一人喝了一杯。我覺得自己瞬間進入微醺狀態，當時我想：我來到了一個充滿真酒鬼的國家，現在終於來到酒鬼的村子。

乾掉一杯威士忌後除了產生醉意，也變得有點想上廁所。離開唱片行後我用小碎步快走，但實在是太急了，所以隨便推開了一間店的門走進去，才發現那是一間酒吧。站在門口喝啤酒的人讓了條路給我，其中一人小聲地說：「這兩個人好像是來度蜜月的。」這群人用看好戲的眼神打量我們，我們則用韓文小聲說：「這麼快就傳遍整個村子囉？」於是我們就這麼被捲入了一個意想不到的世界。

酒吧的名字叫作Dick Mack's，是間有上百年歷史的酒吧。當然，在愛爾蘭這個地方，歷史只有一百年上下的酒吧其實沒什麼了不起，只不過這間酒吧卻瀰漫著比那更古老的空氣。酒吧裡有一張長長的木桌，後面的牆邊還放著彷彿已有百年歷史的鞋盒，上頭則有隨意掛著的相框。感覺真奇妙，他們應該不是刻意這麼擺，卻覺得無論請再厲害的設計師來規畫，都無法打造出比這更有感覺的室內裝潢，畢竟空氣跟灰塵都是無法模仿的。有趣的是，擁有這間酒吧的老爺爺曾經是位皮鞋匠，他在這間酒吧二樓的房間出生，現在他也成了老爺爺，並由他的孫子在一樓繼續經營這間酒吧。老爺爺的鞋盒自然地堆放在牆邊，百年來始終如一。在那個空間裡，人們都處之泰然，他們或站或坐隨意地喝著酒，一旦跟我們對上眼便向我們勸酒，就在我們快要喝完時，身邊的人總會異口同聲地問：「要再來一杯嗎？」

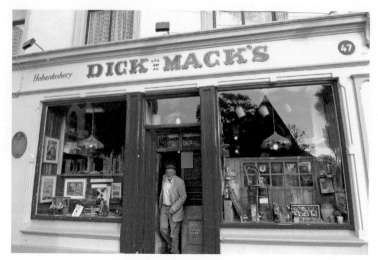

Dingle, Ireland

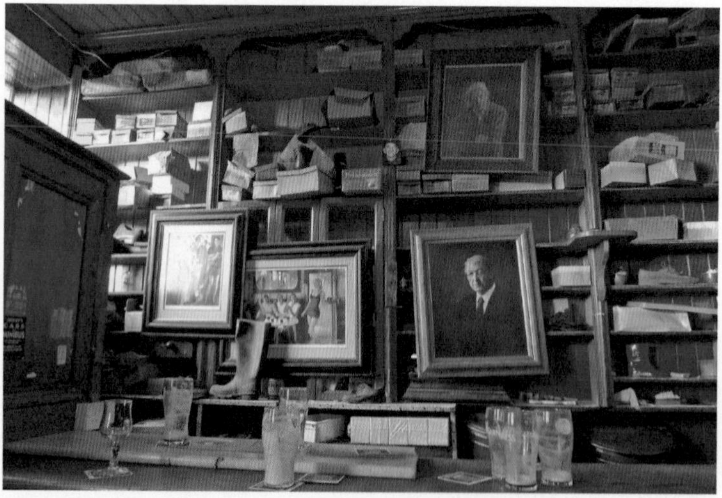

Dingle, Ireland

酒鬼總是對的，不，某些酒鬼總是對的，我喜歡愛爾蘭的酒鬼們，我喜歡我在愛爾蘭成為酒鬼的時候。回到韓國後，我到處講唱片行老闆娘的故事，多年來也一直在炫耀包括Dick Mack's在內的眾多酒吧，於是我開始懷念這些酒鬼了。我懷念那個無論白天黑夜，只要進到酒吧就會有人演奏愛爾蘭音樂的酒鬼聖殿；我懷念那個無論白天黑夜，都會到酒吧裡點幾杯酒來喝的酒鬼們；我懷念那對素昧平生的我們舉杯，高喊「Slainte」的酒鬼們；懷念大聲說T開頭的日子就應該要喝酒，並說要把Sunday換成Thunday的酒鬼們。

好酒跟好酒吧都不旅行，所以我們總是在規畫下一次的愛爾蘭之旅，我們不得不這麼做。昨天喝完昨天的酒，今天則要繼續喝今天的酒，我們不得不這麼做。

這世上不存在只要花一小時的城市

「只要花一小時的城市。」

「兩小時就夠了。」

「我在一天內看了XXX，還去了OOO。」

「可以一天來回。」

這些旅遊資訊充斥網路，每次我的腦中都會浮現一堆問號，「只要花一小時的城市」究竟是根據誰的判斷？是用什麼標準在前往那座城市之前，就裁去了那座城市的可能性？究竟是哪來的勇氣，讓人可以只看幾分鐘就宣布自己「都看過了」？那股霸氣是從何而來？花一天跑好幾座城市又有什麼意義？我腦海中的問號就像噴泉一樣噴發。

根據他們的標準，我是那些「一小時城市」的擁護者，「三十分城市」更好，雖然我不知道那到底能不能稱為「城市」，稱呼那些地方為村莊、小鎮、農村也無妨。總之，在規畫旅行時我首先處理的，通常都是決定想去的小村落，尤其是那種沒有部落格介紹過、即使有人介紹也只有一張照片的地方。這樣的村子連要獲得一行資訊都很困難，而且前去的路非常險峻，通常沒有大眾運輸，即使有也是一天一班的巴士。對沒有駕照的我和討厭開車的老公來說，真的是要跋山涉水才能抵達。我們好不容易抵達目的地之後，便會在那裡待上幾天，畢竟我們真的是費盡千辛萬苦才來到這裡。而在那個地方的時間，總會成為行李箱裡最耀眼的寶石。那顆寶石蘊含了最稀有、最溫暖的回憶，是專屬於我們的寶石。

在葡萄牙，專屬於我們的寶石是馬爾旺。馬爾旺是位在西班牙與葡萄牙國境交界的要塞城市，根本沒有大眾交通工具會到，於是最後我們決定先到附近的村子去玩，然後再搭計程車之類的交通工具去馬爾旺。不過世事通常不會順心如意，有個男人找上在附近的村子維迪堡玩的我們。

「請問妳是『金』嗎？」

「什麼？」

這位大叔重複這個問題好幾次，而我始終聽不懂，最後他換了個問題：

「妳今晚是不是預約了馬爾旺的住宿？」

「對，我有，你怎麼會……」

「今天預約要住我家的人叫作『金』，我想說會不會是妳。」

「預約人的姓名是『金歐澈』嗎？」

「對！」

「我就是金歐澈，你是民宿老闆？真的嗎？你怎麼認出我的？」

「我看妳是東方人，想說可能是妳，所以就來問問看，畢竟這裡沒什麼東方人會來。真是太好了，妳可以搭我的車去馬爾旺。」

我們本來還在擔心不知道計程車資會是多少，沒想到民宿老闆竟如奇蹟一般登場。於是我們擠進那輛坐了民宿老闆、老闆娘與成年兒子的車裡，他開了三十分鐘的車抵達馬爾旺，並把二樓全部讓給我們，還幫我們打開壁爐，說離開那天會再載我們到附近的大城市，然後就消失了。我們剩下的只有房間外、洗手間外，每一扇窗戶外頭看似過度漫不經心的西班牙平原。沒錯，我們來到國境交界，左邊是葡萄牙，右邊是西班牙，走一走能突然看見西班牙通訊社的天線，再走一走則變成葡萄牙通訊社的天線。

我們進入社區的酒館，一個肚子超大的大叔原本站在吧臺前，看著體育比賽大聲喊叫，一看到我們進來卻突然閉上了嘴，客人跟老闆在我們面前都變得很害羞。看我們喝著啤酒露出美味的表情，客人跟老闆都很開心；看我們喝紅酒露出幸福的表情，客人跟老闆也都很幸福。我們喝了兩杯啤酒和四杯紅酒，老闆說總共是三．四歐。居然只要五千元？我還以為他算錯了，便要他再看看我們的桌子。他認真地重新算了一次空杯，並笑著說三．四歐。來到這個小村子，我們的錢包感覺突然變大了，有種變成有錢人的感覺。

這裡沒有圍牆區隔，沒有區分西班牙或葡萄牙的天空。黑夜降臨在雪白的馬爾旺，看著馬爾旺太過平靜的天空，我們只能小小聲地說話。滿天的星辰點亮夜空，我們祈禱著希望今夜永遠不要結束，同時卻也期望明天的太陽能夠升起，因為這個地方日夜都令我們好奇。

寂靜橫越夜空，接著太陽再度升起，我們登上無人的城郭，看著自西班牙平原升起的太陽，盡情欣賞雪白的城市被染成一片火紅。我們吃了簡單卻新鮮的一頓早餐，悠閒地散了散步，然後喝了一杯要價不到一千元的咖啡。我們的視線焦點不停變換，視線所及之處每個角落，都能觸及小而確實的幸福。我不時感覺心怦怦跳個不停，因為實在太過幸福，心臟彷彿像要爆炸。

我們繼續尋找小而確實的幸福旅行。我們曾經從中國北京搭乘火車，好不容易抵達距離十一小時的城市平遙；曾在法國博尼約受邀前往一位奶奶的大宅邸；曾為了見佩蒂．史密斯[6]一面而前往她所在的城市，卻好運地發現她竟然就坐在我們旁邊用餐。雖然在大城市裡我們總是缺乏運氣，卻能徹夜暢談小村落裡遭遇的幸運。義大利的那座村子、葡萄牙的那座村子、愛爾蘭的那座村子，我們能用幸福的表情不斷訴說世上所有小村子的故事。

6 Patti Smith，美國音樂人，有「龐克教母」之稱。

人生在世，偶爾會有這種幸福。在旅行的最後喝的一杯水、簡樸的棲身之地、在世上的某個角落，遇見靜靜過著自己生活的一群人，展現他們溫暖且尚未耗損的心。那顆心正等著陌生人，當那條路的盡頭出現陌生的他時，那顆發現他人的心將會因喜悅而悸動，變得有如墜入情網般熱情至極。

——《地中海紀行》，尼可斯・卡山札基

小村落總是毫無保留地款待我們。在大城市時，幸運女神無疑將我們拋棄，唯有在小村落裡才會迅速注意到我們，並為我們備妥一桌幸福的珍饈佳餚。那是完全屬於我們的盛宴，是無論到哪都不曾品嘗過的獨特美味，是讓我們想長久珍藏的熱情滋味。若想品嘗那簡樸的珍饈佳餚，就必須以時間為代價，畢竟幸運女神找到我們，應該也需要時間吧？

所以別只花一小時，而是要用一天、別只花一天，而是要用三天。因為沒有名勝所以需要更久，因為沒什麼好看的所以更要放慢腳步，因為這是獨一無二的風景，更要細細品味。遇到陌生的臉孔則要以笑臉相待，這樣我們才能獲得旅行的寶石，才能精雕細琢出屬於我的寶石，小，但真切。

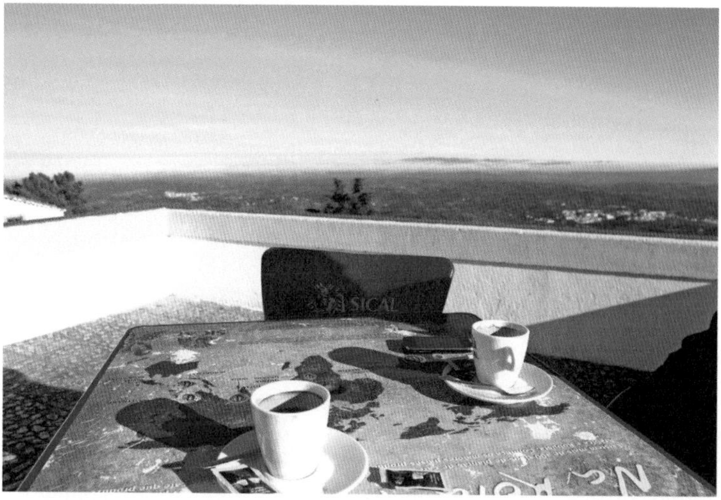

Marvão, Portugal

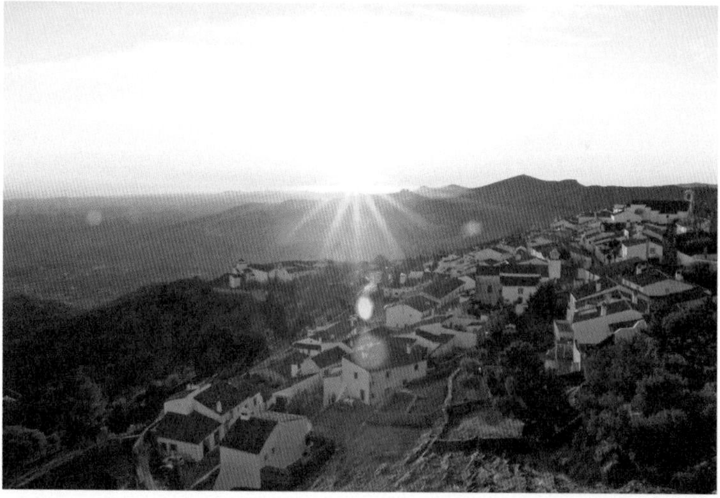

Marvão, Portugal

我們的焦點不停變換，

視線所及之處的每個角落，都能觸及小而確實的幸福。

幸好，我不貪心。
昂貴的手提包、名牌皮鞋、高價的珠寶，
我都心如止水。

幸好，我很貪心。
還沒去過的地方、
還沒感受過的事物、
還沒遇見過的風、
還沒看過的表情、
還沒發現的自己，
都令我熱情高漲。

我很貪心，
那樣的貪心不會傷害任何人。
我的貪心
只會不斷使我成長。

每一天
的
旅行
10

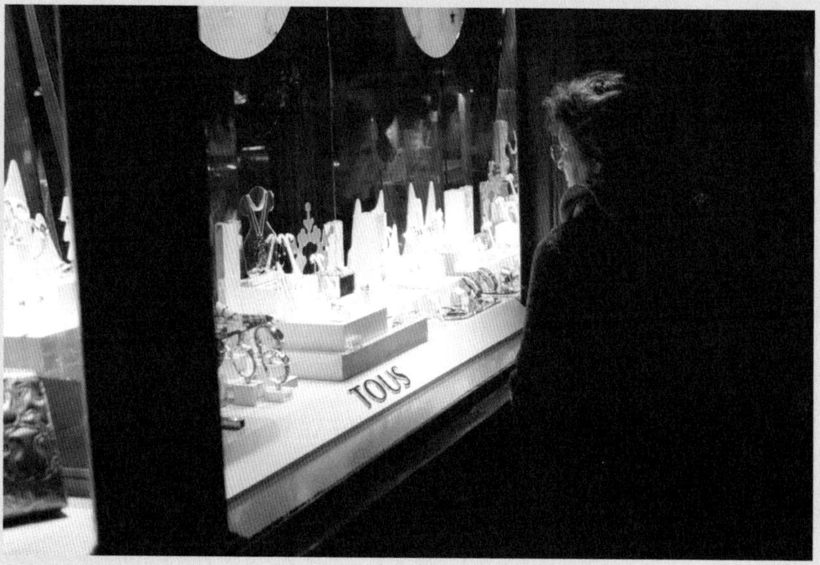

Siena, Italy

有用的旅行，無用的旅行

「有用」到底是什麼意思？有史以來所有人類的有用性總和，或許就完整保存在今天這個世界裡。這樣的話，也就沒有比無用更有道德的事了吧？

——《不朽》，米蘭・昆德拉

在這個世界上，我們必須有用。我們必須睡覺來讓自己度過有用的一天、必須靠吃來讓自己從事有用的活動，必須為了成為有用的人而賺錢。休息時也必須有用，否則怎麼會有人說，休假是為了讓自己「煥然一新」呢？煥然一新，你可不能被這個詞給騙了，這其實只是要我們重新回到適合工作的狀態而已，而是否煥然一新的評價標準，則是我們是否有用。所以日常生活中，我總夢想著這樣的奢侈：在陽光下喝一杯美味的咖啡，一邊看書或發呆，再不然就是觀察行人，盡情享受悠閒的空白時光，也就是，度過一段沒有用的時間。

去旅行之前，我下定決心要盡量沒用，我總會假裝豪邁地說：「我什麼都不要做。」只是在抵達目的地之後，有用這個標準又再次占據我的心。「我什麼時候還能再來？」「都好不容易來到這裡了。」「沒看到那個真的很可惜。」有用拿出各種藉口，不要臉地侵占了我的旅行。於是我的行程充滿遊客必看、必去、必吃、必買的各種有用事物，讓「耍廢吧」的決心黯然失色。雖然很想沒用，我們卻沒有忍受沒用的力量。

沒用的旅行總是意外來到，那是我去法國第戎時的事。去第戎的理由很簡單，因為第戎客運站有一班車會前往我想去的小城市。在第戎停留三天的理由也很簡單，因為開往我想去的小城市的巴士，要星期天早上才有車。如果第戎有自我意識，這對他來說肯定會是非常傷自尊的一件事。無數遊客為了品嘗第戎芥末醬而特地來訪，我們卻只把第戎當一個中繼站，他是一個我們無可奈何的選擇。

我們對第戎一無所知，也什麼都不想知，我們手上沒有任何地圖，唯一的資訊就只有前一天吃飯時，一旁的美國夫婦推薦必去的酒館。他們說自己偶然發現那個地方，要我們一定要點一道叫「布蘭謝」的菜。他們仔細描述那道料理有著美味的起司與火腿，放在砧板上以牙籤固定，價格稍微比十歐元再高一點點，並且極盡所能地稱讚那道菜有多美味。

抵達第戎之後，我們跟民宿老闆見面拿到鑰匙，也很滿意民宿的整體狀況，然後走去美國夫婦告訴我們的餐廳點了布蘭謝。那美味令我們驚為天人，一下子將那道菜掃光，然後再慢慢走去購物，又慢慢走回我們的住處。隔天、再隔天的我們，以同樣悠閒的姿態度過第戎的時光。我們在家門前的廣場讀書、逛市場，然後再到廣場讀書、喝酒，想著應該不會再來這座城市了，就這樣呆呆地任時間流逝。

這時我注意到一名男子，他正呆望著某處，獨自坐在噴泉邊泡腳。夏天的第戎非常寧靜，只有偶爾吹過的風讓樹葉搖曳。威力驚人的太陽高掛空中，人們坐在咖啡廳的遮陽棚下喝啤酒、喝紅酒、喝咖啡，而那名男子就坐在其中。我觀察著他虛度時光的模樣，那是一段沒有目的、不需要方向的時間，是段空白的時間。我突然領悟，啊，我會非常懷念這一刻，會比巴黎、比南法都更加懷念。我不會懷念知名的觀光景點，但會懷念這座廣場，會非常渴望喝一口這毫無特色的啤酒，會無比懷念這不起眼的咖啡廳、現在這份心情、這種慵懶、這個速度、那空蕩的視線，會無比懷念這甚至無法為其命名的無用時光。

我的預感非常準確。工作到一半、吃飯吃到一半、在地鐵裡時，我總會突然想起某些時刻，大多是那些真的太過不起眼到無法為其命名、於是乾脆不命名的思念。這些思念過度強烈的日子，便真的無藥可救，就只能再次踏上旅程。催促我放下有用的時間，再一次踏上尋找無用時間的路途。

雖然很想沒用，但我們沒有忍受沒用的力量。

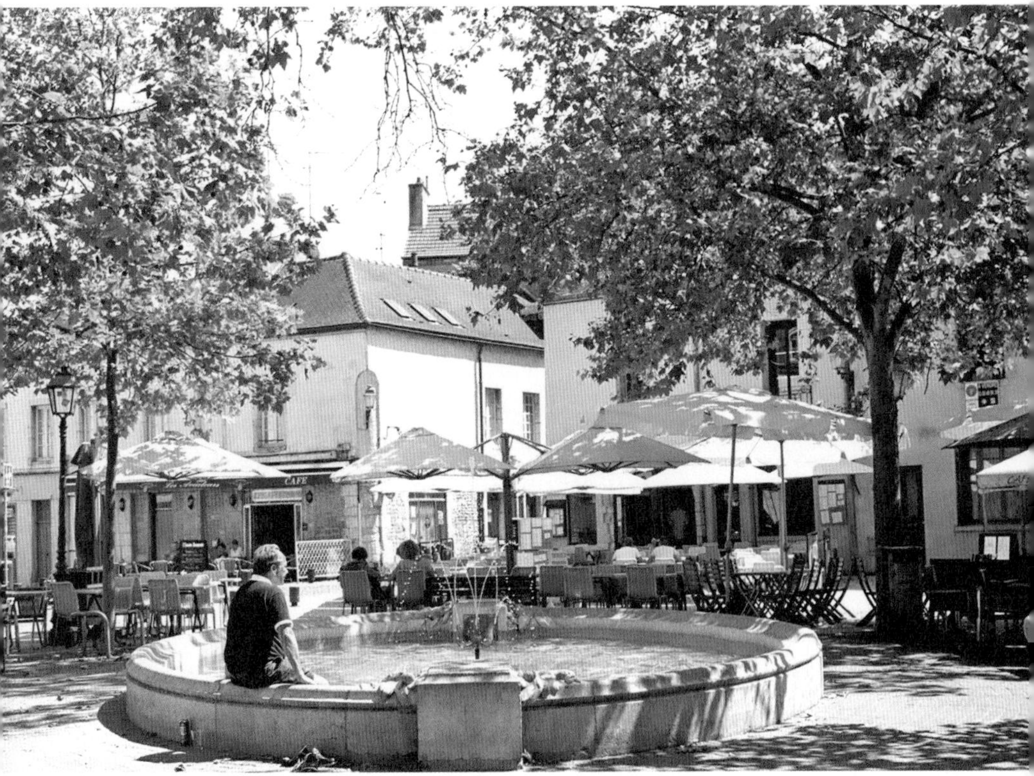

Dijon, France

我的初次旅行結束那晚，我拼了一幅拼圖。
我坐在住處的地板上，一個人靜靜地完成。

究竟為何會在旅途中買拼圖？
我也無法理解自己。
究竟為何會在最後一晚，突然想拼那幅拼圖？
我就像拼圖一樣難以捉摸。

面對這些難以捉摸、頭暈腦脹的拼圖，
我獨自一人拼到深夜。

隔天一早，我把拼圖掃進盒子裡收起來。
前一晚的痕跡消失了，彷彿什麼也不曾發生。
旅行也結束了，彷彿什麼也不曾發生。

真的什麼也不曾發生嗎？真的什麼也沒有留下嗎？
旅行是否就像拼圖？

旅行的回憶烙印在我的全身，如此清晰。
那些時間滲入我的血液，
那些空氣記憶在我的額頭，
那些悸動刻印在我的皮膚。

這樣的我，
怎能將旅行與拼圖相提並論呢？
旅行可是好不容易，才帶我走向另一個我啊。

每一天的旅行 11

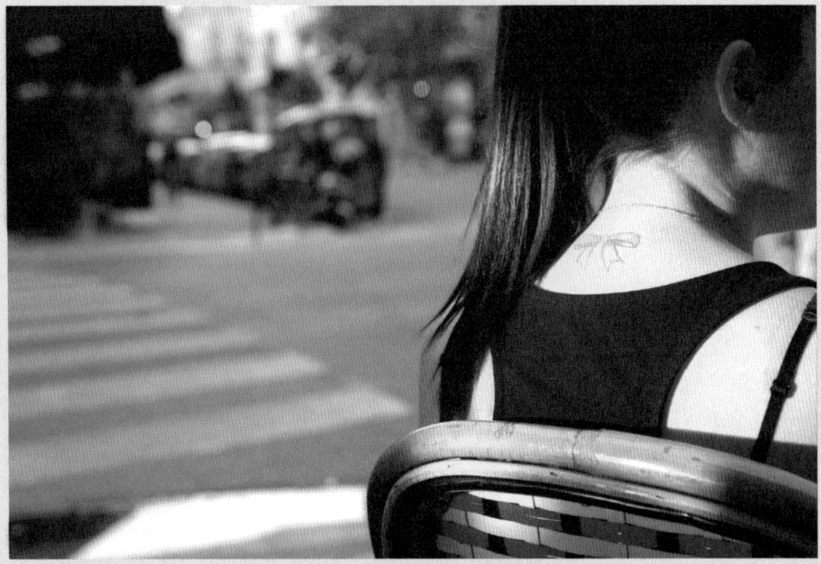

Paris, France

我的無能旅伴

我的旅伴是孤獨。

人生第一次旅行，能跟孤獨一起上路，我感到很幸運。如果是和朋友一起，那我肯定無法將注意力放在旅行上。在我想去的美術館裡，朋友會打著哈欠問：「要不要走了？」在我想吃的美食面前，朋友如果說「我覺得這很普通」，我肯定會回「那我也不吃了」。我太容易被他人的情緒影響，幸好我早早領悟到這件事。我必須自己一個人，獨處時孤獨偶爾會來找我。不是「經常」，而是「偶爾」，但會在我寫了幾頁的心情、喝了一杯咖啡之後瞬間消失。因為獨自一人所以有很多想法，因為獨自一人，所以有很多時間能整理這些想法。很多人問我會不會怕、會不會孤單，這時我的回答始終如一：「不會。」我不怕，也很少覺得孤單，一個人很自在，我就是這樣的旅人。

獨自旅行更容易接近人群。只要舉起手來就能搭便車，呆坐在公車站就會有老奶奶分食物給我，還會有老爺爺請我吃飯。帶著一群少女來島上旅行的老師，或許是覺得獨自旅行的我很可憐，所以到哪都會帶上我。那天晚上，那位老師預訂的民宿老闆問我要不要跟她擠一間房間，還幫我準備了晚餐，說反正只是多一個人吃飯而已，於是在那年冬天，我厚顏無恥地品嘗到南海的山珍美味。

除了本國人，就連外國人都對獨自旅行的我十分親切。旅途上不時有邀請我到家中作客的奶奶，還會有人請我吃飯。是因為我看起來很可憐嗎？我不得而知。也許「獨自一人」就是我旅行中最有力的密碼，溫暖、舒適，也讓我不想放下。

長期寄住在東京朋友家時，有另一位朋友加入我們，就這樣四個女人擠在她家裡。在陌生的土地上見到朋友，對我來說是嶄新的經驗。我們曾經站在巷子裡的立吞酒館喝酒，聊天說笑到肚子發疼，也曾經在星期日搭乘前往郊外的地鐵，漫無目的地隨意選了個車站下車，一邊喝酒一邊欣賞富士山直到日落。我們其中一人是咖啡專家，多虧了她，我也有了喝到美味咖啡的回憶。一起旅行也是件不錯的事，不，其實是件愉快的事，但我卻爆炸了。

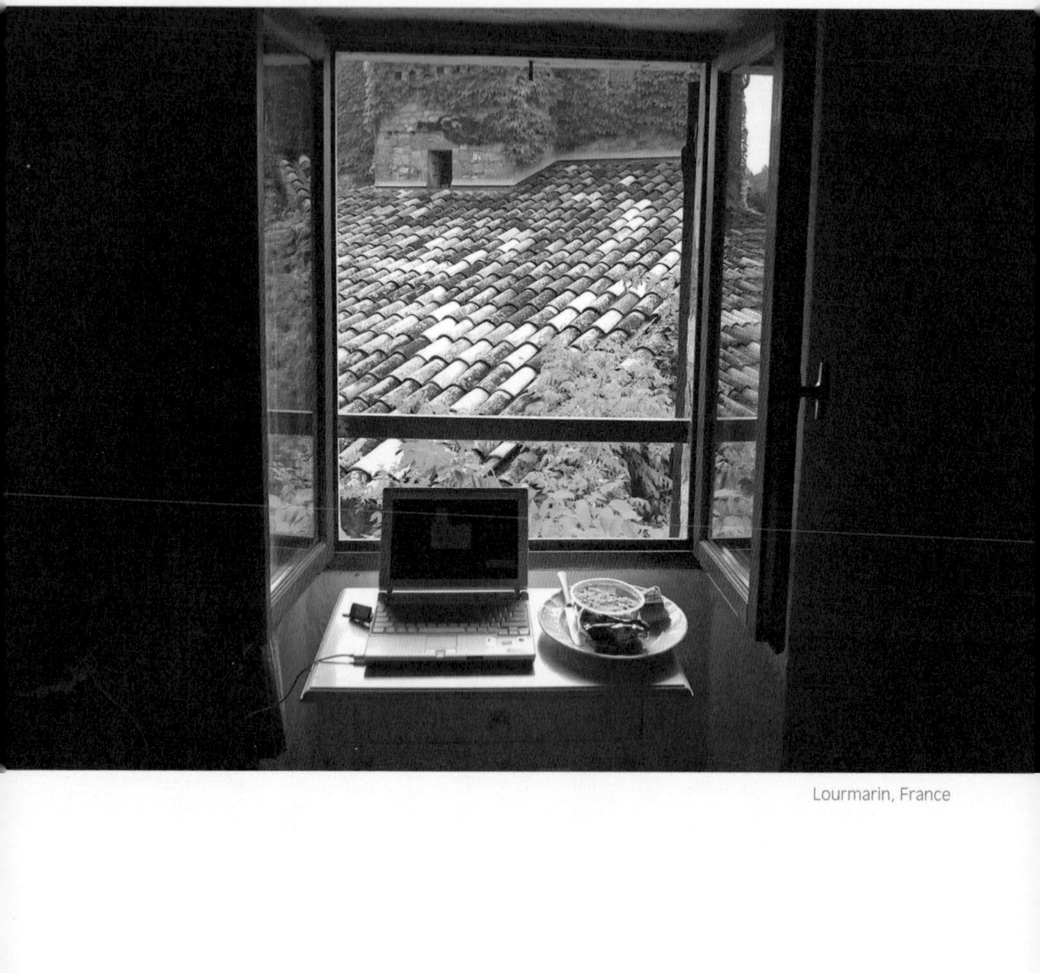

Lourmarin, France

「獨自一人」就是我旅行中最有力的密碼。
溫暖、舒適，也讓我不想放下。

因為有人在準備時拖拖拉拉、因為沒人要想今天要去哪裡、因為只有我在煩惱、因為我們在陌生的地方徘徊時只有我在找路，在一些很瑣碎的地方，真的像灰塵一樣瑣碎的地方，我爆發了。我明明不是導遊，卻無法放下導遊的工作。沒有人要求我這麼做，卻因為朋友都沒注意到這點，所以規畫這趟旅行時更像是為了別人付出，而不是為了自己。於是我的委屈在某一刻生根，一口氣占據了我的心，進而使我爆發。

最晚抵達東京的朋友最先察覺，她也看出我現在最需要的不是旅行，而是獨處的時間。我們來到一個大大的公園，朋友說：「小澈，妳別管我們，妳一個人去走走吧，看妳想一個人待多久都可以，等妳好了再打給我們。」然後轉身離去。我板著一張臉走到樹蔭下聽隨身聽，並打開我的筆記本，我甚至沒有察覺栗樹的味道非常難聞。我陷入自己的世界裡開始寫字、讀書，慢慢把怒氣送走，大約過了兩個小時才終於恢復。然後我發現，我是個非常不適合跟別人一起旅行的人類，現在，我真的該開始一個人的旅行了。

但沒過多久，我就必須打破這個決心，因為蜜月旅行無法獨自前往。在決定好結婚的日期前，我們就已經決定好蜜月旅行的時間了。我們決定去愛爾蘭，並花費超過六個月的時間規畫。我買了《寂寞星球》愛爾蘭篇，早晚都在苦讀那本密密麻麻都是英文的書，我不斷想像想去哪裡、要去哪裡才會開心，做了十足的準備。

然而就在結婚典禮前一週，我在晚飯吃到一半時問男友：「對了，你知道我們蜜月要去哪嗎？」

「對耶，我也正想問妳這件事。」

距離出發已經剩不到一個星期，他居然還說正想問我！我冷靜地打開愛爾蘭地圖跟他說明。通常都是從都柏林開始，但我很好奇愛爾蘭西邊的樣子，所以就買了往高威的機票。我很想去看看丁格爾這座城市，所以在那裡訂了兩天的住宿，不過也特別空了一天的行程，以防我太喜歡那裡想多留一天。如果對丁格爾不滿意，我也選了這些可以去看看的候補選項……

說完之後，男友拋出一句話：「我會好好跟著妳的。」

啊，對了，他就是這樣的人，我擠出一個彆扭的笑容。他是我認識的人當中最不會認路、最沒有方向感的。即使三年來每天都走同一條路，他還是需要問路；即使每天往來於學校與家之間，他還是隨時可能搭錯車；他會沒頭沒腦地在奇怪的地方下車，絲毫沒有搭載任何適合旅行的感知能力，而這樣的人就是我老公。他甚至對旅行一點慾望也沒有！雖然戀愛期間我一直在問他怎麼能夠這樣，但他就是這種人，從來不曾對任何國家產生好奇心，也不曾想過要去那裡看看。當我看著旅遊節目開啟興奮模式，對他說「我們以後要不要去那裡看看」時，他會只用一個「嗯」回應。對我來說，在旅行前幾個月就開始準備是人生的一大樂趣，我的老公卻沒有必看、必去、必吃的項目。就這樣，我有了一個取代孤獨的新旅伴。

不出所料，這個新旅伴超沒用，沒用到讓人傻眼的程度。如果在火車上問他：「我們現在要去的城市是哪裡？」他必須要思考一段時間，費盡千辛萬苦才能說出那座城市的名字，真的非常無知。如果在我們停留了大約一個星期的城市，問他：「我們現在在哪裡？」就會讓他想扯開喉嚨大喊我是誰、我在哪？當我們明明還離住處很遠，他甚至會問：「現在是不是快到家了？」漫不經心到讓我無比吃驚。決定目的地的是我、看地圖的是我，連帶我們前往目的地的人也是我，除此之外的各種小事也都是由我負責。

只有一次，他問我想要什麼生日禮物時，我回「想去全州旅行」，條件是我什麼都不做，所有準備都交給他。雖然我手非常癢，但我什麼資料也沒找。為什麼？因為老公說他要準備啊。雖然大家都有給我全州的旅遊資訊，但我都沒看。為什麼？因為這次是老公的事情。沒想到抵達全州吃完午餐後，老公就開始不舒服了。我們好不容易進到民宿，我開始照顧發燒、冒冷汗的老公。也是在那時我才知道，真的不能隨便拜託他籌備旅行，這是我該做的事情，是我的命。

這是在法國旅行時發生的事。我們離開一間小民宿，搭火車前往下一座城市，卻在火車上發現民宿的鑰匙。民宿老闆千叮嚀萬囑咐說要繳回的鑰匙，竟然就在我的褲子口袋裡。我想起早上民宿老闆說的話：「今天下午有一對義大利情侶要來，鑰匙只有一副，一定要還給我。」他都這樣說了，我竟然還把鑰匙帶走！也不能寄回去，更不能假裝不知情。方法只有一個，那就是我自己送回去。於是我一到下一個城市，便立刻買了回程的車票。

老公說：「我也一起去。」

我果斷地回：「這樣就是兩倍的錢耶，你在車站等我。」

直到我回來才發現，老公就這樣在火車站裡，在我們分開的那個地方坐著讀書。這就是我們，最後就變成這樣了。在旅途上，我們家是徹頭徹尾的家母長制度。所有事情都依我的意思、所有事情都由我主導，有問題也由我解決，而比任何人都熱愛這家母長制度的人，就是我老公。

就像他自己說的，他一直都乖乖地跟著我，無論去哪都不曾露出厭煩的神色，總是忠實地跟在我身後，有時候他反而比我更開心。而吃到美食時，有人可以在身邊一起說好好吃則讓我很開心。我們曾經路過我獨自一人旅行時無法進入的餐廳，我說：「以前我自己來玩時，真的很想進去看看，他們卻不讓我進去。」老公說：「那我們現在去吧。」那間餐廳並沒有特別美味，我一方面對自己當時被阻止入內感到詫異，一方面也覺得長久以來的委屈似乎獲得抒發。

看見美好事物感到興奮時，身邊有個人可以一起開心的感覺真的很好。在美術館可以分享彼此發現的事物，再把各自知道的資訊整合起來。獨自旅行時總會想：「啊，如果他看到這個該多好……」但一起旅行時不會有這個想法。能在當下一起欣賞、一起開心，真的就是最簡單的幸福公式。

最令人高興的就是我們都講韓文這一點。我從來沒想過無論我們說什麼都沒有人聽得懂，竟是一件這麼自由的事。我們可以不必看他人的臉色分享淺薄的知識，可以用親暱的稱呼叫喚彼此，也可以不必看他人臉色地彼此膩在一起。「如果我們是講英文的怎麼辦？根本就沒有祕密可言了嘛。法語、義大利語也都是拼音文字，實在不安全。」在旅行時，韓文就成了祕密的暗號，這讓我們非常高興。

深夜抵達陌生的城市也可以不慌張，都是因為有熟悉的人在身邊，陌生的住處能瞬間變得熟悉，也是多虧了身邊有個熟悉的人。老公總認為我訂的住宿最好，我決定的旅行地點不需要變更，我的旅行步調是最佳節奏。沒錯，從某一刻起，我獲得了旅途中最忠實的支持者。

這是在最近一次旅行中發生的事。我因為被一張偶然看到的照片迷住，所以想去義大利托斯卡尼一個名叫皮恩扎的小城市。在韓國時我就做足了準備，也翻了外國網站印出巴士的時間，因為一到週末往鄉下的巴士就很可能沒有班次，所以我決定平日前往。

但是你猜如何？完全沒有巴士。客運站一輛巴士也沒有，因為那天是義大利的國慶日。不是說什麼東方三博士來到義大利的日子還是怎樣的，再加上幾天前是耶穌生日所以一直都在放假嗎？當時整個村子鬧成一團，為什麼現在又在放假？我實在很想吶喊，但也不會因為我大喊就有巴士來載我。我四處奔走，想說也許會有其他巴士可搭。

根據老公的證詞，他轉過頭才發現，我不知何時開始朝著遠方的山丘上狂奔，因為聽別人說那裡還有一個客運站，所以我就拚命往那裡跑。結果呢？沒有。那裡什麼也沒有，只有一張巴士時刻表隨風飄揚。仔細一看，發現時刻表上寫著十分鐘後有一輛巴士會來，於是我決定等等看，畢竟除此之外我們也沒別的事可做。我們等著，十分鐘、二十分鐘、三十分鐘，難道真的去不成了嗎？我訂好的飯店要飛了嗎？要在陌生的地方成為迷途旅人了嗎？腦海中竄出一堆亂七八糟的想法讓我冷汗直流，而老公只是笑著說：

「還是在這裡多留幾天？」

「我已經訂了那裡的飯店，因為很便宜所以不能退款。」

「妳訂了幾天啊？」

「兩天。」

「這樣非去不可了耶，還是要搭計程車？」

「要花一個小時耶，要搭計程車嗎？」

「先問問看再說啊。」

帶著豁出去的心情問了計程車，發現大約要價十萬元。我想說反正不去也是要白花超過十萬元的住宿費，不管是搭計程車花掉十萬，還是白白浪費掉飯店的十萬都一樣，於是我們搭上計程車出發。這時我才放下心來，才終於注意到，我老公好像有點變了。蜜月錯過飛機時，老公一直很低氣壓，經歷過幾次的類似事件，我都發現他會在這些意外時刻陷入低氣壓狀態。但那天不一樣，老公在笑，用一副去不成就算了的態度安撫我。我那個老公，那個無能的旅伴！

「你不生氣嗎？」

「為什麼要生氣？」

「錯過巴士了耶。」

「但就沒有巴士啊。」

「但你的表情怎麼這麼輕鬆？」

「仔細想想，是我自己要跳上妳規畫好的旅遊列車，所以對旅程中出現的變數生氣，就太不知羞恥了。我也得在這時候盡力做點什麼啊，而且沒有巴士又不是什麼大事，幹嘛生氣？」

這就像是一起旅行七年後他送給我的禮物。不，這確實是禮物。在旅行中，我的老公逐漸改變。這麼說來，剛才我四處奔走找巴士的時候，老公也一直四處向人詢問。之前他都在一旁靜靜等我處理，現在竟然也開始想辦法了。

不僅如此，他也在不知不覺間成了會開始談論下一趟旅行的人。聊起以前去過的地方，他會興奮地說想再去一次，也變得比我還要更喜歡一些不起眼的小城市。他甚至成了在面對旅途中的變數時，會想辦法使我安心的人。我老公，那個無能的旅伴，變成一個再也不能說他超無能的旅伴了。

我一開始覺得有許多旅遊經驗的我，可以改變完全沒有旅遊經驗的老公，但那其實是我的傲慢。一起旅行七年下來，老公其實也在改變我。當我因為自己的貪心而疲憊、徬徨時，他告訴我什麼都不做也沒關係。哇，我從來沒想過這件事，竟然可以什麼都不做？竟然可以不去那個地方？都來到這裡了，竟然可以這樣？也就是在那時，我開啟了全新的旅遊之門。

當我說「聽說那裡很有名」時，老公會回：「誰說的？」

「部落格上看到的。」

「那個人又沒有把當地的每間餐廳都去過一次。我對別人去了哪裡、吃了什麼東西沒興趣。」

那一刻，我又開啟了新的旅遊之門。對沒有任何旅遊資訊的老公來說，什麼都不重要，目的地隨時都能改變，每一瞬間最重要的都是我們。老公就是這樣改變著我們的旅行，我們彼此改變著彼此的旅行。

我有個無能的旅伴。也因為他的無能，他才擁有了最有能的旅伴。雖然我很喜歡

「孤單」這個旅伴，但也非常開心能有現在這個旅伴。

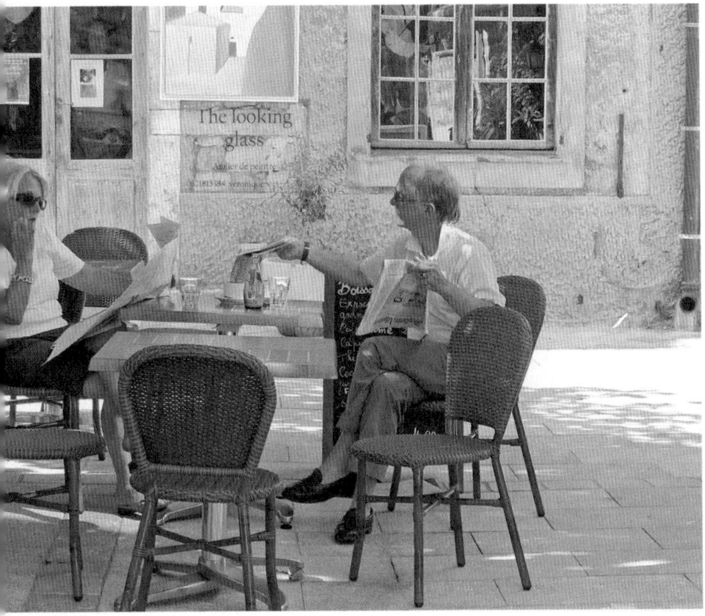

Vence, France

等待許久，慢慢品嘗，
和彼此談天說笑。
那些滑過喉嚨的，
是美味的時間。

突然，我覺得我們就該這麼活。
慢慢地，一起。
仔細品嘗。

即便不是旅行，
仍要每一瞬間都
慢慢地，一起。
品嘗。

旅行教會了我，
日常的節奏。

每一天
的
旅行
12

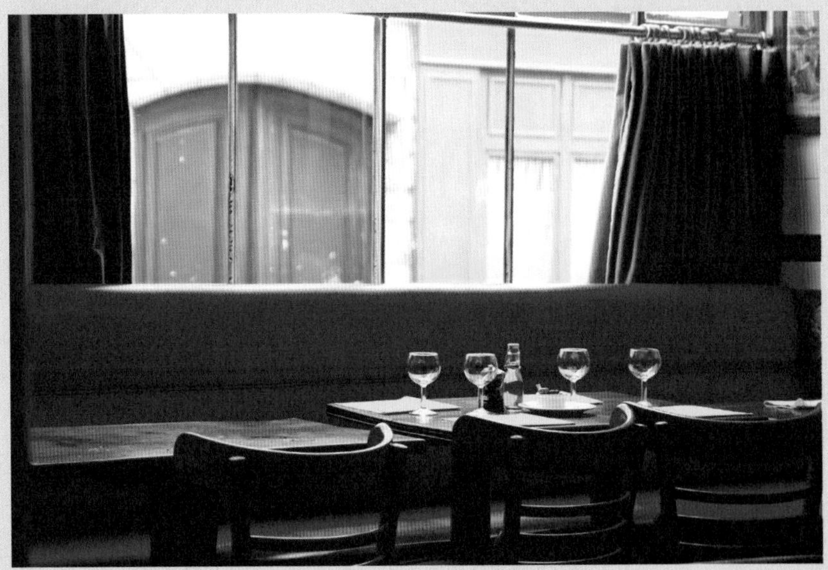

Paris, France

愛不是只有一種，
人也不是只有一種。

所以人與一座城市墜入情網的方式，
也不相同。

「你為什麼喜歡這座城市？」
面對老公提出的問題，我無法給出乾脆的答案。

我本想說是因為這座城市的嘴角、
腳踝上的痣、
頸脖間的氣味非常好聞。

但還是算了。

我想也不是每一種愛，
都非得用言語說明吧。

每一天
的
旅行
13

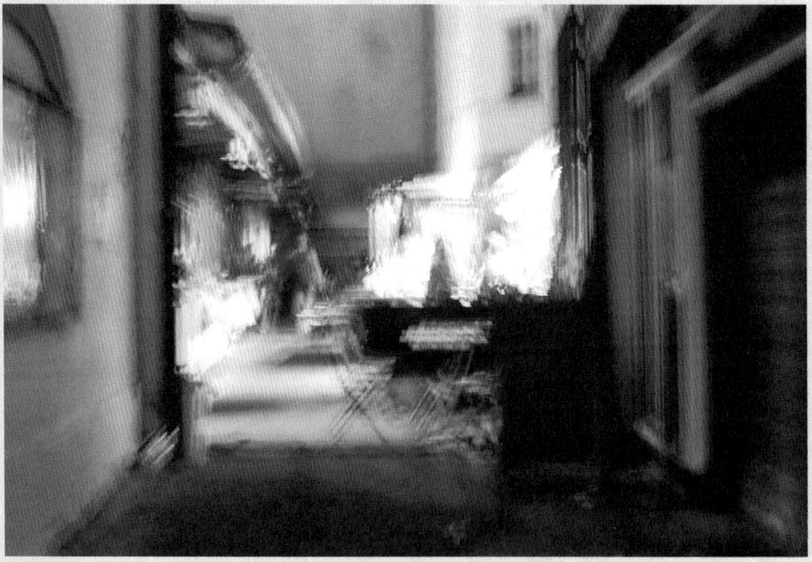
Paris, France

在旅行中遇見改變的我

睡到一半醒來，天很亮，太陽好像早就升起了。欸，糟了，我本來還想看日出的說。為了看天到底有多亮而打開窗戶，發現還在地平線剛出現幾道光芒的狀態，但我仍覺得哪裡不太尋常，似乎即將要發生什麼大事。我戴上眼鏡，在睡衣外面披了件衣服，赤腳套上運動鞋。我把還在睡夢中的老公叫醒，他卻說他還要睡，並把相機塞給我。右手是底片相機，左手是數位相機，口袋裡則是智慧型手機，我總共帶著三臺相機出門。

我們搭計程車抵達皮恩札，只要從飯店前面的巷子往前走二十公尺，就能看見托斯卡尼在我眼前蕩漾。這讓我意識到，我究竟身處一個多麼令人驚豔的地方，而這幅景色就在飯店前巷子的底端。我毫不遲疑地掏出相機，每拍一張照片就不停驚叫、跺腳。

「天啊、不得了了，這也太美了。」我真的這樣叫著，就像某個藝人的狂粉。要是被人看到，肯定會說有個東方來的瘋女人在我們村裡，蓬頭垢面滿頭亂髮，一下拿相機一下拿手機，然後又拿出另一臺超大的相機一直拍照，還用奇怪的語言叫個不停。那個人就是我。

眼前的風景真的讓我不得不這麼做。橄欖樹葉彼此摩擦發出聲音，旁邊的深綠色檜木則像保鑣一樣，一字排開護衛著這幅風景。太陽慢吞吞地遲遲沒有升起，籠罩大地的霧氣也沒有立即散去，但這也使得風景更多變。有些地方是紅色，有些地方是溫柔的褐色，有些地方是草綠色，被霧籠罩的部分則完全成了別的顏色。各不相同的顏色，就像畫家經過苦心思量才下筆一樣，水乳交融。鳥兒以對角線的方向穿梭在空中，遠方有一輛車像野鹿奔馳一樣緩慢駛過。把視線放得遠一點，就能看見已經在陽光照耀下的村子，把視線放得近一點，則可以看見山丘上一棟早晨尚未來臨的房子，在這所有風景的中央則有我，有追著隨太陽高度一點一滴變化的風景四處狂奔的我。

終於，陽光開始滲入橄欖樹之間的縫隙，風景開始變得截然不同。我總以為橄欖樹一直是灰綠色，沒想到那天早上卻發現橄欖樹在陽光的照耀下，彷彿立刻就要掉下黃金果實。濃霧漸漸退去的同時，草原成了一片飽滿的金黃色。對面的村子正面迎接陽光，宛如另一顆太陽般耀眼，黑暗則仍在其間的縫隙緩慢遊蕩。在尚未消退的黑暗與剛抵達的陽光交織出的風景面前，我不知不覺停止尖叫。面對這自然景觀，我實在無法輕浮地亂叫。在這自然面前，我必須虔誠，我想要虔誠。

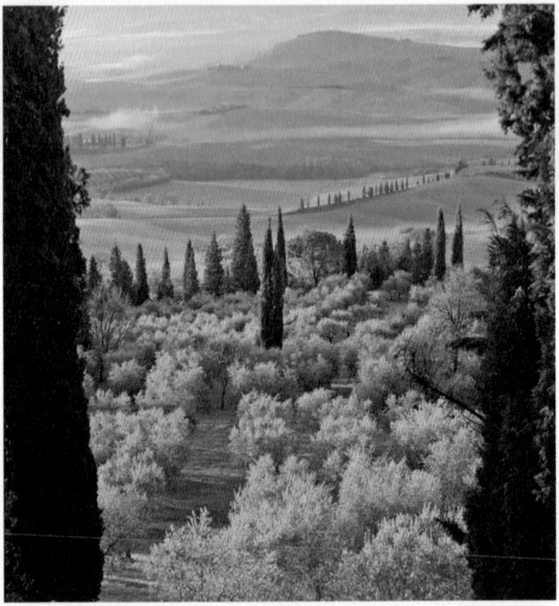

Pienza, Italy

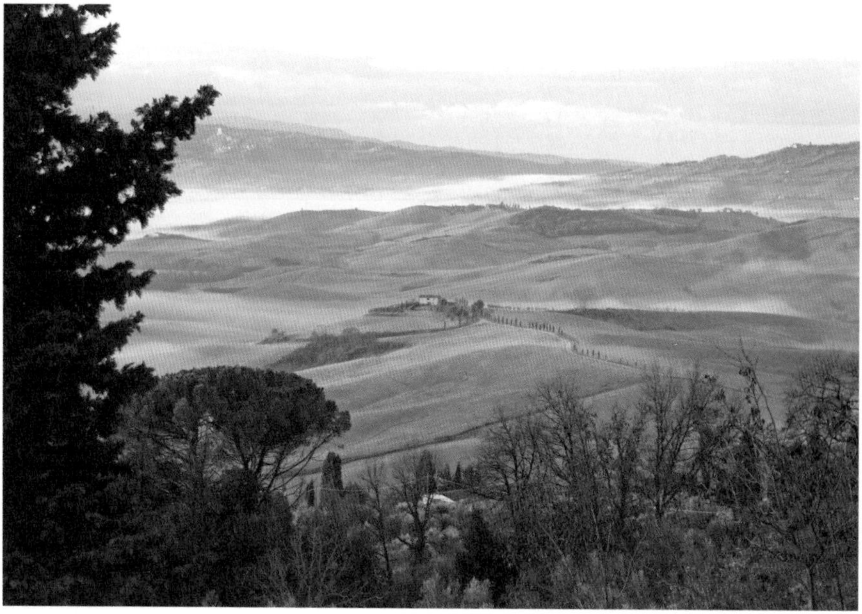
Pienza, Italy

在尚未消退的黑暗與剛抵達的陽光交織出的風景面前，
我不知不覺地停止尖叫。在自然面前，我必須虔誠。

這樣的改變真令人驚訝。曾經，剛滿二十歲的我，在第一次看見瑞士的風景時會興奮地大叫：「天啊，根本就是月曆嘛！」翠綠的山巒、山頂萬年不化的白雪、牛群的脖子上繫了隨步伐發出聲響的鈴鐺，以及一旁潺潺流過的溪水、如畫一般散落其中的房子，帶給我非常表面的感受。如今的我走在義大利的街上，甚至會注意垃圾桶上畫的圖，年輕時卻錯過瑞士那些無名的花朵；如今的我，對義大利的每個角落都感到好奇，年輕時卻覺得瑞士無聊至極，只想盡快離開。

那趟瑞士之旅結束後，我一直覺得自己對自然非常遲鈍，我以為我不是會為自然感動的人，因為能帶給我感動的全是人類的產物。我喜歡美術館、喜歡古老的牆壁、喜歡人造的東西，喜歡人手觸摸的痕跡。不過現在，在面對這驚人的自然景觀時，我想要虔誠。我不知不覺開始靜靜地吸氣、緩慢地吐氣，並深刻感受到人果然都會改變。

那天早上我回到住處脫下鞋子，發現自己的腳後跟都破皮流血，我竟完全沒發現。只因沉醉在美景之中，為自然所驚豔，只因隨著陽光的變換埋頭於晶瑩的橄欖葉之中，忙著尖叫與感動，絲毫沒注意到後腳跟破皮流血。那天早上，我也是第一次遇見這樣的自己。

其實最讓我感到絕望的，不是破皮流血的腳後跟，而是我的文字。因為現在所寫的這篇文章，絲毫無法完整傳達那天早晨的任何一絲美麗。無論如何努力，我都想說這文章寫得很失敗，我的語言如此貧乏，最終只能嘗試用照片代替千言萬語。即使我奔跑到雙腳流血，即使這些照片仍然無法觸及那天美景的萬分之一。

老爺爺的溫暖氣質與木頭的溫柔氛圍，
充斥著整座工房，帶給我微妙的感動。
從俐落的線條到光滑的平面，全都妙不可言。
老爺爺的作品，跟他很像。

老爺爺說，上午會在葡萄田工作。
我問他農場有多大，他說有八萬公頃，非常非常非常大。
下午他就來雕木頭，這是他的興趣。

這是興趣？
他沒有理會吃驚的我們，只是慢慢地轉向工作檯。
配合飄盪在工房裡的布拉姆斯交響曲，
他吹著口哨，繼續雕木頭。

工房一角掛著老爺爺三十多歲時的照片，
當時的青年也在雕木頭。
想必當時的青年上午也在葡萄田工作吧。

這又是怎樣的人生呢？
腦袋一片混亂。
這才是真正的生活不是嗎？
我心動了。
這樣的人生，不就是作品嗎？
我再次看了看老爺爺。

這時老公說：「你看，招牌就是老爺爺。」

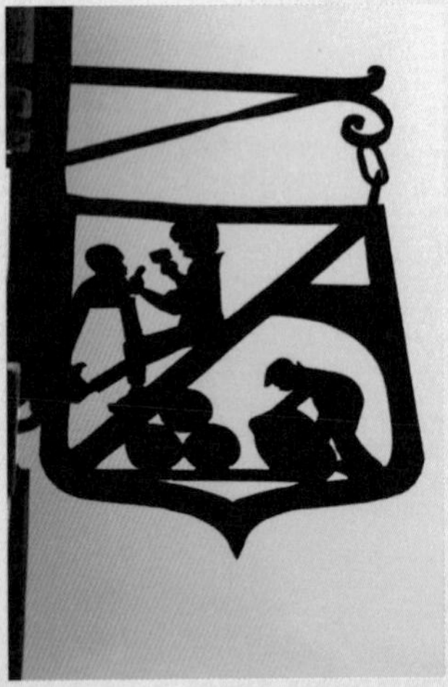

Beaune, France

每一天
的
旅行
14

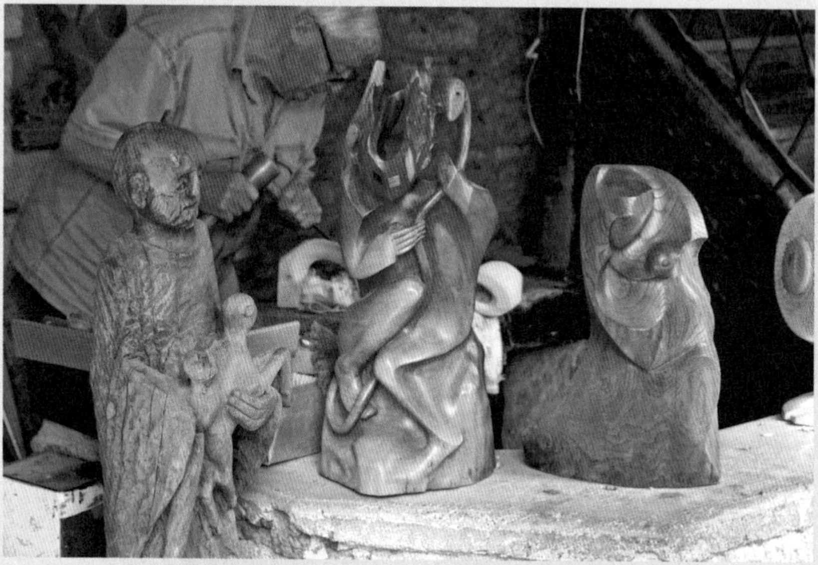

Beaune, France

老爺爺在雕木頭。

我不假思索地舉起相機，又突然停下動作。
我怕拿著雕刻刀雕木頭的老爺爺，
會被我的相機聲音嚇到而受傷，
於是我決定等待。

許久後，老爺爺抬起頭。
我們對上眼，露出微笑。
我舉起相機，問他可不可以拍照。
老爺爺舉起手，要我進到裡面。

每一天的旅行 15

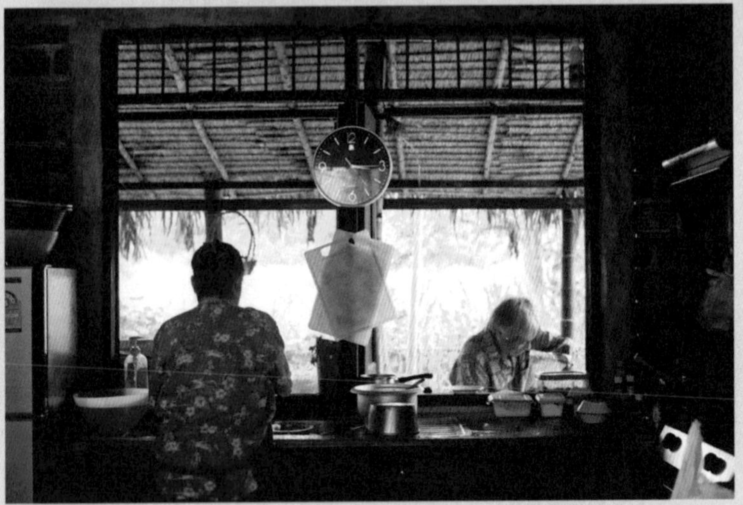

Chiang Mai, Thailand

有時單單只是
出發去旅行，
看見某人的日常靜靜延展，
就能獲得莫大安慰。

即便如此，
生活仍要繼續。
即便如此，
仍必須活下去。

那一夜的大學路

我每天都到林蔭道上班。第一份工作雖做不到一年，但辦公室就在林蔭道，所以前前後後加起來，我這十三年來天天都到林蔭道上班。搬來首爾這些年，我始終沒有適應江南，只有林蔭道例外。這裡就只是公司。雖然每天都有新的大樓落成、新的店面開幕，各式各樣的活動開跑、落幕。有時會遇到帥哥在路上發氣球、有時是苗條的女子發糖果，又有時候會莫名收到玫瑰花，不過無論發生什麼騷動，我都心如止水，因為這裡就只是公司。即使經過大排長龍的麵包店，我也漠不關心，只會用訝異的表情跟同事說：「聽說這裡最近很紅。」然後溜進熟悉的餐廳。每天都在林蔭道上班的我們，對林蔭道一點都不關心，這或許是理所當然的結果。

通勤時最常遇到的就是外國遊客，其實不只通勤，連午餐時間、下班時間，簡單來說就是每一分每一秒，林蔭道都擠滿了外國遊客。真的不稀奇。只不過在上班路上遇到外國遊客時，我總會將他們與自己的身影重疊。我總能在還沒有任何店家開門的林蔭道遇見他們，雖然不知道這裡到底有什麼，但這條路就是這麼有名，以至於遊客們經常在早晨抱著某種期待來此，卻發現什麼也沒有，只能度過一段平淡無奇的時光。在這裡能做的事情只有在路上徘徊一下，再回去跟朋友分享「我也去過林蔭道了」，除此之外沒有任何特點。我總會將這些遊客徘徊的身影，與曾經也在這樣一條路上的我重疊。

那是我為了考大學而來首爾時的事。考試結束後，我覺得直接回家有點可惜，就跟弟弟一起去大學路。總覺得既然來到首爾，至少要去一趟大學路吧？當時還在大邱讀高中的我，天真地以為大學生們都擠在那裡找樂子，不然這裡怎麼會叫作大學路呢？

在抵達夕陽西下的大學路後，我卻開始退縮。不知道該去哪裡、該做什麼，不知道哪裡有名、什麼東西有名，只能平凡地走過閃爍的霓虹燈下。雖然我差點狂妄地說出：「這裡什麼都沒有嘛！」但其實我很慌張。弟弟在我身邊，身為姊姊的我難道不該做點什麼嗎？想著至少要買點東西的我走近路邊的攤販，那攤販究竟在賣什麼呢？我想不起來了。我好像買了什麼，但完全不記得。只記得我努力想用首爾話跟攤販攀談，但說出來的仍然是大邱方言。後來有好長一段時間，弟弟都會模仿那彆扭的語氣來嘲笑我。我只記得這些。

不過回到大邱後，我還是跟朋友說：「我這次去了大學路，那裡真的沒什麼。」很久很久以後，我才開始覺得當時應該到後面的巷子看看、應該去喝杯咖啡，應該做點什麼才對。

因為那裡很有名、因為必去、因為好像有什麼，那些在忙碌旅程中特地撥時間出來前去的地方，似乎總會背棄我們。因為太早來還沒開門、因為太晚來已經熄燈、因為人太多沒法好好欣賞的知名景點，對我這個徬徨之人絲毫起不了一丁點興趣。旅程中總會有某些時刻，讓你因大排長龍而擔心不知道自己何時才能入內、對你剛剛才感到悸動的心潑了一大桶冷水。我敢保證，無論去哪裡旅行，都一定會有這樣一個大學路之夜，使你變得渺小、容易動搖。

可以的話，我想對那晚大學路的我說：遲疑不是妳的錯，摸索也是理所當然，實在不需要為此氣餒。不需要在那感到洩氣，或許妳期待的美好根本就不在那裡。別把名氣想得太了不起，沒有一句話比「我去過那裡」更不切實際。所以過馬路去巷子裡看看吧，深入、再深入，直到抵達不知名之處。或許會有人突然跳出來歡迎妳，或許會有意想不到的微笑在那裡等著妳，真正的旅行就在那裡。

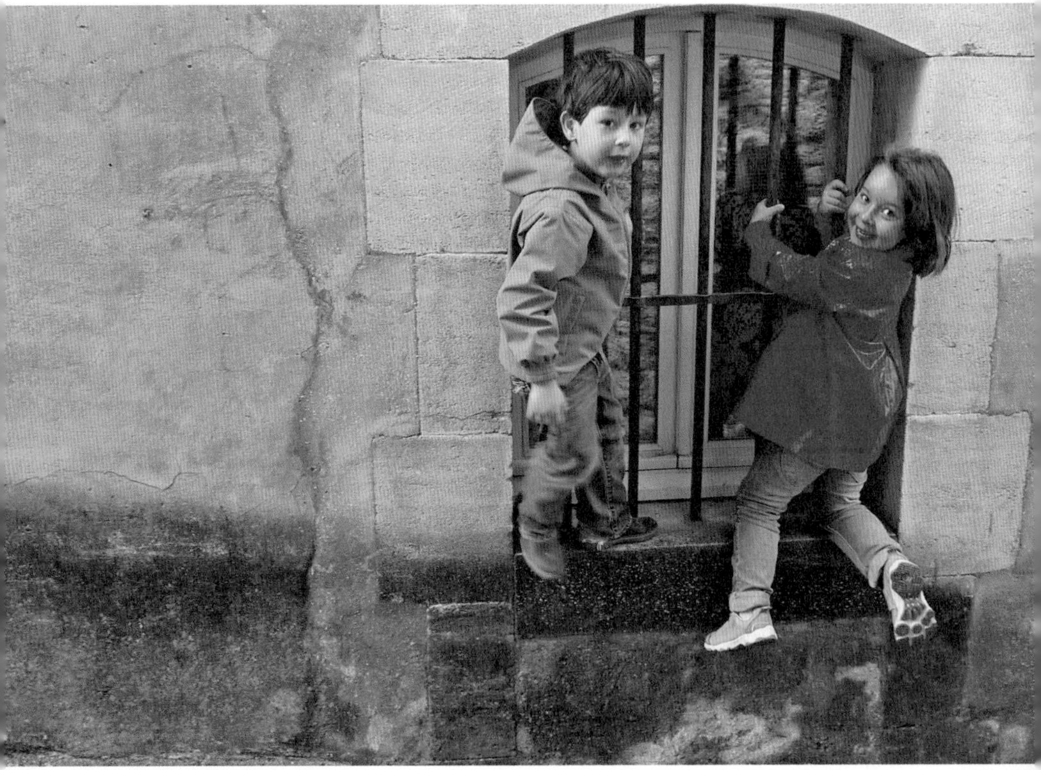

Bonnieux, France

遲疑不是妳的錯，摸索也是理所當然。

不需要為此氣餒。

「彷彿一切都像第一次，也像最後一次，長時間徘徊且靜靜凝視。」

——《西班牙紀行》，尼可斯・卡山札基

在飛機裡，
我反覆咀嚼這段文字良久。

我為了不徘徊，
努力的旅行過許多次。
我想起在抵達前，
便已經爛熟於心的許多古蹟。
想起自己盲目走過的許多城市。
想起明明才剛落腳，
卻一副早已熟悉此地的自己。

那是初次遇見的時間。
那是初次遇見的空間。

我應該徘徊得更久一些，
更不專業一些，
凝視得更久一些。

畢竟我的理想
不是熟悉的遊客，
而是對一切都感到新鮮的旅人。

每一天
的
旅行
16

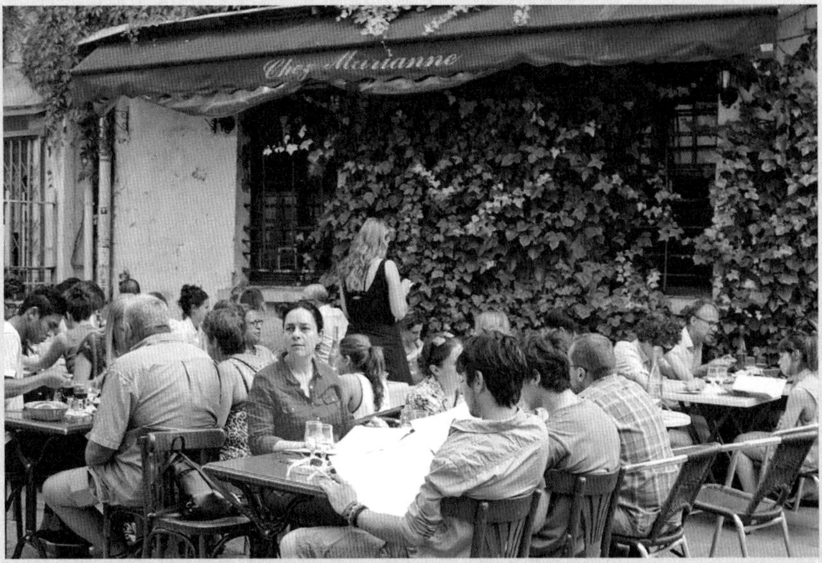

Paris, France

回一封信致青春

我以為有人在大聲播唱片，大到整棟房子震天價響，我以為那聲音是從巷尾傳來的，便一邊探頭張望、一邊跟隨音樂聲走去，最後看見一名女子站在街頭演唱。那是通往公園的路，人們經過她身邊，她便會露出羞澀的神情，一舉起相機來對著她，她甚至會不停失誤。這位演唱者的聲音極具魅力，卻又如此害羞。我們站在那聽了好一會兒才轉身離去，我們只能轉身離去，因為當我們在她面前站定，她的演奏便開始出錯，我們正在妨礙她。

我們在巴士裡再次與她相遇，那是一輛無人的鄉村巴士，她先認出了我們，而我們則宛如等待這個機會許久一般稱讚她。她高興得不知所措，害羞到無所適從。後來才知道，她來自德國的鄉下。本以為德國和法國就像首爾跟釜山一樣近，但她說她住的地方非常鄉下，花了十六個小時才來到這裡。她說不知道何時還有機會再來，於是便參觀了很多地方，這樣的她讓我聯想到初次前往歐洲旅行的韓國大學生。

「其實我今天是第一次鼓起勇氣表演。都從德國提著這麼重的吉他來到這了，實在不能就這樣回去。我刻意找了最小的城市、最偏僻的路，然後簡單唱了幾首歌，結果你們就看到我了。我突然發現你們在拍我，那一刻我實在太緊張了，所以才一直出錯。我很喜歡音樂，但實在沒有自信在人前唱歌，我覺得我應該放棄。」

我們真心誠意地告訴她，我們已經聽了好幾次剛才錄下來的歌，一邊喝咖啡一邊聽、一邊喝啤酒一邊聽，很驚訝她怎麼會有這麼好的嗓音。我們以為是有人在放CD，就跟著歌聲走，然後才看到她在那唱歌。在這小城市裡遇見她，是我們最大的幸運，請她千萬不要放棄，她真的有非常棒的才能。

看著因我們這番話而臉紅的她，我感到驚訝，因為她真的不知道自己多麼珍貴。那是二十多歲時的我們都曾有過的表情，會因為小小的稱讚而驚訝，是一種絲毫不敢置信，不相信自己竟有這種才能的表情、是一種即使懷抱閃閃發亮的寶石，仍不知該如何是好的表情，當時的她正露出這樣的表情，就像個這輩子第一次聽見稱讚的孩子一樣。

她已經很棒了，只有她自己不知道。

她脹紅著臉拿出筆記本，寫下自己的電子郵件地址，請我回去韓國之後把照片寄給她，如果可以的話影片也一起寄，或許能為她帶來莫大的勇氣。

我克服了天生的懶惰，真的把照片寄給她了，並告訴她已經在韓國擁有第一號歌迷。

每一段青春都需要喝采。

每一份勇氣都需要崇拜。

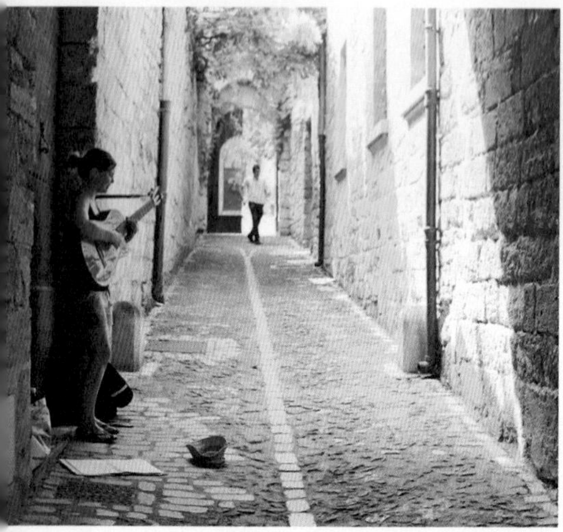

Uzes, France

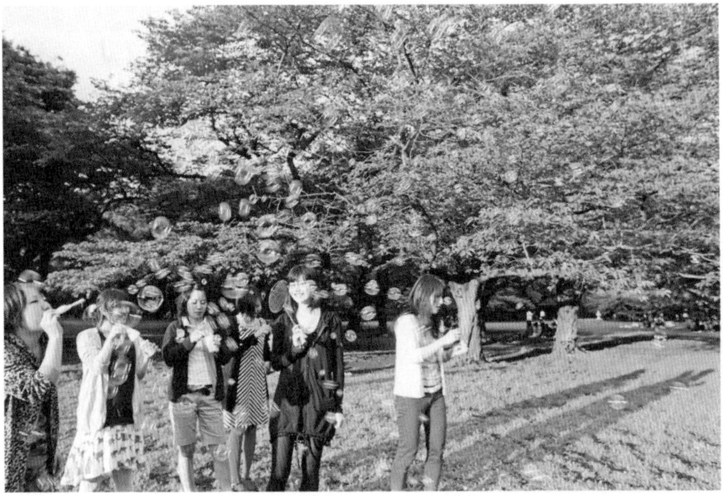

Tokyo, Japan

每一段青春都需要喝采，每一份勇氣都需要崇拜。

「以後等妳像我們一樣老了，時間變得很多很多，
也一定要去搭郵輪。不會很貴，我們也是買三等艙，
但還是跟一等艙的人一樣在同個餐廳吃飯、
做同樣的按摩、在同一個游泳池游泳。」

他們的時間很多，卻沒有被時間擺布。
他們走得很慢，會在一個地方待超過一個禮拜。
雖是六個月的旅行，卻拿著難以置信的小行李箱。
「我們老了，沒辦法走太快，就慢慢地旅行。
而且老了實在拿不動那麼重的行李。
想旅行得久，就必須越輕便。」

那晚，我從行李箱裡翻出一張明信片。
寫下等老得像他們那樣時，想跟心愛的人來一趟長長的旅行，
謝謝他們成為我的夢想，希望他們的旅途平安順遂。

隔天，我將那張明信片交給老夫婦。
他們擦了擦泛紅的眼眶，將明信片放入包中。
「看妳這樣，我想妳的男友一定也是個好人。
以後一定可以像我們一樣，去一趟長長的旅行。
那會是非常棒的旅行，因為妳是個好人。」

我想永遠記得這段稱讚，
那是我此生想努力實現的夢想。

每一天的旅行
17

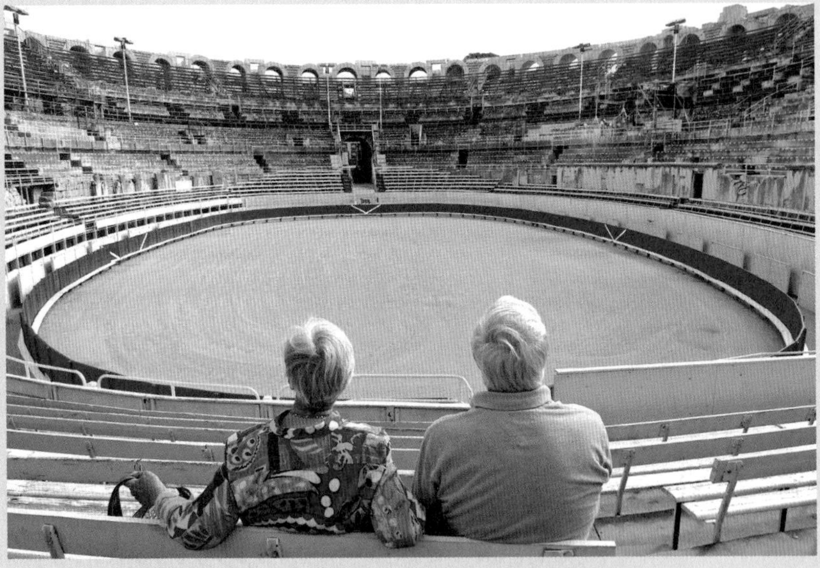
Arles, France

火車上，偶然與鄰座的老夫婦聊起天來。
他們的目的地和我一樣。
我們不停地聊著，才沒幾分鐘，
我已經知道他們是加拿大人、退休了正在做長期旅行，
還有從加拿大旅行到紐約後，從紐約搭了一星期的郵輪，
現在來到歐洲。

別在行李裡打包偏見

從瑞士出發的夜間火車，在清晨不到六點時抵達巴黎。我旁邊是名美國青年，前面則是一對美國夫婦，前一晚我們禮貌性地打過招呼後便入睡。清晨，以完全聽不懂的語言播送的廣播響起，我們每個人都立刻坐起身來，用手理了理雜亂的頭髮，整理好散亂的衣著，靜靜地專注聽廣播。完全聽不懂的語言持續不斷，但我們非常冷靜，終於等到法語廣播結束，英語廣播響起。在「Hello, ladies and gentlemen.」之後，我的英文聽力考試便以失敗告終。我什麼都聽不懂。明明英文聽力是我最有自信的項目，竟然只聽得懂最一開始的問候。在我掌握整個狀況之前，坐在對面的美國太太問我：

「廣播在說什麼？」

「我只聽懂 Hello, ladies and gentlemen。」

我一邊回答，一邊為自己的英文實力感到羞愧，沒想到卻得到意外的回答。

「我也只能聽懂這些，哈哈哈，我們正好到巴黎了呢。」

在連美國人都聽不懂的英文廣播陪伴之下，我發現我們平安抵達了巴黎。這是個以英文提問，會得到法文回應的國家；是個嘗試用英文對話，會根本無法獲得回應的國家。是不親切的代名詞，路上處處是狗屎的國家。對法國的刻板印象真是數也數不完，而這列自瑞士徹夜奔馳的火車，帶領我們走進我們的偏見之中。

無論是哪座城市、哪個國家，偏見都會蒙蔽我們的雙眼。若以我的刻板印象建構世界，那麼義大利人就是日日夜夜都在生氣、大吼大叫；德國人則是瘋狂喝啤酒到肚子炸裂；中國人忙著彼此欺騙；土耳其男人為了工作忘記生活；西班牙充斥著扒手，簡直是個描述世界末日的劇本。我雖不打算活在這個充斥我刻板印象的世界裡，卻仍毫不猶豫地將刻板印象放入行囊。聽說這裡都這樣、那裡都那樣，不知道耶，就聽說那邊的人都這樣啊。

不過奇怪的事發生了。在應該要充滿狗屎與不親切的巴黎，我卻總是遇到格外親切的人。當我望著公車窗外時，一名大叔向我搭話：

「妳會在巴黎待多久？」
「兩星期左右。」
「妳去過那座教堂嗎？」
「沒有，那是什麼教堂？」
「那裡面有德拉克洛瓦的畫，錯過很可惜，一定要去看看。」
「哇，我都不知道，昨天在羅浮宮看德拉克洛瓦的畫看得很入迷，我一定會去看看。」
大叔的說明並沒有到此結束。
「有看到那邊的噴水池嗎？那是六八革命時……」
「六八革命？」
「對，當時我還是大學生，我爬到那噴水池上……」
我還以為自己搭到觀光巴士呢！每個飛逝而過的風景，都有大叔的補充說明。巴黎人，那以不親切聞名的巴黎人，竟然對我展現前所未有的親切。下了公車之後，老公跟我異口同聲地說：「誰說巴黎人不親切的？」

巴黎人的親切可不僅止於此。那天下午，我跟老公路過一條陌生的巷子，發現一間大排長龍的餐廳。那是一間販售各種炭火烤串的餐廳，人們被香味與賣相所吸引而加入隊伍，我們也不例外。該點什麼才好？跟那個人點一樣的好嗎？我們兩個人交頭接耳地討論。這時，坐在桌邊的一群人跟我們搭話：

「你們是從哪來的？」

「韓國。」

「你們有吃過阿爾及利亞料理嗎？」

「從來沒有，那湯好喝嗎？」

「喝喝看吧。」

「不，不用了。」

「這才剛上桌，我都還沒喝過，喝喝看吧，喜歡的話就點。」

於是我就在陌生人的邀請之下，喝了這輩子沒喝過的湯，在巴黎，在那個滿是不親切路人的巴黎。好好喝，又很溫暖，跟我的偏見是完全不同的味道。老公跟我又再一次說：「到底是誰說巴黎人很不親切的？」

世上肯定有不親切的人，巴黎有，首爾也有；肯定會有那種讓人想痛罵一頓的人，曼谷有，首爾也有；肯定會有以充滿偏見的目光瞪著我的人，在土耳其有，在首爾也會有。但也肯定會有親切的人，會有人想要幫助我，會有人射出邱比特之箭來幫助我愛上這座城市，會有人做出令我感激萬分的事，就好像我所生活的那座城市一樣。所以行李箱裡有一樣東西絕對不要帶，那就是偏見。它會蒙蔽我的雙眼，會使我的心封閉。只要放下偏見，行李箱便會輕盈許多。

堅守希望，直到最後

我去斯里蘭卡出差了。不是廣告裡看到的，能欣賞湛藍印度洋海水蕩漾的斯里蘭卡，而是充滿內戰傷痕的斯里蘭卡。本以為當廣告文案撰稿人，應該是坐在紐約某咖啡廳裡開會、寫文案，沒想到竟會接到至內戰區拍廣告的指令，而且這還是我第一次出差。

這都多虧了我為了大展長才而衝動參加的活動。活動內容是送腳踏車給因內戰無法上學的孩子，一開始還不明白「為什麼是腳踏車？」不是幫助營養失調的孩子、不是提供乾淨飲用水的活動、不是為非洲孩子做帽子，腳踏車真是陌生的選項。不過稍微聽了說明就明白了，送食物給孩子雖然能拯救他們的「現在」，送他們腳踏車卻是贈與他們「未來」。即使每天要在沒有路燈的路上走超過四小時，他們也很渴望上學，但這些因內戰失去父母、必須擔負起生計的孩子，就連上學都無法如願。為了養活自己，他們只能放棄上學，而這是一個透過腳踏車贈與他們希望的活動，確實是值得張開雙臂歡迎的內容。

不過那裡是內戰地區，而且是未曾聽聞的鄉下，我非常擔心。應該不會有事吧？如果有個萬一該怎麼辦？可能是注意到我的擔憂，斯里蘭卡那邊的負責人說：「妳不用擔心，只要小心地雷就好。」哈哈，是喔，居然只要小心地雷就沒事，真是簡單啊。我到底該怎麼小心地雷呢？我連地雷長什麼樣都不知道耶，哈哈。

出發之前我還得到一個外號，那就是「韓國第一位從軍的文案寫手」。不知為何，總有一種必須一手拿著槍、一手拿著筆的感覺。我要擔心的事跟山一樣多，從行程開始就讓人不安。我必須先飛到新加坡，等八個小時轉機抵達斯里蘭卡之後，要到凌晨兩點才有辦法入住飯店。退房時間呢？凌晨五點。我們只能休息三個小時，就得再搭空軍直升機到附近的村子，然後換車再開兩小時。這當然讓人擔心。應該不會有事吧？我不會有問題吧？我們ＯＫ吧？這次拍攝可以平安結束吧？

我去國家醫學院進行了各項接種、領取幾種處方藥，都是一些用於預防不知名疾病的不知名藥物。出發前一天，我一邊收拾備用藥品跟衣服，一邊想也該放下擔憂了，畢竟擔心也不能改變什麼。直到那時候，我才開始思考究竟該帶什麼給孩子們。出差前一天我煩惱許久，最後決定去文具店買氣球。多虧了旅遊作家吳昭熙（音譯）的建議，他說氣球體積小，卻能帶給孩子們大大的快樂。

我們平安抵達斯里蘭卡的一所學校，計畫在那裡見到孩子們，並立刻選出能參加拍攝的人。我不假思索地進入學校，發現孩子們老早準備好要迎接我們，在老師的帶頭指揮之下，孩子們赤腳走過來為我們戴上花圈，再將花塞入我們早已拿滿花的手裡。這些小小的孩子，像花朵一樣的孩子，將我們妝點成一朵花。

這些孩子出生在戰火中，這輩子學到的第一件事情就是小心謹慎，卻對著戴著花圈、手拿花束的我們露出笑容。當我們跟著笑，他們便笑得更開心。他們看著我們吃飯，當我們看他們時，他們也回看我們，只要對上眼他們便會笑得上氣不接下氣。我們目睹他們千瘡百孔的悲慘人生，雖會轉過身去不住嘆氣，但在他們面前絲毫不動聲色。因為孩子們總衝著我們笑，於是我們也跟著笑，除此之外我們無計可施，我們無能為力。

那時我想起氣球，於是從背包裡翻出氣球，但立刻尷尬了起來。本以為買這些就夠了，沒想到氣球的數量遠遠不夠。我為何沒有在文具店大手一揮，買下所有氣球呢？對這些窮到只剩貧窮的孩子們，我為何就不能準備足夠的氣球呢？我一邊自責，一邊將氣球遞給他們。孩子們分吹著氣球，無論手上有沒有氣球，他們都咯咯笑著。只因為這些氣球，他們便持續對我報以感激的笑容。

隔天，我們在距離學校有段距離的地方展開拍攝。太陽早早升起，熱氣蒸騰得令我們快要窒息。那是只以最低人力、最低限度的設備進行的拍攝工作，就連作業時間都壓縮到最短。因為拍攝時間越長，製作費用就越高，我們沒有時間猶豫。攝影師毫不猶豫地趴在地上，並將所有設備扛在身上。導演、副導、製作人也都因汗水和泥土而狼狽不堪。拍攝過程中還有不少蒼蠅的陪伴，但有誰敢面露不悅呢？孩子們如此相信我們，堅信或許能獲得象徵希望的禮物。

我沒有透露自己的懷疑。雖然沒有表現出來，但悲觀的想法總盤踞在我心中。一輛

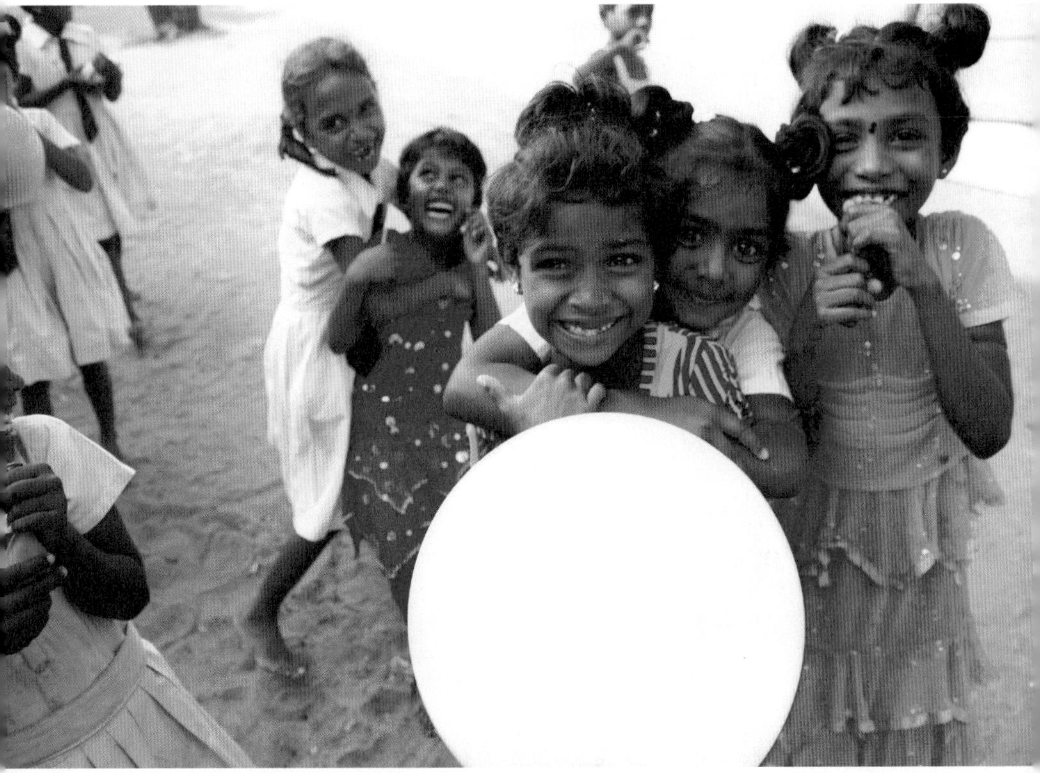

Killinochchi, Sri Lanka

腳踏車真能成為希望嗎？這些孩子住在一下雨就會倒塌、用塑膠布搭建的「房子」裡，對他們來說，希望又是什麼呢？對這些必須承受炸彈飛過頭頂、時常面臨生命危險的孩子來說，腳踏車又怎麼會是希望呢？在這塊充滿絕望的土地上，究竟會有怎樣的希望？面對這群拚命尋找希望的人們，我又怎麼會有這種想法呢？

那時，我看見氣球。村裡的孩子手拿著橘色和白色的氣球，一定是昨天我發出去的那些沒錯。竟在距離學校這麼遠的村子裡看見它們，真不敢置信。那些年紀太小還不能去學校的孩子手裡、昨天好像在學校裡跟我碰面的孩子手裡，都拿著那些氣球。那些孩子就為了那一個氣球而笑，我開始對一切感到抱歉。

對我只能給出氣球而抱歉、對氣球不夠而抱歉、對一開始認為只需要辛苦幾小時的念頭而抱歉，更對我明明沒有談論絕望的資格，卻以悲觀態度看待他們的希望而感到抱歉。我究竟有什麼資格能悲觀看待他們的希望？他們如此滿懷希望地笑著，只因為一顆氣球而開心地笑著，我怎能對那笑容感到悲觀？我想起很久以前在霍華德．津恩的書上讀到的教誨：我沒有絕望的權利，我該做的事情只有一件，那就是堅守希望。

無論是戰爭、地雷還是塑膠布搭建的房子，都應該堅守希望。因為這些孩子只為了一顆氣球、為了一朵花而綻放笑容，堅決地守著希望，所以我也要堅守希望。即使最後會失望，但我仍然，要堅守希望直到最後。任何希望，都是我的義務。

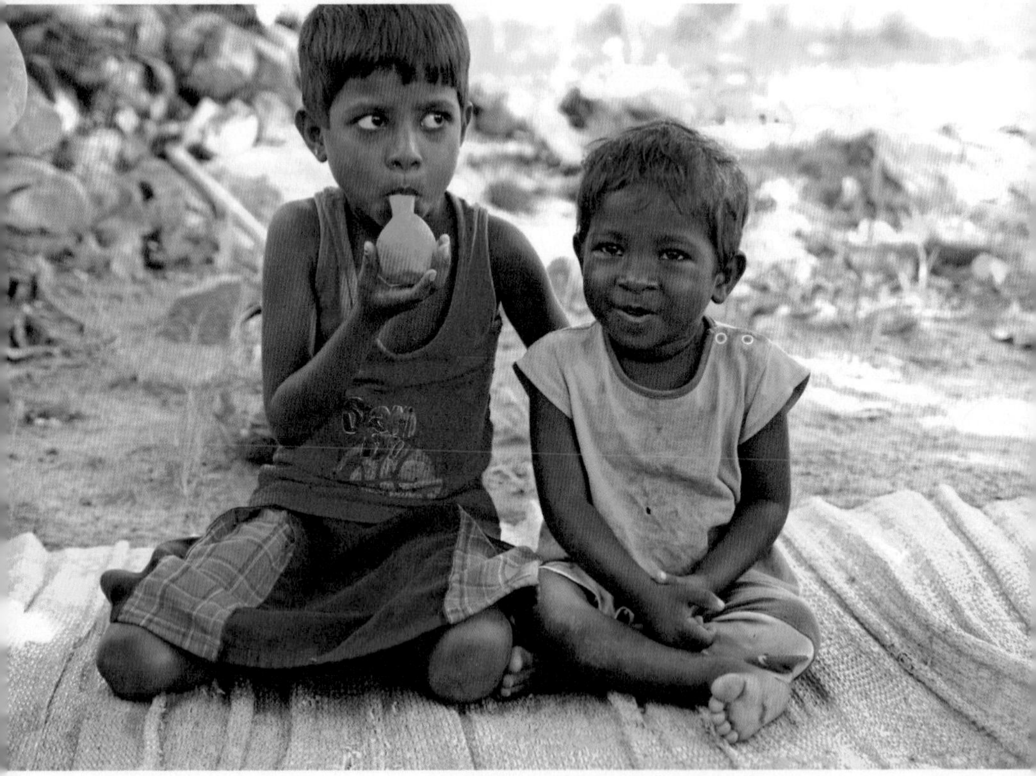

Killinochchi, Sri Lanka

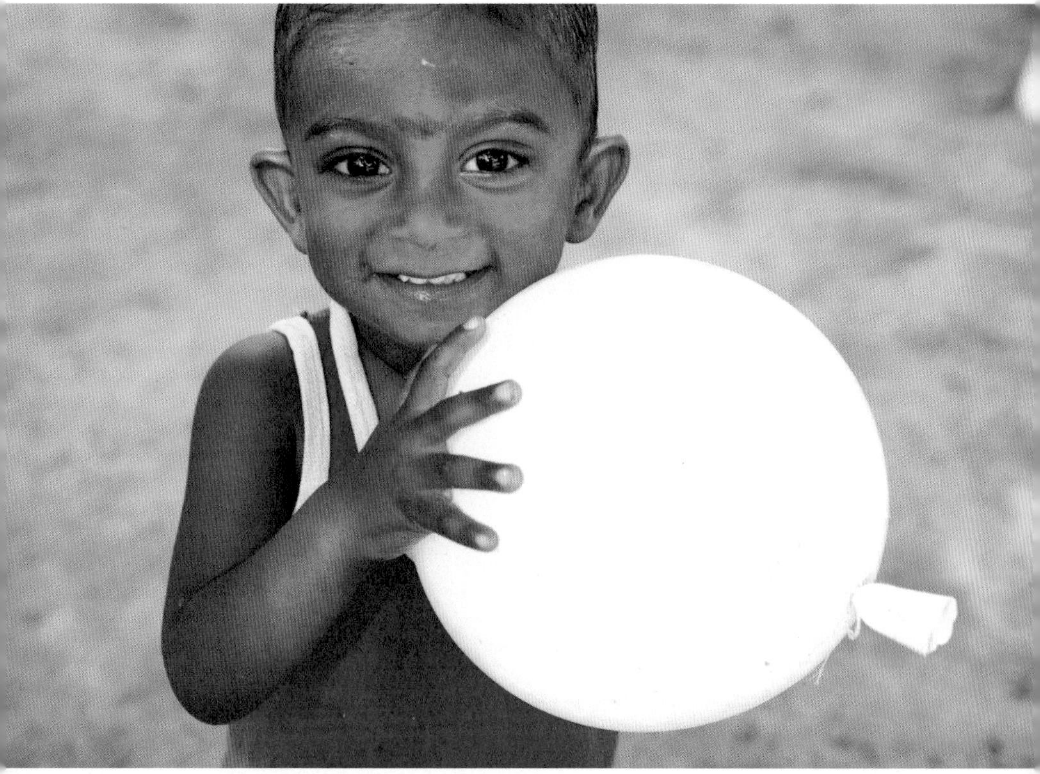

Killinochchi, Sri Lanka

堅守希望，是我的義務。

對你來說，人生是什麼？

我想抓住每一個遇見的人問這個問題。
你的人生是否安好？
我為何總覺得人生對我們胡作非為？

對我們來說，人生究竟是什麼？
它如此令人疲憊，是什麼讓你願意包容？

我的胸懷不夠寬廣，
光是解決自己的問題就已疲於奔命，
實在沒有時間傾聽你的故事。
你的人生也過於沉重，
令你無暇傾聽我的故事。
對我們來說，人生究竟是什麼？

一輩子始終如一地在清晨去工廠，
每轉一顆螺絲便能換取三元的代價，
炫耀著自己今天轉了一萬顆螺絲，人生代表了什麼？
每天擔心兒子調皮搗蛋的你，人生是什麼？
即便嘴裡說這根本不算活著，仍早起去公司，
忙著把堆在眼前的事情處理掉的我，人生是什麼？

每一天
的
旅行
18

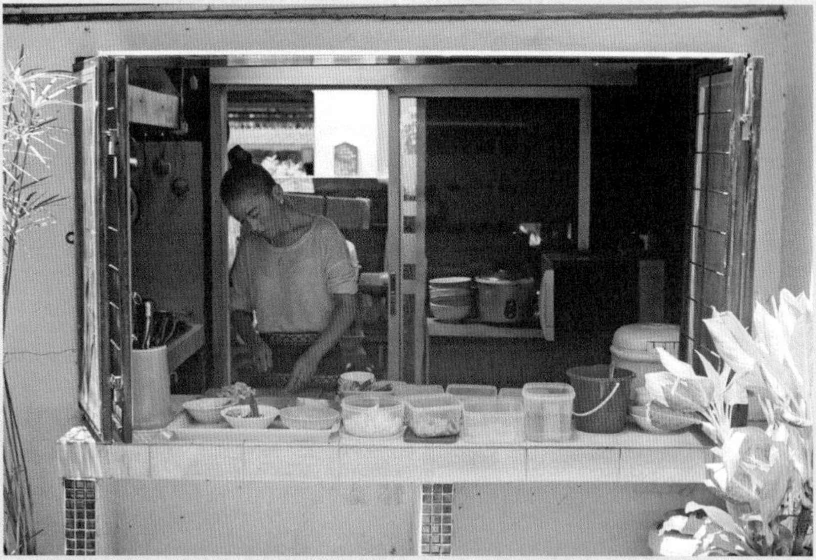

Chiang Mai, Thailand

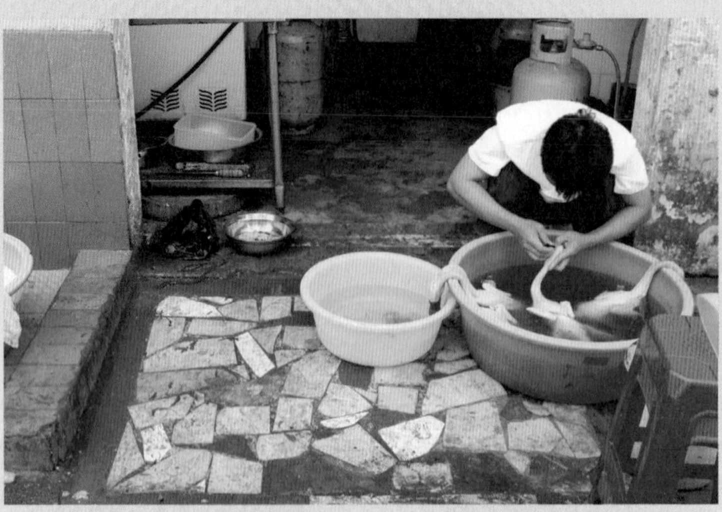
Hainan, China

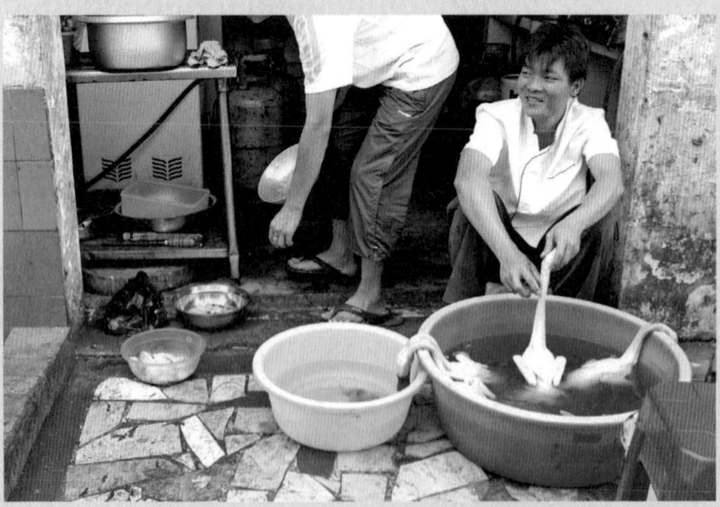
Hainan, China

在我閃耀的旅途中，
抓住鴨脖子專心拔毛的你，人生是什麼？
你那無趣的日常，
何以成為了我旅行之中最閃耀的時刻？
對不知在地人心聲，只顧拍照的遊客，
你又是如何露出那靦腆的微笑？

對每天早上得處理數十隻鴨子才能勉強餬口，
並為那些錢升起一絲喜悅的你，
或是煩惱著要是連這點錢都賺不到的你，
人生究竟是什麼？

這樣的人生，究竟是否真有價值？
我是否該將你無趣的日常拋諸腦後，
只記住我的閃耀時刻就好？
如果不是這樣，那我又該如何過活？

總會有個日子，讓我想在陌生的路上，
緊抓著陌生的日常不停地提問。

對你來說，人生是什麼？

沒有一絲皺摺的旅行

別人的旅行是別人碗裡的美食，看起來總是豐盛、美味十足，找不到什麼缺點，充滿令人羨慕的好運，總讓人疑惑為何那趟旅行的草地如此翠綠。

聽別人講述旅行見聞的時代過去了，如今我們透過部落格、各種社群平臺觀看別人的旅行，這個症狀便越來越嚴重。看著那絲毫沒有前後脈絡可循的剎那留影，我們便會將必然存在於旅行中的皺紋熨平。那趟旅行一切都很豐饒、那趟旅行就連落在咖啡杯上的光線都如此完美。那個人的旅途肯定都很幸福，更不會跟同行的人吵架。他肯定不缺錢，畢竟缺錢就不會買那些東西了。他為什麼這麼常去旅行？看來是時間太多了。這世界上，總是充斥著令人稱羨的「別人的旅行」。

我一直都知道，我的旅行對別人來說一定也是這個樣子。我在看自己的社群帳號時，也覺得世上沒有這種萬事俱備的完美旅行。在社群平臺上，我剛才錯過了巴士、正在做一件蠢事、用超貴的價格吃了一尾超腥的魚等等，全部都會被拿掉。上傳經過完善裁切的照片，就連我也誤以為自己正在進行一趟完美的旅行，讓我誤以為自己是個擁有完美條件的旅人。明明照片之外的我、現實中的我、隨時隨地都在與陽光過敏對抗。

陽光過敏，顧名思義就是皮膚碰到陽光的部分會發紅、起疹子且極度搔癢。症狀隨著時間越來越嚴重，現在只要曝晒一、兩分鐘，就會立刻癢到不行且完全腫起來。於是大學決定踏上第一趟旅程之前，我就去了一趟醫院，想說首爾的醫生或許能治好這個病。

做了許多診察的醫生對我說：「這是陽光過敏。」

「是。（我也知道，所以我才來醫院啊。）」

「妳不能照到太陽。」

「（我可不是花錢來聽這種回答的。）但我要趁今年夏天去旅行，該怎麼辦？」

「妳不能照到太陽。」

付了掛號費卻拿到這種診斷的我，最後決定放棄夏天旅行，我甚至不能夢想去東南亞的度假村游泳，穿著長袖長褲坐在陰影下看書就是我的命運。要是去四季如夏的國家旅行，那我根本不用想在大白天出去，只能整天坐在咖啡廳之類的地方，等太陽下山後再出去走走。看到人們躺在海邊的照片，我的皮膚都會變得有些搔癢、看見陽光就會讓我整個人坐立難安。當陽光如炸彈一般落在大地上，我只能為了躲避攻擊而奔向陰影，如果有人從後面看我，或許會以為我在跳舞也說不定。即便如此小心，皮膚仍然不斷搔癢，我真的無計可施。我從此不再擁有「暑假」，對我來說夏天就該待在室內，不是在公司就在家，不是在家就是在公司。

也多虧了陽光過敏，我總在冬天去旅行。冬天旅行天氣自然不好，行李也自然會多，還必須每天撐著雨傘行動。太陽很早下山，旅行時間也就變短了，如果遇到聖誕節或新年，幾乎沒有店家會開門，天氣太冷時還得一邊發抖一邊找溫暖的地方。當然，冬天旅行也不是只有缺點。因為冬天所以沒人、因為冬天所以到哪都不太需要排隊、因為冬天所以住宿費很便宜、因為冬天人們更溫柔。由於是淡季，無論去哪都是當地人多過觀光客，也因此有更多能聊的內容。

於是我喜歡上冬天旅行了，也得到陽光過敏也並非完全都是壞事的結論。當然，這結論是假的。陽光過敏有什麼好？我能說出什麼陽光過敏的好處？正如陽光過敏沒有好處一樣，世上也不存在完美的旅行，完美的旅行只存在於別人的社群帳號裡。現在這張照片看起來是什麼樣子呢？是在靜謐的鄉間小路上，跟一群可愛小狗玩耍嗎？其實是全村的狗同時衝出來，瘋狂對我們吠叫，而我們正在逃跑。當然，這張照片在我的社群上是一片祥和。

完美的旅行只存在於別人的社群帳號裡。

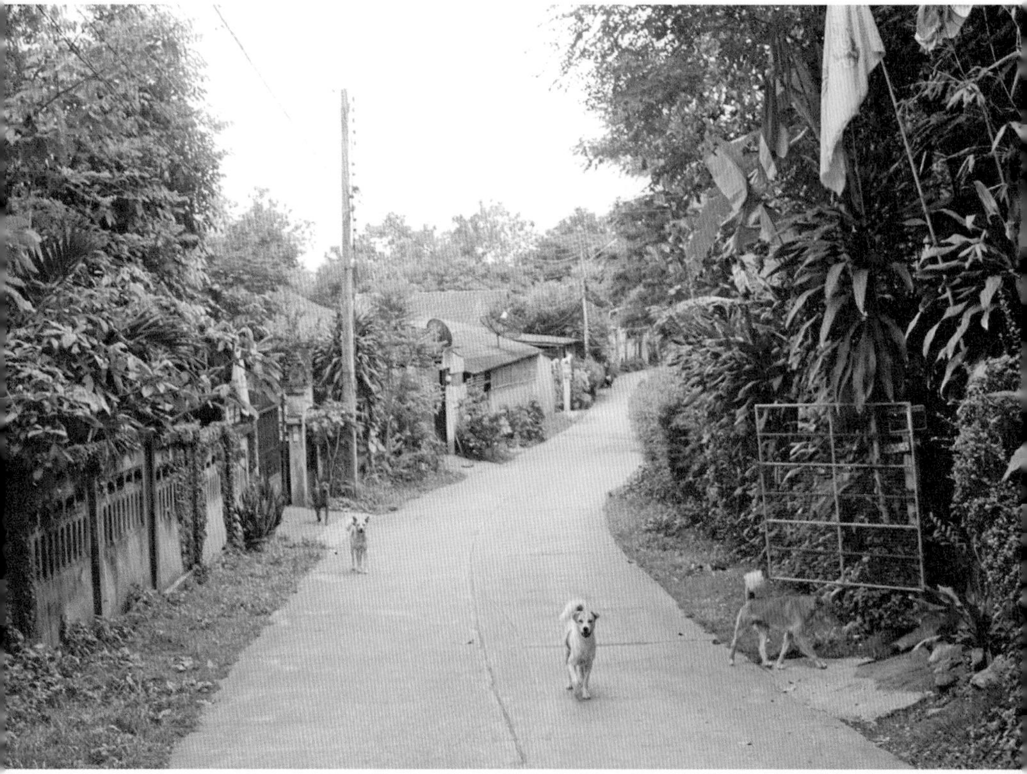
Chiang Mai, Thailand

沒有誰的旅行能像書中那樣井然有序。

旅行有時就像破洞的襪子，
一口飲盡的咖啡，
乾掉的麵包。
有時又是潔白桌布上的一頓飯，
是氣泡不斷湧現的香檳，
有時又瞬間成為一灘髒水。

所以如果問我
終其一生仍難以捉摸的事是什麼，
我會說是旅行。
唯有旅行，我真的難以捉摸。
因為難以捉摸，所以只能繼續，
只能拭目以待，直到最後。

每一天
的
旅行
19

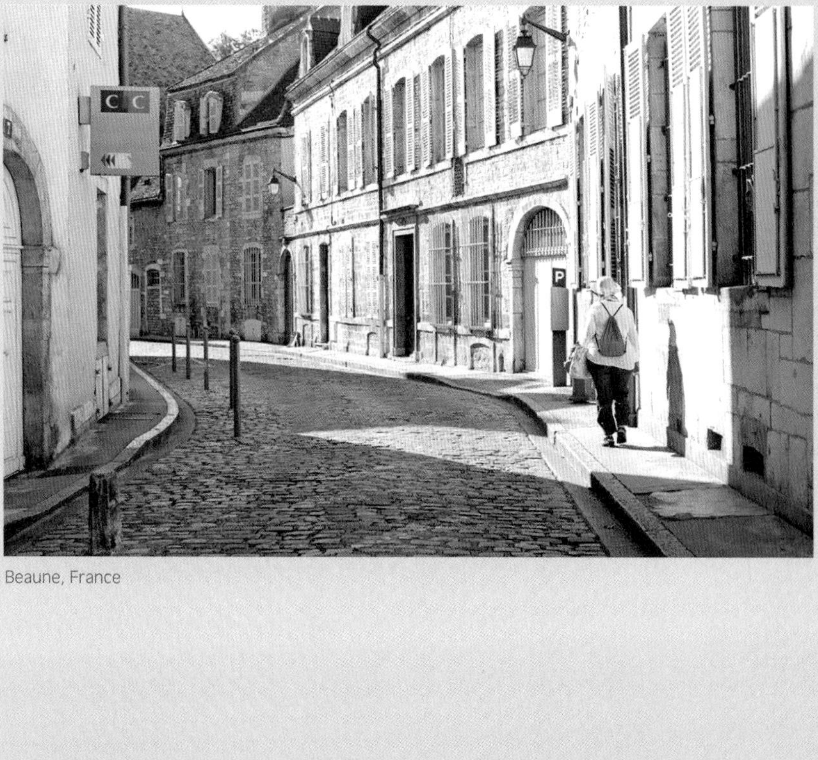

Beaune, France

旅途中遇見天使

大學時我跟學姊去了一趟慶州，那是一趟兩天一夜的旅行，一個人只要繳旅費六萬元。從首爾到慶州的來回車錢就要五萬元，學長們問我們只用這點錢是想怎樣，我們天真地回答：「我們打算在海邊喝酒、蓋報紙睡覺。」那是真心話。當時是五月，慶州位在南邊，我們認為應該比首爾溫暖。不，老實說我們根本什麼都沒想，只想著無論如何都會有辦法。

當時是春天，我們去了慶州，到哪都是百花齊放，隨便走走都能看見古蹟。我們為了節省車錢走了不少路，一路上只各吃了一個皇南餅[7]。因為一盒要一萬元，我們問店家能不能賣我們一顆一千，老闆以不耐煩的表情拿了兩顆給我們。我們誠心接過並吃下後，又繼續走了很多路，我完全想不起來到底走到哪裡，只記得當時我們似乎是穿著白色針織衫，真的不是很合適的穿搭，也記得自己穿著這不太合適的衣服，跟在學姊身後的事情。學姊非常嚴謹，一直很照顧我，我們就這麼一直走到天黑。

太陽下山，正好去海邊的時間也到了，我們毫不猶豫地搭了便車。一對三十歲出頭的年輕夫妻在往甘浦的公車站放我們下車。太陽很快下山，車站一片漆黑，公車也一直不來。我們等了好一陣子，看到一輛清楚寫有「甘浦」兩個字的公車，便立刻上車。這趟旅行中我清楚記得的，是下了那輛公車之後的事。

我們下了公車，人雖然來到甘浦，卻不知道該往哪走，於是我們拉住路過的兩名女高中生。

「不好意思，請問甘浦海水浴場該往哪邊走？」

「海水浴場不在這裡耶，這裡是甘浦港口，海水浴場還要從這裡走一段路才會到……但還有公車嗎？現在應該沒車了，不過也很難說，妳們可以往那邊走過去看看。」

7 慶州的一種傳統糕點。

我們順著孩子們手指的方向跑了過去，在路的盡頭等著我們的，卻是今天的末班車早已過去的消息。

「姊，該怎麼辦？」

「我們先去吃飯吧，今天整天只吃了個皇南餅而已。」

我們隨便走進一間還亮著燈的餐廳，點了辣炒年糕跟紫菜飯捲。兩人都沒說什麼話，因為不曉得接下來該怎麼辦。這時，站在小吃店外頭吃魚板的學生跟我們對上了眼，正好是剛才遇到的那兩個學生。看見我們兩個，她們露出驚訝的神色，兩人交頭接耳了好一陣子，然後才走進店內。

「妳們沒搭上車嗎？」

「對啊，末班車已經過了。」

「那今天妳們要住在這裡嗎？」

「對，我們原本是計畫睡在甘浦海水浴場的。」

兩人用怎麼有這種怪人的眼神看著我們，然後便走到店外。街坊鄰居也加入了她們，開始對著我們指指點點，接著她們又再次走進店內。

「妳們今天沒有地方可睡嗎？」

「對。」

「我有認識的民宿，要幫妳們介紹嗎？一晚只要三萬。」

「我們沒錢，其實就連這餐都是今天的第一餐。」

她們對這一切感到無比荒謬，這兩個人是怎樣？到底該拿這兩個荒唐的姊姊怎麼辦？她們花了很多時間討論，然後又再次回到我們桌邊。

「那個……我奶奶親戚家今天還有個小房間，妳們要不要去那裡睡？」

「真的可以嗎？」

「真的，反正房間也是空著。」

「謝謝，可以的話我們當然好。」

於是我們就這樣突然遇見了天使。踏上旅途總會經常遇見這些天使，為了初次見面的我們，盡心盡力騰出房子的天使；為了初次見面的我們，一起踏上陌生路途的天使，突然出現幫助我們的天使，這次我們在慶州遇見了他們。

要去天使們的家中，自然不能空手拜訪。我們到附近的便利商店，幫自己各買了一瓶啤酒，然後又幫孩子們買了冰淇淋。當我們遞出冰淇淋時，孩子們的眼神首先飄向了我們的啤酒，因為覺得不好意思，所以我們遮掩著手上的啤酒說：「因為妳們還是高中生……所以才買了冰淇淋。」

孩子們咯咯笑了。高個子的女生面無表情地說：「不用管我們，妳們吃吧。」矮個子的女生卻似乎欲言又止，最後還是忍不住指著高個子的女生說：「她國二時曾經送過急診。」

「天啊，怎麼會？」

高個子的女生急忙戳了朋友的側腰要她閉嘴，還連忙說那根本只是小事。

「因為她一天內喝下兩瓶燒酒，而且沒有配下酒菜，所以就胃穿孔，現在不喝酒了。」

原來是因為喝酒而胃穿孔的天使呢。不過那有什麼關係？她現在可是我的天使，也多虧了這名天使，我們才能平安無事。孩子們有些無奈地笑著離開房間，我們喝完啤酒後便躺下。然後呢？我也不記得了，因為我只要一躺下就會睡著。

早上起來，發現學姊一臉整夜沒睡的樣子。

「姊，妳沒睡嗎？」

「我整晚都沒睡。」

「為什麼？」

「她們真的很誇張，整個村子的人都來這裡徹夜打撲克牌，吵到我根本睡不著，妳真的很厲害，整晚都沒被吵醒。」

原來是群因喝酒而胃穿孔，又通宵打撲克牌的天使。或許有人會說她們遊手好閒，也或許有人會認為她們是村子裡的麻煩人物，但那又有什麼關係？畢竟在這趟旅行中，我印象最深刻的就是這群天使。佛國寺、石窟庵、慶州南山的記憶都有些模糊，唯有這群天使歷歷在目。十五年過去了，竟連對話都還記得清清楚楚。

後來慶州還帶給我很多回憶，當時的慶州卻不復存在，畢竟天使們可不是那麼容易遇見的。

為了初次見面的我們，

天使盡心盡力騰出房子、一起踏上陌生的路途。

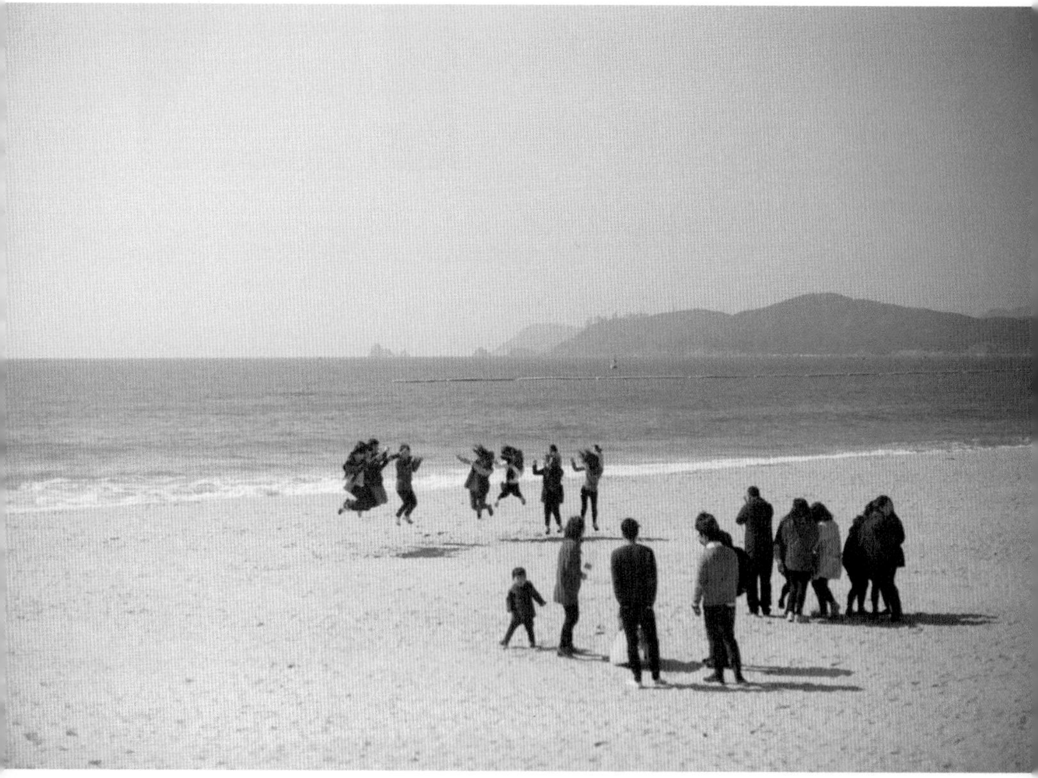

Busan, Korea

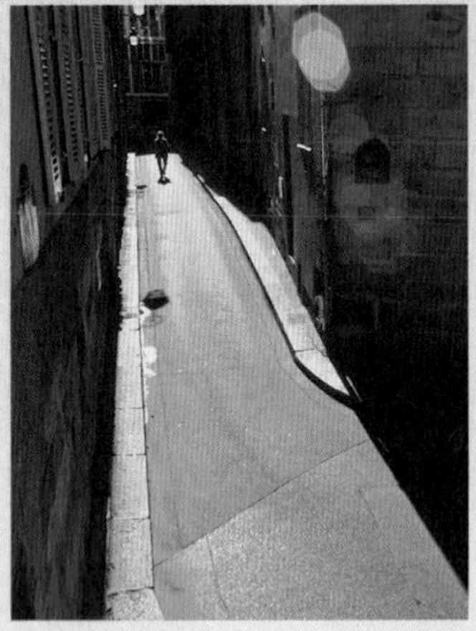
Paris, France

曾經支撐「我」的一切，
如今都消失無蹤。

從現在起，一切都是「我」的選擇。
我選擇的一切，沒有選擇的一切，
都建構成我自己。
因為沒有巴士而沮喪的是「我」，
無所畏懼地前往陌生遠方的是「我」。
此刻選擇的那個地方成為「我的旅行」，
此刻選擇不去那個地方，也會成為「我的旅行」。
決定放棄做足萬全準備蒐集來的資料的是「我」，
決定依照縝密安排的行程行動的也是「我」。

唯有在旅行時，才能一口氣遇見這麼多的「我」。

本來不想寫這句話
希望至少我可以別寫這老生常談，
不過我沒有用其他句子表達這個真相的能力。
於是這句話便成為堅不可摧的真實。

「出發去旅行，尋找我自己。」

每一天的旅行

20

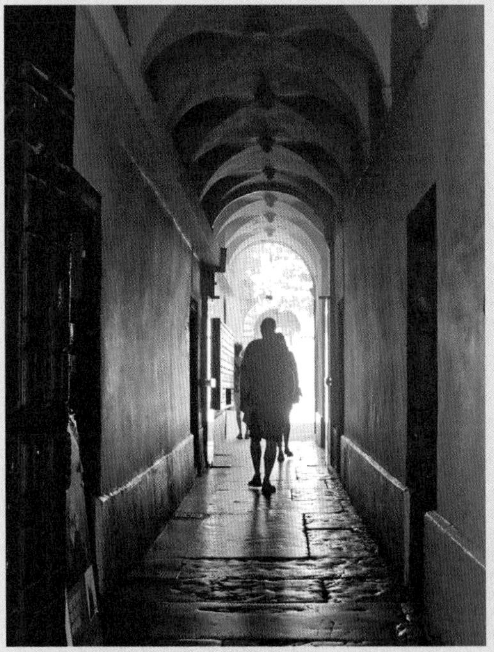

Lyon, France

什麼也沒有。
沒有認識我的人，也沒有我認識的人。

什麼也沒有。
沒有非我不可的事，沒有不能去做的事，
沒有非去不可的地方，沒有現在應該要去的地方。

我的故鄉望遠洞的旅人

我來自大邱，在大邱出生，在大邱住了二十年。老公來自蔚山，在蔚山出生，同樣也在那裡住了二十年。但我們倆認為，首爾望遠洞是我們的故鄉。我知道，這結論充滿矛盾，而且做出這結論時，我們在望遠洞只住了大約一年。我們的故鄉是望遠洞，而即便我們多次搬家，仍然執意在這一區找房子。我們無法離開，因為這裡是我們的故鄉，因為望遠洞是我們的故鄉，誰會隨意離開故鄉呢？

我們並不是一開始就很熟悉這個地區，應該說根本不知道有這樣一個地區。原本在弘大一帶四處尋找婚後要居住的房子，後來範圍逐漸擴大，便來到了望遠洞這區。房仲大叔的車駛過陌生的巨大運動場旁，那一刻我還以為自己來到了國外。又不是蠶室球場，怎麼會有這麼大的運動場啊？卻怪浪漫的。運動場的盡頭矗立著一棟公寓，如果住在那裡該有多好的念頭飄過我的腦海。彷彿讀到了我的心思，房仲大叔竟將車子停在那棟公寓前。怎麼會剛好要介紹這棟公寓給我們呢?我站在那棟房子的客廳裡眺望運動場,裡頭滿是打籃球、踢足球、散步的人,角落還有穿著相同運動服的孩子們一邊吶喊一邊踢著足球。不知道是不是因為剛好是春天,也不知是否是下午五點的陽光作祟,竟讓我的腦袋瞬間停止運轉。就是這棟房子了,我一定要住在這棟房子裡。這棟房子,似乎就坐落在現實與夢想之間。這個合約很有風險,問題很複雜,但僅憑著想住在這棟房子裡的慾望,我便簽下了全租的合約。於是,我們的望遠洞生活正式展開。

搬家後我才知道,那運動場不只是運動場。如果跟計程車司機說要去望遠洞,他們會像事先約好的一樣異口同聲地問:「那裡最近還淹水嗎?」或是「那裡每到夏天就會淹水……」甚至還有司機說:「金日成以前不是捐過米給那一區?」

「什麼?金日成嗎?」

「是一九八〇年代嗎?因為那邊淹水……」

沒想到竟然會聽到金日成的名字。我所不知道的望遠洞的過去,就這麼由計程車司機一一幫忙拼湊起來。以前望遠洞只要一下雨就會變成水鄉澤國的事,則是從附近餐廳的老闆那聽來的。「只要下雨，一樓就會全部泡在水裡，不過有蓄水池之後就不淹水了。」在夏天裡一個雨下很大的日子，我才終於證實老闆所言不假。

大雨傾盆而下時，我會聽見運動場廣播：「請大家離開蓄水池，也請車主將車輛移開。」人們紛紛離去，車子也離開了運動場，運動場兩側的水門打開，我平時根本不知道有那水門的存在。水嘩啦嘩啦地灌了進來，瞬間廣大的運動場成了一片汪洋。窗外的景色明明是運動場的，如今眼前卻多了一座湖。沒錯，運動場的名字叫望遠遊水池[8]，遊水池，顧名思義是水遊玩的地方，需要時便能讓水在這裡玩一下再離開。夏天雨水來玩，將這裡變成一座湖，冬天白雪來玩耍，讓這裡成為一片雪白，而我們家就在這水池旁。

二十歲那年，我來到首爾之後租的第一間房子是學校前的套房，我每天都會透過窗

8 韓文中的蓄水池與遊水池同音。

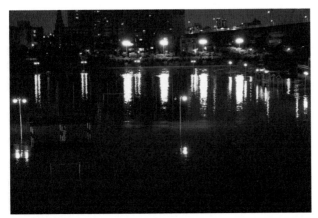

2011，望遠洞的夏天。

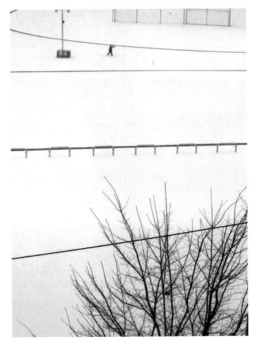

2010，望遠洞的冬天。

戶聽見有人在學貓叫。那名貓少女和我差沒幾歲，只有一個老奶奶在照顧她，我想，或許是她的父母都離開了也說不定。老奶奶身旁的那名少女沒有去上學，總在學貓叫。她窩在超市前的平板床上，就在奶奶與街坊鄰居之間，行為舉止像貓，叫聲也像貓。我總關著窗戶，因為來往行人的視線高度恰巧與我的窗戶一樣高，朋友們看見夏天仍不開窗戶的我都十分吃驚。無論外頭是否有少女在叫、牆邊是否有喝醉的學生在嘔吐，我都關在自己的小套房裡。那是對什麼都不感興趣的二十歲，只關心自己，卻無法承受起自己，只能不斷沉潛的二十歲。

某天我突然開始好奇，如果那時我就住在望遠洞，會怎麼樣？還會這樣一直關在房間裡嗎？一天，我本來在家中洗碗，卻因突如其來的暴雨而衝了出去，因為老公沒帶傘就去超市了。傾盆大雨瞬間濕透了我的褲子，雨水模糊了眼前的路，我甚至看不見老公在哪。正當我四處張望著尋找他的身影時，有輛車停在我面前，車裡的是超市的大叔與老公。因為雨實在下得太大，超市大叔便連我一起載回家，他一副稀鬆平常的樣子，將我們宅配到自家門口就回去了。

送走大叔後我仔細回想，卻意外發現，我在首爾住了超過十年，流浪過無數間房子，也去過許多次家附近的超市，卻想不起任何與超市經營者有關的回憶。貓少女總和奶奶一起坐在社區超市的平板床上，我雖能記起貓少女的聲音與長相，卻記不起超市阿姨的臉孔。然而現在每次經過超市，我都會跟大叔大嬸打招呼、說話、開玩笑，大叔甚至會在下雨時開車送我們回家。我不禁在想，如果我灰暗的二十歲在望遠洞度過，那會如何？

那便是開始，開始讓我覺得這社區很可疑。下班路上，看見美甲店裡沒有客人，我便想著不如也來保養一下指甲，就走了進去。花一小時修整好指甲後，老闆竟不收我錢！他說因為剛好有預約取消了，正覺得無聊。咖啡廳的大叔遞咖啡給我時，總會有些羞赧地將蘋果茶、濟州島咖啡、奶茶一起遞給我們，說是新推出的菜單。那懂得如何做出全世界最美味煎餅的煎餅店老闆，會在路過時叫住我們，請我們喝點啤酒。這到底是怎樣？為什麼大家都這麼有人情味？這裡不是首爾嗎？這個社區少有連鎖麵包店，甚至沒有連鎖咖啡廳。由社區住戶經營店家、社區居民消費的結構，使得大家自然彼此熟稔。走在社區裡，房仲大叔不時會送我們小明太魚，飯捲店的阿姨會與我們搭話，鮪魚店的老闆也會自然說起他兒子的事情。對內心仍未能擺脫當年那間套房的我來說，這一切都尷尬無比。只不過隨著熟識的店家越來越多，路過會打招呼的老闆變多，會好奇他們近況的人也越來越多。我離開了心中的那間套房，不知不覺間成了望遠洞的居民。突然，就成了這樣。

如同首爾中心是漢江一樣，望遠洞的中心是望遠市場與世界盃市場。這是一座一年四季都正直無比的市場，每到春天，便能在市場裡找到滿滿的艾草與薺菜。我買菜時總是只買當季最便宜的食材，將最新鮮的季節帶回家中。在超市裡難以掌握的季節，總能在這裡一眼判別。市場教會我雨下太多會影響水果價格、雨下太少會影響蔬菜價格，市場的攤販阿姨甚至教了我簡單的料理方法。下班路上只要花個一萬元，市場就能瞬間讓我變成富翁。這點錢在公司所在的江南只能勉強飽餐一頓，在望遠洞市場卻能買完一星期的菜還有找。

我找到會將大蔥處理乾淨再擺出來賣的店家，找到瞬間就能把一板豆腐賣光的店家，也知道要去哪裡才能買到用國產黃豆製成的豆腐，更知道販售美味烤海苔的店家。只要拜託老闆娘幫忙切一下海苔，她便能將海苔精準地切成六等份。雖然我也可以自己切，但實在喜歡看老闆娘駕輕就熟的手法，所以總是拜託她幫忙。我也知道要去哪裡才能買到剛起鍋的炸辣椒，一個只要一千，如果一口氣花兩千元買兩個，老闆還會藉口說那天的辣椒比較小而多送一個。我知道要去哪買不用兩千元就能買到五顆檸檬的店家，其實那間店的每樣東西都過分便宜。我知道哪間店的小蘿蔔泡菜最美味，夏天只要買個三千元份量，就可以拿回家拌大醬、配麵吃，口渴的時候吃幾塊更能解渴。社區裡還有海產店會賣處理好的海鮮湯食材，另外也有總能把魚處理得乾乾淨淨的魚販、能買到優質毛蚶的好店，我老公還知道一間不容錯過的花店。而市場的盡頭則有我喜歡的咖啡廳，裡面有個祕密庭園，每每去到那裡，我總有種突然置身英國的感覺，莫名充滿英國的氣息。

我們社區有市場、市場的角落裡隱身著最美味的店家，這些都是我的驕傲。因為有這些地方，所以我才不去超市，不，是不用去超市。最重要的是，我不需要在罪惡感的驅使下去市場消費。去市場的原動力不是罪惡感，而是我的需求，這樣的市場才是真正健康的市場。望遠市場與對街的世界盃市場就是這樣的市場，有著比超市更新鮮、更便宜的蔬果，那我為何還要去超市呢？

所以當我聽說除了市場的兩頭原有的超市，又有其他超市將要進駐時，實在相當憤怒。看到新聞說經過幾年的抗爭，超市終於舉白旗投降、放棄進駐時，我還激動地站了起來，接著開始跟公司同事炫耀我們的社區、不斷講述我們的市場不會被超市擊潰。

當然，王子與公主永遠過著幸福快樂的生活這種結局，並不會在現實中上演。如今，市場周圍又開始有大型超市準備進駐，不過市場也努力想用各種方式生存下來。神奇的是，真心的付出總能換來真心的回報。人們以演唱會、活動、燭光示威，動員所有的方法聲援著市場的掙扎。如今有了來市場約會的情侶、有帶著孩子遠道來逛市場的家庭，平凡的店家前多了長長的人龍，數十年老店成了炙手可熱的名店。我們社區的市場保存著人們早已遺忘的風景，使它成了最受歡迎的市場。

不僅是市場，這社區裡還有許多人們遺忘的風景。不，更準確地說，是未曾體驗卻莫名懷念的風景，從每一條小巷裡探出頭來迎接著人們。在這裡，有些人過著無論如何擦拭打磨，都無法掩飾匱乏的人生、有些人過著無論如何整理，醃泡菜的盆子都還是只能散落在外的人生，甚至有些人家中沒有空間放冰箱，所以總把冰箱放在戶外使用，並刻意用鎖把冰箱鎖上。沒有地方放冰箱的房子、必須跟好幾戶人家共用洗手間的房子，在望遠洞是稀鬆平常的景色。

行人來來去去的圍牆邊掛著長長的晒衣繩，上頭老奶奶們的鬆緊褲如花一般盛開。在方方正正的公寓之間，簡陋的矮平房仍努力呼吸著。社區裡有許多推著空輪椅、空嬰兒車的老奶奶，後來我才知道那是她們用來撿廢紙的工具。

即便如此，這社區還是挺不錯的，我想要認為它挺不錯的，因為大家的生活都差不多，畢竟生活太優渥的人，不會活出讓我們近鄉情怯的風景。夾雜在公寓間的簡陋蟻居村[9]，對我來說並非象徵貧窮，而是充滿人情味的景色。我能在某些地方看見老奶奶

9 將一個房間隔成一次能讓一、兩個人進去的空間後形成的房間。通常大小為三平方公尺，多以不需要押金、每月收取月租的方式營運。

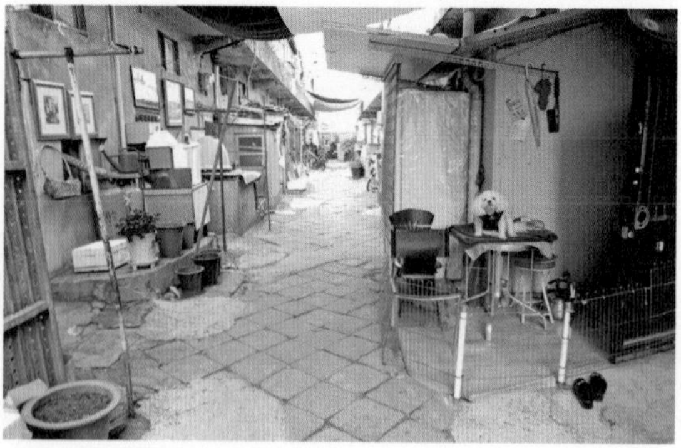

2015，望遠洞

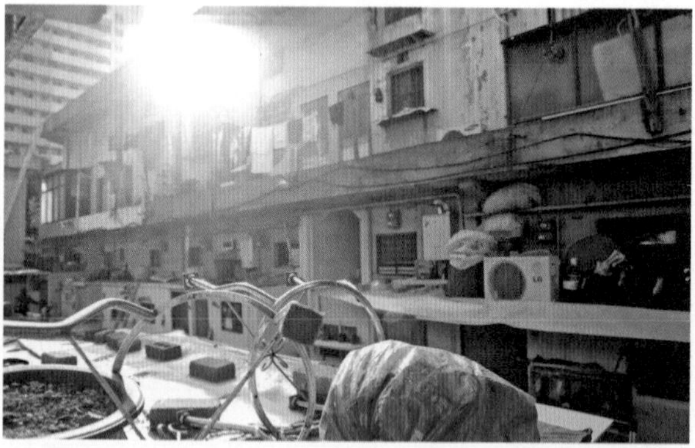

2015，望遠洞

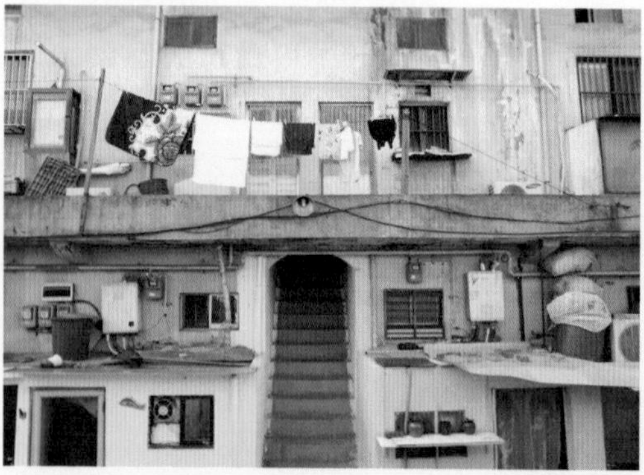

2015，望遠洞

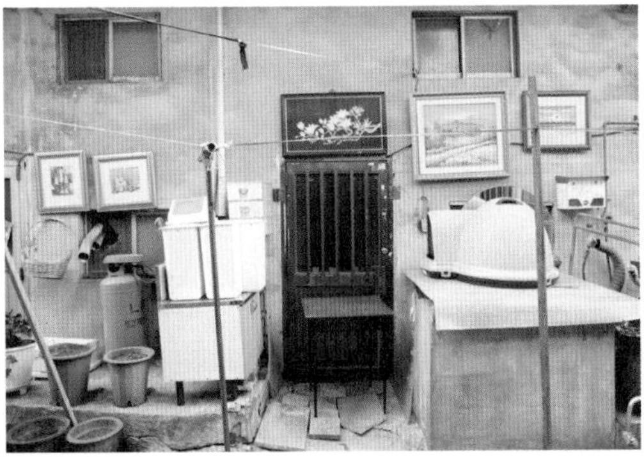

2015，望遠洞

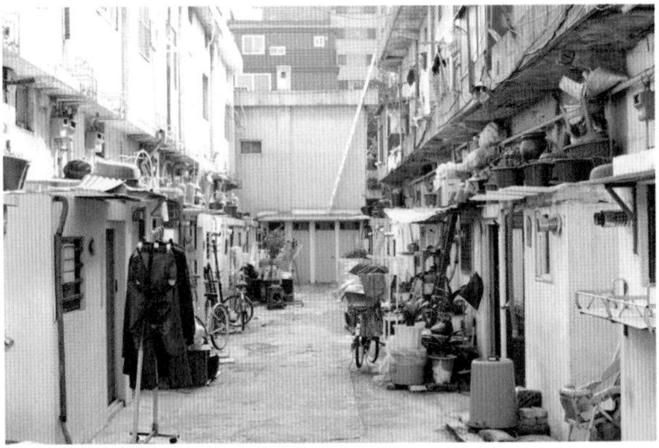

2015，望遠洞

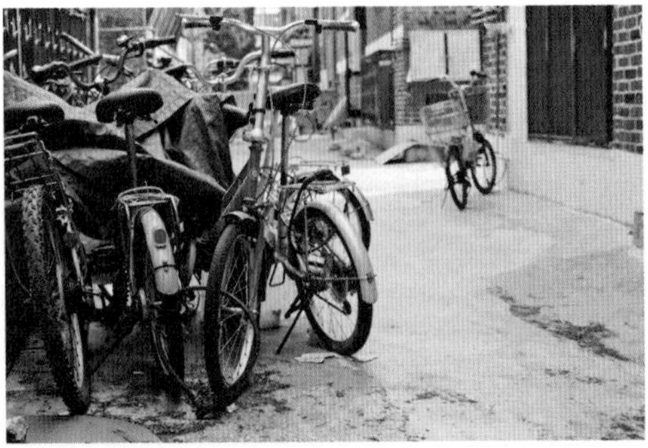

2015，望遠洞

們用親手繪製的花朵，將牆壁裝飾得五彩繽紛，奶奶甚至會親手繪製門牌。年輕人把奶奶的手變成了畫家的手，這也讓我喜不自勝。

不過雖然我看在眼裡覺得好，實際住在那裡卻又是另一回事，我也沒有能夠在那生活的自信。想住在一般房子裡的愧疚心情，與希望她們可以繼續在這裡歲月靜好的懇切，日日夜夜在心裡衝突。曾經有人提醒我，漢江邊唯一未開發的社區就是望遠洞。這番話讓我感到欣慰，同時又無比擔憂。因為我知道，比任何人都要更快察覺這塊空缺、比任何人都要早開始動作，就是資本的天性。

某個夏夜，我在社區裡的小店喝了酒，搖搖晃晃地走回家時，意外彎進了一條陌生的巷子。那條巷子裡有許多紅色的旗子在空中飄揚。依偎在黃色街燈旁的紅旗隨風飛揚，給人一種美麗卻又搖搖欲墜的奇妙感受。

老公說：「反對都市再開發的住戶，就會這樣掛上紅旗子。」那些旗幟在大聲喊叫，宣示著我就是要這樣住在這裡，想要住在屬於我的房子裡、希望能一如既往地平凡、不華麗卻簡樸地住在望遠洞。

「能撐多久呢？」

老公沒有回答我的問題，因為他覺得應該撐不了多久。抗爭是條漫長的路，資本主義卻排山倒海而來，望遠洞居民雖成功拒絕了大型超市，卻沒人有信心贏得這場戰役。經過幾年的漫長抗爭，旗幟都消失了，住在那裡的人們也消失了，如今，那個位置將要有新的大型社區進駐。

某天，我發現家附近的獨棟住宅窗戶都破了。我走近想看看發生什麼事，才發現那裡早已人去樓空。最後一位將行李搬上車準備離開的住戶，壓抑著滿腔怒火說：「我們上當了。」站在那壁紙破碎不堪、玩偶四散翻滾、醬缸滿是裂痕的風景面前，我感到茫然孤寂。

又是另一天，我在蟻居村前聽見一名腰都直不起來的老奶奶在嘆氣，那臺立在蟻居村圍牆邊的冰箱不見了，住在那的人也都不知去向。沒過多久，蟻居村原本所在的地方成了新穎的套房。大家都去了哪呢？他們有地方可去嗎？我忍不住嘆了口長長的氣。

我之所以如此百感交集，是因為這問題本就複雜難解。那些建築物盡了自己的使命，它們有些岌岌可危，住在其中的人更是過著搖搖欲墜的人生。即便那對我來說是充滿人情味的美好風景，我卻對其中的生活一無所知。我住在舒適的公寓裡，不能要求別人過這種必須將冰箱擺在街上的生活，於是我總感到抱歉。開發是必須的，那裡也有許多即將傾倒的建築，只是並不是開發完後，他們就能帶著那冰箱再次回到蓋好的房子裡，資本主義可不會貼心地顧及這些。究竟什麼才是最好的？那些說知道什麼才是最好的人，是否真能實現所謂的最好？面對我最愛的望遠洞風景，我總是五味雜陳，沒有任何問題能輕而易舉解決。

我的故鄉望遠洞現在鬧哄哄的。網路上到處都是望遠洞美食的資訊，每到週末就有許多外來客特別跑到望遠洞來玩。我常去的咖啡廳變得太出名，現在甚至不敢想在那裡喝杯咖啡。稍微覺得有點漂亮的小店絕對需要排隊，常去的市場餐廳也在不知不覺間消失。大小店家聚集的大樓，不知不覺間成了大型烤肉店，那有著廣大停車場的烤肉店則成了中國免稅店。殘破不堪的建築很快成了工地，眨眼之間，金碧輝煌的新大樓拔地而起。

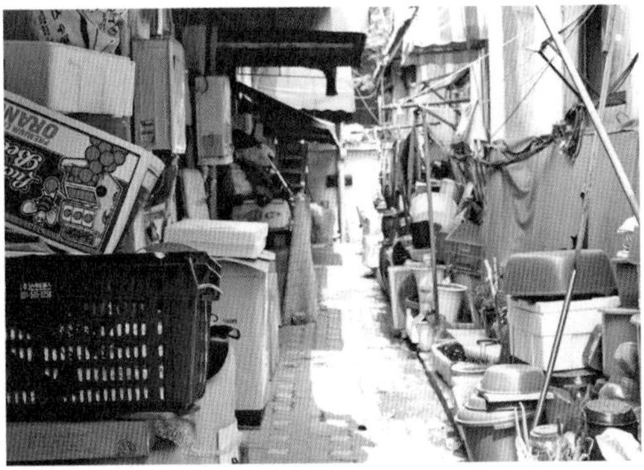

2012，望遠洞

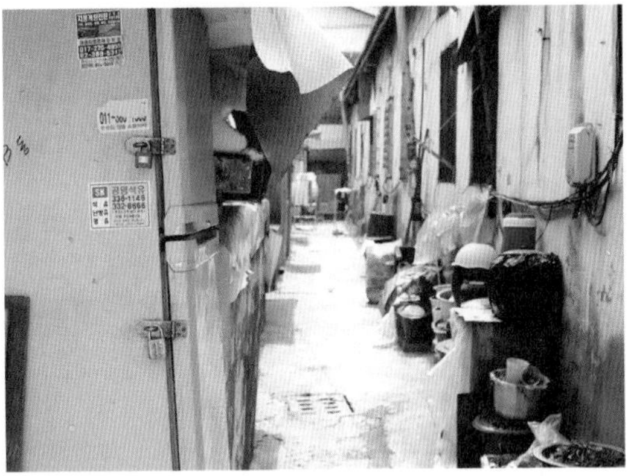

2012，望遠洞

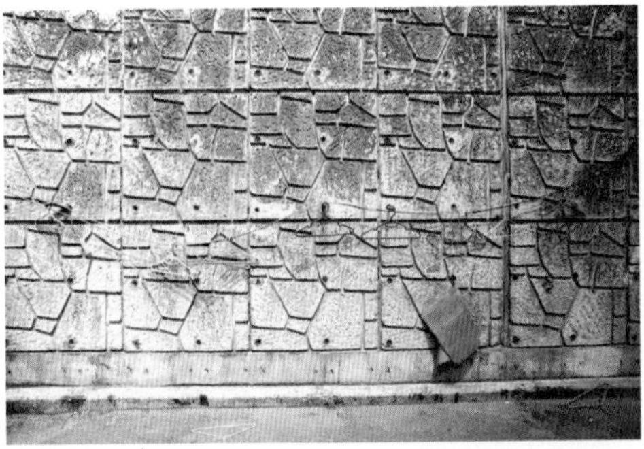

2012，望遠洞

上班路上，我一直看見洗衣店的傳單，上頭寫著：「美光洗衣店將在九月二十四日歇業。」起初我只是隨意看過，幾天後才終於意識到這傳單的意思，是在告知洗衣店很快就要收起來了，請有送洗衣物的人盡快去將衣服領回。幾個偶發事件如今形成了一股巨大的洪流，曾經擔心的事一一成真。那是在每個受到矚目的社區都會發生的事，仕紳化[10]。原本的居民一一撐不下去，離開原本居住的地方。雖然目前情況還不嚴重，但也不能掉以輕心，我深切感受到變化正在加速，望遠洞正在改變。

當然，也有令人高興的改變。有因望遠洞人氣飆升而進駐的店家，也有很多保留望遠洞獨特氣息的店家出現。小餅乾店、小書店、小咖哩店、小甜點店、小編織店、小玩具店、小陶瓷工坊、小皮革工坊等，這些小巧、安靜、簡樸的店很快吸引我的注意。跟這些店的老闆聊天，發現他們的願望都一樣：希望這裡能慢慢地、盡可能慢慢地改變，也希望那樣的改變不要影響到望遠洞獨特的人情味。

我不能繼續這麼心神不寧。才在這裡住了幾年，就因為覺得故鄉被異鄉人搶走而激動，實在是非常可笑的反應。我一邊安撫著自己，一邊重新思考。如同過去飽受淹水所苦的社區，在有了蓄水池後便不再淹水一樣、如同我好運地入住當時蓋好的公寓一樣，這裡不可能永遠不變。

堅定自己的心，再抬頭看看四周，發現我能做的事只有一件：更認真地在這個社區旅行，更認真地探訪每條小巷、更認真地記錄每一點改變。跟因為喜歡這個社區而決定在此開店的老闆們聊天，跟他們一起喝杯啤酒，祈禱改變的速度不要太快，並且在每天來往於社區內外的同時，敏銳地察覺社區的變化。成為望遠洞的旅人，或許這就是我唯一能做的事。

於是我發現了社區裡最懶惰的木蘭花，社區裡最勤勞的銀杏樹，也發現了要等到四月所有花都凋謝後，才終於開花的流蘇樹。我聽說了一名老奶奶陽臺下的街貓生下五隻小貓的事，也在去望遠市場購物時，發現會用當季食材推出新菜單的店家。我認識了熱

---

10 指因有更多富裕的居民和企業的湧入，改變一個社區的特徵的過程。

愛分享自家大小事的健談老闆夫妻，也認識許多如新開的花朵一般美好的臉孔。

我下定決心，要成為每天都勤勞地在社區裡旅行的旅人。不是只有前往遠方才能稱為旅行，付出昂貴的學費前往遠方所學到的，終究是旅人的心態。我決定要試著以那心態在我的故鄉旅行，因為我的故鄉是望遠洞，成為故鄉最忠實的旅人，或許是我理應一肩挑起的義務。

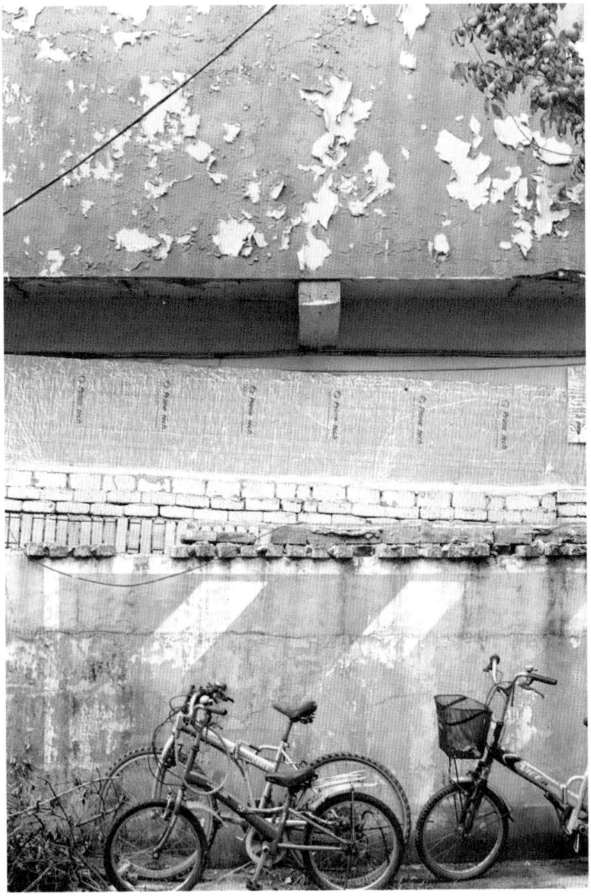

2015，望遠洞

此刻，在這裡，

每一天的旅行重新展開。

不只是遠方，把每一天過成一趟旅行／金敃澈（김민철）著. 陳品芳 譯. -- 初版. – 臺北市：時報文化，2022.7；面；14.8╳21 公分. --（ACROSS；061）
譯自：모든 요일의 여행

ISBN 978-626-335-458-6（平裝）

1. 遊記 2. 旅遊文學

719.31 111007042

ISBN 978-626-335-458-6
Printed in Taiwan.

ACROSS 061

不只是遠方，把每一天過成一趟旅行

모든 요일의 여행

作者 金敃澈｜**譯者** 陳品芳｜**主編** 陳信宏 ｜ **副主編** 尹蘊雯｜ **執行企劃** 吳美瑤｜ **封面設計** Bianco Tsai ｜ **內頁排版** FE 設計｜**編輯總監** 蘇清霖｜**董事長** 趙政岷 ｜ **出版者** 時報文化出版企業股份有限公司 108019 台北市和平西路三段 240 號 3 樓 發行專線一（02）2306-6842 讀者服務專線一0800-231-705・（02）2304-7103 讀者服務傳真一（02）2304-6858 郵撥一19344724 時報文化出版公司 信箱一10899 臺北華江橋郵局第 99 信箱 時報悅讀網一www.readingtimes.com.tw 電子郵件信箱一newlife@readingtimes.com.tw 時報出版愛讀者一www.facebook.com/readingtimes.2 ｜ 法律顧問 理律法律事務所 陳長文律師、李念祖律師 ｜印刷 華展印刷有限公司 ｜ 初版一刷 2022 年 7 月 22 日 ｜ **定價** 新台幣 390 元 ｜（缺頁或破損的書，請寄回更換）

時報文化出版公司成立於 1975 年，1999 年股票上櫃公開發行，2008 年脫離中時集團非屬旺中，以「尊重智慧與創意的文化事業」為信念。